改訂第 **2** 版

Percutaneous Coronary Intervention

これから始める

PCI

編集
及川裕二
心臓血管研究所付属病院
循環器内科部長兼冠動脈疾患担当部長

MEDICAL VIEW

本書では，厳密な指示・副作用・投薬スケジュール等について記載されていますが，これらは変更される可能性があります。本書で言及されている薬品については，製品に添付されている製造者による情報を十分にご参照ください。

PCI for Beginners, 2nd edition
(ISBN978-4-7583-1959-1 C3047)

Editor: OIKAWA Yuji

2013.10.1 1st ed
2019.9.20 2nd ed

©MEDICAL VIEW, 2019
Printed and Bound in Japan

Medical View Co., Ltd.
2-30 Ichigayahonmuracho, Shinjyukuku, Tokyo, 162-0845, Japan
E-mail　ed@medicalview.co.jp

はじめに

　本書は，PCIを始める際に知っておくべき最低限の知識が得られるように，文章はなるべく簡潔に，画像を多く取り入れ，＜わかりやすさ＞を最重視して企画・編集されました．手技を行ううえで，頭で覚えるよりも，目でみて感覚的に理解したほうが役に立つでしょう．PCIライブも数多く行われている現在，優れた術者が行う手技で透視上のワイヤーの動き，バルーンのデリバリー，ステントの拡張などをみることは可能です．ただし，初心者に必要なガイディングカテーテルの形状やガイドワイヤーの選択方法，デバイスの構造，さまざまなテクニックの原理などを理解するためには，シェーマや手元の画像写真などのほうがはるかに優しいと思われます．

　PCIの基礎知識に始まり，各デバイスの構造，選択および操作方法，さらにPCIの補助ツールとして必要なイメージングモダリティについて解説し，終盤の章には，知っておくべき合併症とその回避方法を入れました．さらに，今回は，初版刊行からの約6年の間に使用可能となったデバイスについて，最終章に＜新しいデバイス＞を加え，可能な限り，最新の話題も取り入れました．今までにない体裁の本であり，ご執筆いただいた各先生方には色々と工夫して表現していただいております．

　本書が，＜これからPCIを始める先生方＞のお役に立てれば幸いです．また，PCIは術者を支えてくれるメディカルスタッフの方々の働きも大切であり，そのためにわれわれがどのようなデバイスを，どのような考えで使っているのかをメディカルスタッフの方々に理解していただく必要があります．ぜひ本書を使って，若い先生方，メディカルスタッフの方々に一緒に勉強していただければと思います．

　最後に，お忙しいなか，この企画にご協力いただき，ご執筆をいただきました先生方に心より感謝申し上げます．

令和元年8月

心臓血管研究所付属病院循環器内科部長兼冠動脈疾患担当部長

及川裕二

改訂第2版 これから始めるPCI 目次

略語一覧……………………………………………………… viii
執筆者一覧…………………………………………………… x

I　PCI前の基礎知識

1. PCIってなに?　桐山皓行, 金子英弘, 及川裕二　2
- PCIの適応疾患 …………………………………………… 2
- PCIの手順 ………………………………………………… 3
  - 穿刺 …………………………………………………… 3
  - ガイディングカテーテル ……………………………… 4
  - ワイヤリング ………………………………………… 4
  - 血管内超音波（IVUS） ……………………………… 4
  - バルーン拡張 ………………………………………… 5
  - ステント留置 ………………………………………… 5
  - 薬剤溶出ステント …………………………………… 6
  - そのほかのデバイス ………………………………… 7
  - 止血 …………………………………………………… 7

2. PCIに必要な設備およびスタッフ配置
　松野俊介　8
- PCIに必要なスタッフ …………………………………… 8
- PCIに必要な設備 ………………………………………… 9
- PCIに必要な機器とスタッフの役割 …………………… 11
  - 血管内超音波（IVUS），光干渉断層法（OCT） …… 11
  - ロータブレータ ……………………………………… 11
  - 大動脈内バルーンパンピング（IABP） …………… 12
  - 経皮的心肺補助（PCPS） …………………………… 12
  - 循環補助用ポンプカテーテル（IMPELLA） ……… 13
  - 経静脈的一時ペーシング …………………………… 14
  - 除細動器 ……………………………………………… 14

II　アプローチ部位の選択

1. 大腿動脈アプローチの利点と欠点　嘉納寛人　16
- 大腿動脈アプローチの利点 …………………………… 16
  - ガイディングカテーテル …………………………… 16
- 大腿動脈アプローチにおけるガイディングカテーテルの
  操作方法 ………………………………………………… 18
  - 右冠動脈 ……………………………………………… 18
  - 左冠動脈 ……………………………………………… 19
- 大腿動脈アプローチの欠点 …………………………… 20
  - 腸骨動脈・大動脈の蛇行 …………………………… 20
  - 出血性合併症 ………………………………………… 23
  - 合併症の対処 ………………………………………… 25

2. 橈骨動脈アプローチの利点と欠点　鈴木孝英　26
- 橈骨動脈アプローチの利点 …………………………… 26
- TRIの有用性と適応 …………………………………… 26
  - radial loopとbrachial loop ………………………… 27
  - 右鎖骨下動脈から腕頭動脈の蛇行 ………………… 28
- TRIにおけるガイディングカテーテルの選択と操作 … 30
  - 左冠動脈 ……………………………………………… 30
  - 右冠動脈 ……………………………………………… 32
- 7Fr TRIの実際 ………………………………………… 33
- slender PCI …………………………………………… 34
- 急性心筋梗塞におけるTRIの利点 …………………… 35

III　ガイディングカテーテルの選択

1. 右冠動脈　野崎洋一　38
- 右冠動脈に使用されるガイディングカテーテルの種類 …… 38
- JRの使用 ………………………………………………… 40
  - JRのエンゲージ法 …………………………………… 40
- ALの使用 ………………………………………………… 41
  - 前方起始に対するALの使用 ……………………… 41
- ILを右冠動脈に使用した症例 ………………………… 42
  - JLまたはILの右冠動脈へのエンゲージ法 ……… 42
- IFLを右冠動脈に使用した症例 ……………………… 43
- 右冠動脈左バルサルバ洞起始の症例 ………………… 44
- 右冠動脈の派生 ………………………………………… 45
- 右冠動脈左バルサルバ洞起始でJLを使用した症例 … 46
- 右冠動脈近位部の慢性完全閉塞（CTO）病変の症例 …… 47

2. 左冠動脈　川嶋望　48
- ガイディングカテーテルを選択する際に考慮すべきこと … 48
- 左冠動脈に使用されるガイディングカテーテルの種類 …… 49
  - JLタイプの特徴 ……………………………………… 49
  - バックアップタイプの特徴 ………………………… 50
  - ALタイプの特徴 ……………………………………… 51
  - ILタイプの特徴 ……………………………………… 51
- 病変部位別の実際のガイディングカテーテルの選択 …… 52
- JLタイプ，バックアップタイプ，ALタイプが適した各症例　52

Ⅳ ガイドワイヤーの構造と選択，シェイピングのコツ

1. ガイドワイヤーの構造と選択，シェイピングのコツ　　小川崇之　56

- ガイドワイヤーの分類 …… 56
  - コイルタイプ …… 56
  - プラスチックタイプ …… 57
  - サポートワイヤー …… 57
- 各種ガイドワイヤーの先端荷重・サポート値 …… 58
- シェイピング法 …… 59

Ⅴ バルーンカテーテルの構造と病変に適した選択法

1. バルーンカテーテルの構造と病変に適した選択法　　横山　健　64

- バルーンの構造と種類 …… 64
  - over the wire (OTW) バルーン …… 64
  - モノレールバルーン (rapid exchangeまたはsingle-operator exchange型) …… 64
  - スコアリングバルーン …… 65
  - バルーンの通過性，耐圧性と種類 …… 66
- 病変によるバルーンの選択 …… 67
  - セミコンプライアント (コンプライアント) バルーン …… 67
  - ローコンプライアントバルーン …… 68
  - スコアリングバルーン …… 69

Ⅵ ステントの構造と種類

1. ステントの構造と種類　　田邉健吾　72

- 知っておくべき歴史と開発の方向性 …… 72
- XIENCE Sierra® …… 74
- SYNERGY™ …… 74
- BMX-J® …… 75
- Resolute Onyx™ …… 76
- Ultimaster …… 76
- BioFreedom™ …… 77
- Orsiro …… 78

Ⅶ イメージングモダリティ

1. IVUS　　園田信成　80

- 治療前のIVUSチェック項目 …… 80
  - 治療適応有無の判断 …… 81
  - プラークの性状を考慮した治療方針 …… 81
  - プラークの分布を考慮した治療方針 …… 82
  - 血管リモデリングが治療方針に及ぼす影響 …… 83
- ステント留置時のIVUSチェック項目 …… 84
  - ステント至適留置部位の決定 …… 84
  - ステント径・長の決定 …… 84
  - マーキングテクニック …… 85
- ステント留置後のIVUSチェック項目 …… 87
  - ステント拡張についての検討 …… 88

2. OCT/OFDI　　羽原真人　90

- 心臓のイメージングモダリティ …… 90
- OCT/OFDIとは：IVUSとの比較 …… 90
- OCTの臨床応用 …… 91
  - PCIでのOCTの利用方法 …… 91
  - フォローアップでのOCT/OFDIの利用方法 …… 98

3. PCI手技中におけるFFR/iFR測定の意義　　山下　淳　102

- PCI適応決定の際に重要なこと …… 102
- FFRとiFRの違い …… 104
- FFRとiFR測定における注意点 …… 104
  - 虚血が証明されていない中等度病変の評価 …… 104
  - RCA近位部の中等度狭窄での評価 …… 105
- 最大充血時 (FFR計測時) と安静時 (iFR計測時) の病変を通過する血流の違い …… 106
  - LADタンデム病変でのFFR …… 107
  - LCXタンデム病変のFFRとiFR …… 108
- PCI施行時の支援ツールとしてのiFRの活用 …… 110
- 治療後のFFRとiFRの乖離をどう考えるか …… 111
  - FFRとiFRが一致した症例 …… 111
  - FFRとiFRが乖離した症例 …… 112
- LMTやLAD近位部病変の評価 …… 113
  - 造影所見とFFRの値が一致しない (リバースミスマッチ) 症例 …… 113
  - 造影所見とFFRの値が一致しない (ミスマッチ) 症例 …… 114
- iFRとそのほかの安静時指標 …… 114

Ⅷ マイクロカテーテル

1. マイクロカテーテル　　景山倫也　116

- マイクロカテーテルの基本 …… 116
- 一般的なマイクロカテーテルの使用目的 …… 117
  - ガイドワイヤー操作性とバックアップ力の強化 …… 117
  - ガイドワイヤーの先端カーブの変更，ガイドワイヤーの交換 …… 117
  - 薬剤の選択的投与，選択的な造影 …… 119
- 特殊なマイクロカテーテル …… 120
  - ASAHI Corsair Pro, Corsair XS …… 120
  - DLC …… 122

IX　ロータブレータ

1. ロータブレータ　　　下地顕一郎　130
- ロータブレータの目的　130
- ロータブレータの手技　131
  - 一般的な手順　131
  - バーが通過しないときの対応　132
- 合併症の予防と対応　133
  - ワイヤー断裂　133
  - flow complication　135
  - アブレーション前に確認する点　137
- 入口部病変　138
- 側枝保護目的でのアブレーション　140

X　血栓吸引デバイスおよび末梢保護デバイス

1. 血栓吸引デバイスおよび末梢保護デバイス　　　桐ヶ谷英邦, 日比　潔　144
- 血栓吸引デバイス　144
  - 血栓吸引デバイスの基本手技　145
  - 血栓吸引デバイス使用におけるtips and tricks　145
- 末梢保護デバイス　146
  - FILTRAP®の基本手技　147
  - FILTRAP®使用におけるtips and tricks　148

XI　さまざまなテクニック

1. マイクロカテーテル抜去（南都法，トラッピングテクニック，エクステンションワイヤー）　　　船田竜一　150
- 南都法（南都抜き）　150
  - インデフレータを用いた方法　150
  - 2.5ccシリンジを用いた方法　152
- トラッピングテクニック　153
  - ①バルーンで直接ワイヤーを固定（トラップ）する方法　153
  - ②交換用カテーテル（KUSABI）を用いる方法　155
  - New exchange device! Trapper™　157
- エクステンションワイヤー　159

2-①. デバイス挿入困難回避法：ガイドエクステンションの紹介および使用方法　　　堤　孝樹　160
- ガイドエクステンションとは　160
- ステント通過困難時の対処　160
- ガイドエクステンションの種類　161
- rapid exchange型　161
  - rapid exchange型（応用編）　162
- over the wire型　163
  - 挿入方法　163

2-②. デバイス挿入困難回避法：Tornus　　　國井浩行　168
- Tornusとは　168
  - Tornusの構造　169
- Tornus Proとマイクロカテーテルの比較　170
- Tornus Proの安全装置　170
- Tornusの進め方　170
- Tornus使用上の注意点　171
  - 症例　標的病変：#1 CTO（#1 近位部～#3 遠位部）　172

2-③. デバイス挿入困難回避法：buddy wire　　　芹川　威　174
- 屈曲病変に対する冠動脈伸展　174
- 石灰化病変に対するスリップ効果　176
- バイアスの変更効果　176
- buddy wireによるステント留置のpitfall　177

2-④. デバイス挿入困難回避法：アンカーテクニック　　　加藤大雅　178
- アンカーテクニックとは　178
  - アンカーテクニックの機序　178
  - どのようなシチュエーションで使用するか　179
- アンカーテクニックの方法　180
  - バルーンカテーテルを用いた方法①：側枝内でのアンカリング　180
  - バルーンカテーテルを用いた方法②：治療対象血管内でのアンカリング（同軸アンカリング）　183
  - バルーンカテーテル以外を用いた方法　185
  - 逆アンカーテクニック：アンカーテクニックを応用した安全な側枝ワイヤーの抜去法　186
- 特殊なアンカーテクニック　186
  - バルーンスクリーンテクニック　186
  - Torpedo（魚雷）テクニック　187
- アンカーテクニックを安全に行うために　189

3. 分岐部病変に対するステント留置法　　　舩津篤史, 中村　茂　190
- 分岐枝病変とは　190
  - 分岐し病変におけるステント留置の流れ　191
- ステント治療の手順　192
  - single stent technique　192
  - double stent technique　195
  - tips and tricks　200

XII 知っておくべき合併症およびその回避法

1. 冠動脈穿孔　　浜中一郎　202
- 冠動脈穿孔の種類 …… 202
- ガイドワイヤーによる冠動脈穿孔 …… 203
- バルーンやステント拡張時，ロタブレータ使用時の冠動脈穿孔 …… 204
  - 冠動脈穿孔（blow out rupture）への対応 …… 205

2. no reflow / slow flow　　安齋　均　209
- no flowの重要性 …… 209
- no reflowとは …… 209
  - no reflowの機序 …… 211
  - no reflow？と思う前に …… 211
- 血管内イメージングによるno reflow発生予測 …… 212
  - IVUS像からno reflowの発生リスクが高いと判断する所見 …… 212
  - OCT/OFDI像からno reflowの発生リスクが高いと判断する所見 …… 213
- no reflowの予防法と生じた場合の対処法 …… 213
  - 冠動脈内薬剤投与 …… 215
  - 血栓吸引カテーテル …… 215
  - 末梢保護デバイス …… 216
- ケースカンファレンス …… 218
  - ステント挿入後冠血流が悪化 …… 218
  - ロタブレータによるslow flowとno reflowの症例 …… 219
  - 血栓吸引カテーテルによる薬剤投与の2症例 …… 221
  - 末梢保護デバイス使用の2症例 …… 222

3. 異物回収法　　柚本和彦　224
- ステントの脱落を引き起こしやすい状況 …… 224
- ワイヤーが離断しやすい状況 …… 225
- 脱落したステントへの対処 …… 226
- 異物の捕捉 …… 226
  - マルチプルガイドワイヤーテクニック …… 226
  - スネアやバスケットを用いる方法 …… 227
- 異物の回収 …… 229
- 体外への抜去 …… 230

4. IVUSスタック　　大塚雅人　231
- IVUSカテーテルの先端構造 …… 231
- IVUSスタックの機序 …… 232
- IVUSとガイドワイヤーのたわみ・絡みによるスタックと対処法 …… 233
- ガイドワイヤーエグジットポートの引っ掛かりによるスタックと対処法 …… 234
- IVUSトランスデューサ自体のウェッジによるスタックと対処法 …… 237

5. ロータブレータスタック　　坂倉建一　238
- ロータブレータスタックとは …… 238
  - 実際にスタックが生じたときにするべきこと …… 239
- 非外科的な対処法 …… 240
  - バルーン拡張法 …… 240
- そのほかの対処法 …… 242

XIII 新しいデバイス

1. DCA（方向性冠動脈粥腫切除術）　　嘉納寛人　244
- DCAの必要機材と構造 …… 244
- セットアップ方法 …… 246
- 基本的使用方法 …… 247
  - DCAの手技：通常の流れ …… 248
- 適応となる病変 …… 252
- DCAで特に注意を要する合併症 …… 253

2. エキシマレーザー　　足利貴志　255
- ELCAの必要機材と構造 …… 255
  - エキシマレーザー血管形成装置 …… 255
  - 光ファイバーカテーテルとシース …… 256
- セットアップ方法 …… 257
- 基本的使用方法 …… 257
- 適応となる病変 …… 258
  - 薬剤溶出ステント（DES）時代のエキシマレーザー …… 259
- 合併症とその対応 …… 260

3. DCB（薬剤コーテッドバルーン）　　坂元　敦　261
- 知っておくべき歴史と開発の方向性 …… 261
- 基本構造 …… 261
- 適応となる病変 …… 263
  - DESと比較したDCBの利点と欠点 …… 263
- 使用上の注意点 …… 264
  - ISRにDCBを実際に使用するにあたって …… 265

4. ダイアモンドバック　　小林範弘　267
- 構造と使用方法 …… 267
- ロータブレータとの違い …… 270
  - サイズ …… 270
  - 回転数とアブレーション効率 …… 270
- 実際どのようなシチュエーションで使用するか …… 272
- 使用上の注意点 …… 276

索引 …… 277

本書内で使用されている略語一覧

A		
ACS	acute coronary syndrome	急性冠症候群
AL	Amplatz Left	
AMI	acute myocardial infarction	急性心筋梗塞
AVIO	angiographic versus IVUS optimization	
B		
BAV	balloon aortic valvuloplasty	バルーン大動脈弁拡張術
BMS	bare metal stent	金属ステント
BVS	bioabsorbable scaffold	生体吸収性スキャフォールド
C		
CTO	chronic total occlusion	慢性完全閉塞
CX	circumflex artery	回旋枝
D		
DAPT	dual antiplatelet therapy	抗血小板薬2剤併用療法
DCA	directional coronary atherectomy	方向性冠動脈粥腫切除術
DCB	drug-coated balloon	薬剤コーテッドバルーン
DCS	drug-coated stent	薬剤コーテッドステント
DES	drug-eluting stent	薬剤溶出ステント
DFR	diastolic hyperemia-free ratio	
DLC	dual lumen catheter	
dPR	diastolic pressure ratio	
DRA	distal radial approach	遠位橈骨動脈アプローチ
DX	diagonal artery	対角枝
E		
EES	everolimus-eluting stent	エベロリムス溶出ステント
ELCA	excimer laser coronary angioplasty	エキシマレーザー冠動脈形成術
F		
FFR	fractional flow reserve	冠血流予備量比
G		
GC	guiding catheter	ガイディングカテーテル
I		
IABP	intra-aortic balloon pumping	大動脈内バルーンパンピング
IFL	Ikari Femoral Left	
iFR	instantaneous wave-free ratio	瞬時冠内圧比
IL	Ikari Curve Left	
IR	Ikari Curve Right	
ISR	in-stent restenosis	ステント内再狭窄
IVUS	intravascular ultrasound	血管内超音波
J		
JL	Judkins Left	
JR	Judkins Right	
K		
KBT	kissing balloon technique	キッシングバルーンテクニック

L		
LAD	left anterior descending artery	左前下行枝
LAO	left anterior oblique	左前斜位
LCX	left circumflex artery	左回旋枝
LMT	left main coronary trunk	左主幹部
M		
MD-CT	multi detector-row computer tomography	多列検出器型CT
MLA	minimal lumen area	最小血管内腔面積
MSA	minimal stent area	最小ステント面積
MO	microvascular obstruction	
MP	MultiPurpose	
MRI	magnetic resonance imaging	磁気共鳴像
MSA	minimal stent area	最小ステント面積
MUSIC	multicenter ultrasound stenting in coronaries	
O		
OCT	optical coherence tomography	光干渉断層法
OFDI	optical frequency domain imaging	光干渉断層撮影
OM	obtuse marginal branch	鈍角枝
OTW	over the wire	
P		
PCI	percutaneous coronary intervention	経皮的冠動脈インターベンション
PCPS	percutaneous cardiopulmonary support	経皮的心肺補助
PD	posterior descending coronary artery	後下行枝
PES	paclitaxel-eluting stent	パクリタキセル溶出ステント
PL	posterolateral branch	後側壁枝
POBA	percutaneous old balloon angioplasty	経皮的古典的バルーン血管形成術
POT	Proximal Optimization Technique	
PSS	peri-stent contrast staining	造影剤ステント周囲滲み出し像
R		
RAO	right anterior oblique	右前斜位
RAO	radial artery occlusion	動脈閉塞
RBP	rated burst pressure	定格破裂圧
RCA	right coronary artery	右冠動脈
RFR	resting full-cycle ratio	
S		
SES	sirolimus-eluting stent	シロリムス溶出ステント
STR	ST resolution	ST上昇の消退
SVG	saphenous vein graft	伏在静脈グラフト
T		
TAVI	transcatheter aortic valve implantation	経カテーテル大動脈弁留置術
TCFA	thin-cap fibroatheroma	
TFI	trans-femoral intervention	経大腿動脈インターベンション
TLF	target lesion failure	標的病変不全
TRI	trans-radial intervention	経橈骨動脈インターベンション
TVF	target vessel failure	標的血管不全
V		
VLST	very late stent thrombosis	遅発性血栓症

これから始める PCI　執筆者一覧

■編　集

及川 裕二　心臓血管研究所付属病院循環器内科部長兼冠動脈疾患担当部長

■執筆者（掲載順）

桐山 皓行	東京大学医学部附属病院循環器内科
金子 英弘	東京大学医学部附属病院循環器内科先進循環器病学講座特任講師
松野 俊介	心臓血管研究所付属病院循環器内科医長
嘉納 寛人	心臓血管研究所付属病院循環器内科医長
鈴木 孝英	旭川厚生病院循環器科・心臓血管カテーテル治療センター部長
野崎 洋一	カレスサッポロ北光記念病院循環器内科虚血部門部長
川嶋 望	札幌整形循環器病院心臓血管内科部長
小川 崇之	東京慈恵会医科大学循環器内科准教授
横山 健	順天堂大学医学部附属浦安病院循環器内科准教授
田邉 健吾	三井記念病院循環器内科部長
園田 信成	産業医科大学循環器内科准教授
羽原 真人	豊橋ハートセンター循環器内科医長
山下 淳	東京医科大学循環器内科講師
景山 倫也	那須赤十字病院循環器内科部長
下地 顕一郎	済生会宇都宮病院循環器内科医長兼心臓カテーテルセンター長
桐ヶ谷 英邦	横浜市立大学附属市民総合医療センター心臓血管センター
日比 潔	横浜市立大学附属市民総合医療センター心臓血管センター准教授
船田 竜一	北関東循環器病院循環器科部長
堤 孝樹	佐賀県医療センター好生館循環器内科医長
國井 浩行	福島県立医科大学循環器内科講師
芹川 威	福岡和白病院循環器内科部長
加藤 大雅	福井県立病院脳心臓血管センター循環器内科医長
舩津 篤史	京都桂病院心臓血管センター・内科副部長
中村 茂	京都桂病院副院長
浜中 一郎	洛和会丸太町病院・洛和会京都血管内治療センター心臓内科部長
安齋 均	SUBARU健康保険組合太田記念病院副院長兼循環器内科主任部長
柚本 和彦	横浜労災病院循環器センター長
大塚 雅人	荻窪病院心臓血管センター循環器内科医長
坂倉 建一	自治医科大学附属さいたま医療センター循環器内科准教授
足利 貴志	武蔵野赤十字病院循環器科部長
坂元 敦	イムス富士見総合病院循環器内科部長
小林 範弘	済生会横浜市東部病院循環器内科医長

I

PCI前の基礎知識

PCIってなに？

桐山皓行　金子英弘　東京大学医学部附属病院循環器内科, 及川裕二　心臓血管研究所付属病院循環器内科

そもそもPCIとはなんでしょうか？PCIについて学ぶ前に，使用するデバイス，治療方法について知識を整理しておきましょう。

まずはこれだけ押さえよう

Point

1. PCIの前には，基本手順を確認し，十分に治療戦略を練ってから臨むように心がけましょう。

2. 冠動脈病変の観察にはIVUSが広く用いられていますが，今後はOCT，血管内視鏡などさまざまなイメージングデバイスの使用が必要になります。必ず覚えておきましょう。

3. 止血処置はきわめて重要です。重症患者では，再治療に備えて，シースを残してカテーテル室を退室します。

PCIの適応疾患

- PCIは，冠動脈疾患（急性心筋梗塞・狭心症）に対して行われます。

狭心症

- 脂質プラーク（アテローム）により血管内腔が狭窄することで生じる動脈硬化性狭心症がPCIの適応となります。冠動脈造影上，75％以上（左冠動脈主幹部では50％以上）の狭窄を有意狭窄と判断します（図1a）。
- 造影上75％の狭窄があり，かつ虚血が証明されている場合（狭心症状がある場合，FFRなどで陽性の場合）がPCIの適応となります。
- 狭心症であっても，冠攣縮によって生じる冠攣縮性狭心症（異型狭心症）がPCIの適応となることはまれです（図1b）。

急性心筋梗塞

- 脂質プラークがなんらかの原因で破綻（plaque rupture）し，血栓閉塞をきたし，急性心筋梗塞を起こします（図1c）。急性心筋梗塞はPCIの最もよい適応です。

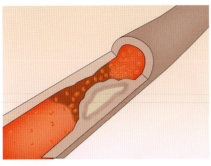
a：動脈硬化
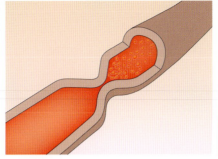
b：冠攣縮
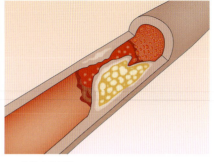
c：急性心筋梗塞

図1 PCIの適応疾患：冠動脈疾患

PCIの手順

- 一般的なPCIの流れは以下のとおりです。

  ①穿刺部への局所麻酔・シースの挿入
  ②ガイディングカテーテルの挿入
  ③冠動脈造影
  ④冠動脈用ガイドワイヤーの挿入
  ⑤病変部の観察（IVUS）
  ⑥バルーンカテーテルによる病変部の拡張
  ⑦ステント留置
  ⑧病変部・ステント留置状況の確認（IVUS）
  ⑨冠動脈造影
  ⑩シースの抜去・止血

穿刺

- 一般的にPCIにおけるカテーテル挿入部位は，大腿動脈・上腕動脈・橈骨動脈の3カ所です。技術とデバイスの進歩により近年では橈骨動脈アプローチによる低侵襲治療の頻度が高くなっています（図2）。
- また，近年では遠位橈骨動脈アプローチが行われるようになり，橈骨動脈アプローチで問題になっていた術後の動脈閉塞（radial artery occlusion：RAO）も解決されつつあります。

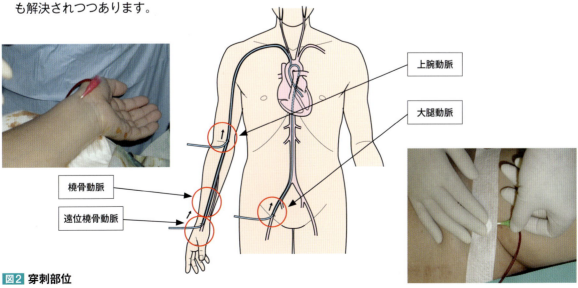

図2 穿刺部位

ガイディングカテーテル

- ガイディングカテーテルで重要なことは，冠動脈への挿入が容易なこと，治療機器を病変までもっていくためのバックアップサポートが良好なことです（図3）。

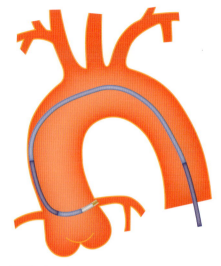

図3 ガイディングカテーテル

ワイヤリング

- 病変を通過させたガイドワイヤーに沿って，バルーンやステントなどのデバイスを病変部まで運びます（図4）。ガイドワイヤーが病変部を通過しなければ，デバイスのデリバリーもできないため，ガイドワイヤーによる病変通過はPCIのなかで最も重要な手技です。ワイヤーの選択，シェイピング，冠動脈内でのワイヤー操作については，十分な習熟を要します。

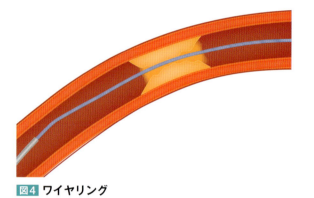

図4 ワイヤリング

血管内超音波（IVUS）

- IVUSによる血管内の観察は，冠動脈造影だけでは評価困難なさまざまな情報（病変長，プラーク量，石灰化，冠動脈解離，血腫の有無など）を術者に与えてくれます（図5）。当院ではほとんどのPCIで治療前後のIVUS評価をルーチンに行っています。

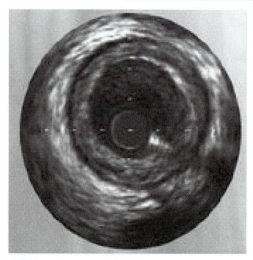

図5 IVUS

バルーン拡張

- バルーンカテーテルをガイドワイヤーに沿って冠動脈内に挿入し，先端にあるバルーンを拡張して狭窄病変の治療を行います。
  ①ガイドワイヤーを冠動脈狭窄部遠位に通過させます（図6a）。
  ②ガイドワイヤーに沿ってバルーンを狭窄部に進めます（図6b）。
  ③バルーンを拡張し狭窄部を押し広げます（図6c）。
  ④バルーン拡張を解除し，バルーンを引き抜きます（図6d）。
- バルーンの拡張にはインデフレータを用います（図7，8）。

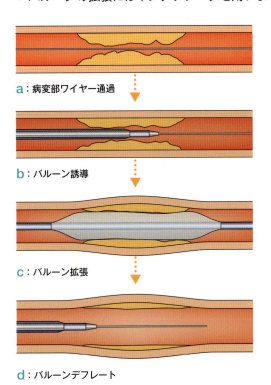

図6 バルーンカテーテルの手順

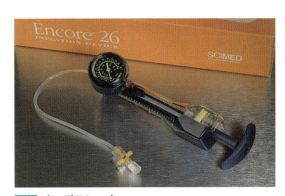

図7 インデフレータ

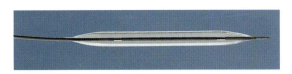

図8 拡張（インフレーション）されたバルーン

ステント留置

- 近年では，ほぼすべてのPCIにおいて，バルーン拡張に引き続き，ステント留置が行われます。ステント留置により，治療後の再閉塞や再狭窄のリスクを軽減させることができます。
- ステントは，小さいメッシュ状の金属の筒（ステント）がマウントされた構造のため，冠動脈に留置して血管を保持し，再閉塞を予防します。留置後のステントは冠動脈内に留まり血管を支え続けます。
  ①ガイドワイヤーを冠動脈狭窄部遠位に通過させます（図9a）。
  ②ガイドワイヤーに沿ってステントを狭窄部に進めます（図9b）。
  ③バルーンを拡張し狭窄部を押し広げ，ステントを血管壁に圧着させます（図9c）。
  ④バルーン拡張を解除し，バルーンを引き抜きます（図9d）。
- ステント留置後もIVUSを行うことでステントが十分に拡張し，冠動脈に圧着しているか，冠動脈解離や血腫などの合併症が生じていないかを評価することができます（図10）。ステントの拡張が不十分な場合には，追加のバルーン拡張を行います（図11）。

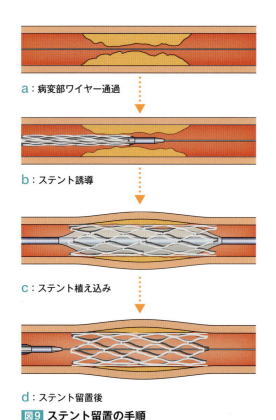

a：病変部ワイヤー通過
b：ステント誘導
c：ステント植え込み
d：ステント留置後

図9 ステント留置の手順

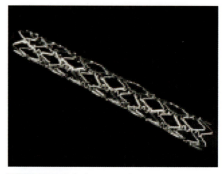

図10 治癒後のIVUS
病変部へのステントの圧着，良好な病変の拡張，解離や血腫などの合併症の有無など詳細な観察を行う。

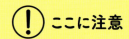

図11 拡張されたステント

薬剤溶出ステント

- 従来型の金属ステント（bare metal stent：BMS）では，ステント内への新生内膜増殖により，約3割の症例で再狭窄に対する追加治療を要しました。薬剤溶出ステント（drug-eluting stent：DES）は，BMSに薬剤とポリマーなどが塗布されています（図12）。ポリマーは術前と術中に薬剤を保護する役割を果たし，ステント留置後にステントから溶出する薬剤の量と速度を一定に保ちます。
- 塗布された薬剤はステント内の再狭窄の原因となる，新生内膜の増殖を抑制する働きがあります。この構造により，再狭窄を十分に抑制しながら治癒が促されることになります。
- 薬剤溶出ステントは，その低い再狭窄率（5〜10％）から，多くの症例で好まれて使用されています。しかしながら，薬剤溶出ステントを留置した場合，BMSを留置した場合より，長期に抗血小板薬を継続する必要があります。

> **ここに注意**
>
> 手術などの観血的処置が予定される症例や，高齢者や原因不明の貧血を有する症例では，抗血小板薬継続の可否を考えて，ステント選択を行う必要があります。

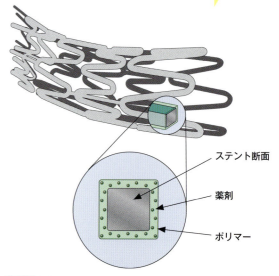

図12 薬剤溶出ステント

そのほかのデバイス

- 現在では大半の治療が，ワイヤーによる病変通過，IVUSによる観察，バルーンによる前拡張に引き続くステント留置で成功裏に終了します。しかしながら，高度石灰化病変や蛇行の強い病変，急性冠症候群などで血栓を伴う病変などでは，ロータブレータ(図13)，マイクロカテーテル，血栓吸引カテーテル，末梢保護デバイスなどの各種デバイスを臨機応変に使い分けることが術者には求められます。
- また，IVUS以外にも光干渉断層法(optical coherence tomography：OCT)や冠動脈内視鏡などのイメージングデバイスを必要に応じて用いることも大切です。

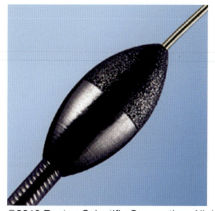

©2013 Boston Scientific Corporation. All rights reserved.

図13 ロータブレータ
高度の石灰化を伴う狭窄病変では，ワイヤーによる病変通過後にデバイスのデリバリーに難渋することがある。そのような場合には，先端部に埋め込まれたミクロダイアモンドの高速回転により石灰化部分を削り取るロータブレータを用いることがある。

止血

- 手技終了後，シース抜去に引き続き，止血を行います。
- 動脈に挿入されたシースの外径は2mm以上あり，しっかりとした止血が必要です(図14a)。加えて，PCI中の患者にはヘパリンが投与され，抗血小板薬を内服していることから，患者は易出血性であり，カテーテル室での止血処置後も継続して観察します。
- 止血には，圧迫綿やテープ固定のほか，数多くの止血用デバイスが用いられます(図14b)。なお，急性心筋梗塞や慢性完全閉塞の治療後などのハイリスク症例では，再治療の可能性に備え，シースを残してカテーテル室を退出します。
- 遠位橈骨動脈アプローチでは，止血もロールガーゼ，テープ固定のみで可能であり，さらに簡便かつ安全に止血が得られるようになっています。

> **⚠ ここに注意**
>
> シース抜去時には動脈穿刺部位を強く圧迫して止血するため，末梢の阻血や神経麻痺の出現，疼痛による迷走神経反射などにも併せて注意を払う必要があります。

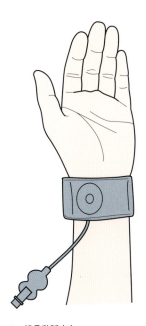
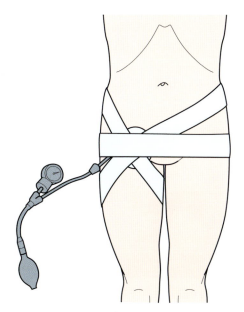

a：橈骨動脈止血　　b：大腿動脈止血

図14 止血方法

2 PCIに必要な設備およびスタッフ配置

松野俊介　心臓血管研究所付属病院循環器内科

PCIを安全・円滑に行うためには、コメディカルスタッフと連携して、さまざまな機器を使いこなす必要があります。
各機器およびコメディカルスタッフの役割について理解を深めましょう。

まずはこれだけ押さえよう

Point

1. PCIにおいては、冠動脈造影以上に各職種が専門的な役割を果たす必要があり、相互理解に基づいた密接な連携が不可欠です。

2. PCIを安全に進めて理想的な結果を得るためには、コメディカルスタッフと協力してさまざまな機器を駆使する必要があります。

PCIに必要なスタッフ

- PCIには冠動脈造影同様、医師のほか、看護師・臨床工学技士・臨床検査技師・放射線技師などコメディカルスタッフの参加が不可欠です。
- PCIは、冠動脈造影と比較して手技が複雑であり、より多くの機器を必要とし、より重篤な合併症も起こりえます。したがって、冠動脈造影以上に各職種間の相互理解と連携が求められます。
- 当院では、通常PCIは医師2〜3名、看護師1名、臨床検査技師または臨床工学技士1〜2名、放射線技師1名の体制で行っています。
- 血行動態の不安定な急性冠症候群や左主幹部病変などハイリスクな症例の場合には、数名の外回り医師がカテーテル室内に入ったり、補助循環をセットアップ・管理するための臨床工学技士が入ったり、看護師を1名増員して、患者ケアと物品出しを分担したりして、柔軟に対応しています(図1,2)。

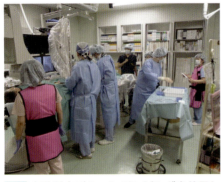

図1 大動脈内バルーンパンピングを使用しながらのハイリスクPCIの様子
手洗いをしている医師3名のほか、大動脈内バルーンパンピング (intra-aortic balloon pumping：IABP) のセットアップおよび管理をする臨床工学技士2名、看護師2名で治療に当たっている。

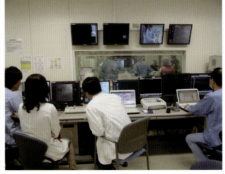

図2 同症例における操作室の様子
カテーテル室外では、臨床工学技士が血行動態のモニタリングや術中記録、IVUSの操作を行い、放射線技師が撮影条件の変更やロードマップの作成などを行っている。PCIを監督・指示する上級医師、マンパワーの必要な場合に備える医師もスタンバイしている。

PCIに必要な設備

- カテーテル室には，シネアンギオ装置と天吊りモニターが配置され，周辺にPCIに必要な機器が置いてあります(図3)。
- ガイディングカテーテル・ガイドワイヤー・バルーンカテーテル・ステントなどの器具は，壁面収納棚・ラックに，整頓して収納されています。ステントについては，2つのカテーテル室間を移動しやすいように，キャスター付きラックに収納してあります(図4,5)。
- 薬剤カートは，使用頻度の高い薬剤を最も取り出しやすい場所にまとめて収納するとともに，壁面に薬剤名を記したシールを貼り付けて，わかりやすさへの工夫をしています(図6)。

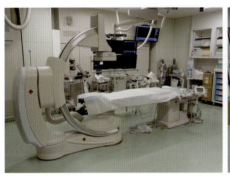
a：カテーテル室全体

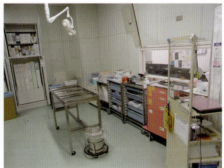
b：薬剤カートとほかの物品収納棚

図3 カテーテル室の様子

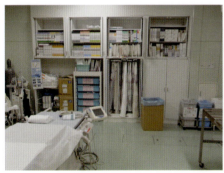
a：カテーテル室壁面の収納棚

b：バルーンカテーテル

c：シースや小物など

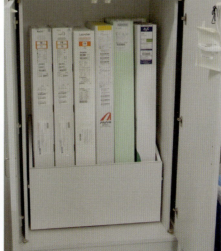
d：ガイディングカテーテル

図4 カテーテル器具の収納

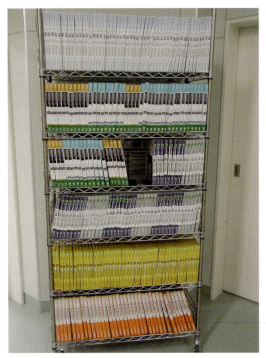

図5 ステントを収納したキャスター付きラック

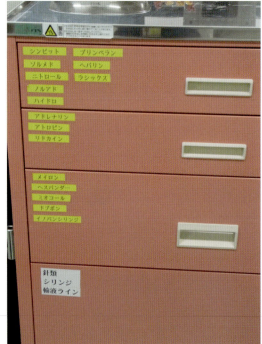

図6 薬剤カート

- 緊急PCI症例，特に時間外の場合には，日中と比較してマンパワーが限られます。そこで，普段は物品出しを行わないスタッフでも効率よく物品出しを行うことができるように，必要物品をまとめた「緊急カテーテルセット」のボックスを作成し，常にカテーテル室に置いています（図7）。

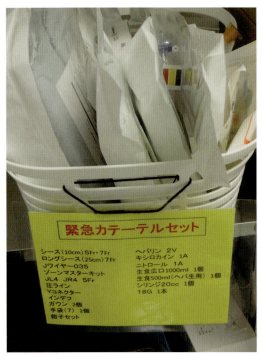

図7 緊急カテーテルセット

PCIに必要な機器とスタッフの役割

血管内超音波（IVUS），光干渉断層法（OCT）

- 昨今は，アンギオのみならず，IVUSや光干渉断層法（optical coherence tomography：OCT）などの画像診断モダリティを駆使して行うPCIが一般化しています。
- 当院では，臨床検査技師または臨床工学技士が，カテーテル室にビルトインされたIVUSコンソールを操作し，操作室にてIVUS画像の記録や計測を行います（図8）。
- ビルトインされた種類以外のIVUSを使用する場合やOCTを使用する場合には，臨床検査技師または臨床工学技士がカテーテル室内に入り，カートタイプのコンソールを操作します。

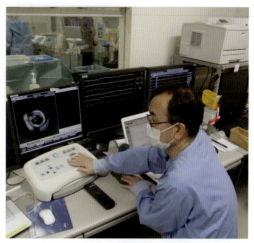

図8 操作室にてIVUSを操作する臨床工学技士

ロータブレータ

- 病変部の石灰化が強く，バルーンなどのデバイスの通過が困難である場合や，ステントの十分な拡張が得られないことが予想される場合には，ロータブレータを使用します。
- ロータブレータは，ダイアモンド粒子でコーティングされたバーとよばれる先端部分が高速回転することで，冠動脈の石灰化を切削（アブレーション）できるデバイスです。
- ロータブレータ使用時には，臨床検査技師または臨床工学技士がカテーテル台の横でロータブレータのコンソールの操作を行い，アブレーション中は，リアルタイムの回転数と回転数の降下（ダウン）およびアブレーション時間を読み上げて術者に伝えます（図9）。
- 最近，ロータブレータの新しいコンソールとアドバンサ（ROTAPRO）が登場しました（図10）。
- 従来のロータブレータと比較して，コンソールは小型化し，アブレーション中の回転数変化へのフィードバックが向上するとともに，フットペダルがなくなり，アクティベーションやダイナグライドのON/OFFを手元（アドバンサのボタン）で行うシステムとなりました。

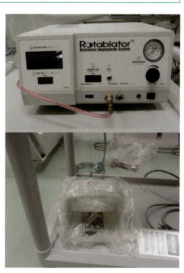

図9 ロータブレータのコンソールとフットペダル

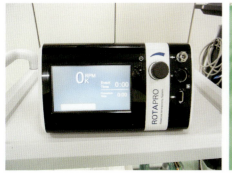

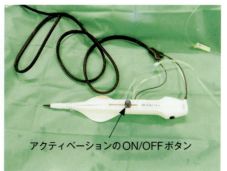

図10 コンソールとアドバンサ（ROTAPRO）

大動脈内バルーンパンピング（IABP）

- PCI中に血行動態が不安定化した場合，IABPを使用します。当院では常にカテーテル室内にIABP装置とバルーンカテーテル・シースをひとまとめにして置いてあります。
- IABPが必要となった場合には，術者はシースを新たに挿入あるいはPCIに使用していたシースをIABPの挿入可能なシースに交換するとともに，バルーンカテーテルのセットアップを行います（図11）。

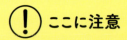

ここに注意

臨床工学技士が速やかにIABP装置のセットアップを行います。左主幹部病変や低左心機能のハイリスク症例では，あらかじめIABPを挿入して循環補助をしながらPCIを行うこともあります。

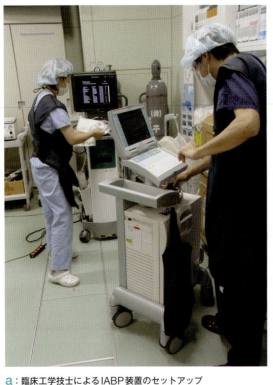

a：臨床工学技士によるIABP装置のセットアップ　　b：PCI中のIABP管理

図11 IABP

経皮的心肺補助（PCPS）

- PCI中に血行動態が破綻して，薬物療法やIABPでは血行動態の維持が困難である場合には，経皮的心肺補助（percutaneous cardiopulmonary support：PCPS）の適応となります。
- PCPS本体と回路（遠心ポンプ・膜型人工肺を含む），送血・脱血カニューレ，プライミングに必要なほかの物品をひとまとめにして，カテーテル室と同フロアの臨床工学技士室に常に準備されています（図12）。
- PCPSが必要となった場合には，胸骨圧迫や呼吸管理を行いながら，術者らが送血・脱血カニューレの挿入を行うとともに，臨床工学技士がカテーテル室にてPCPSのプライミングを行い，速やかな循環補助開始を目指します（図13,14）。

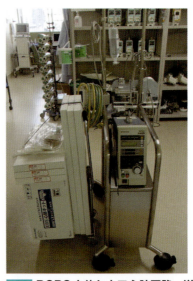

図12 PCPS本体と人工心肺回路・送血・脱血カニューレ

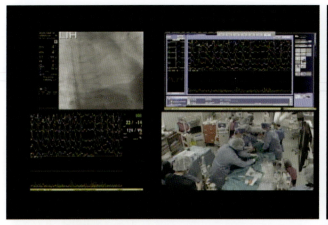

図13 急性心筋梗塞治療中に心停止に至った症例

胸骨圧迫や気道確保を行うとともに，カテーテル台の横では臨床工学技士がPCPSのプライミングを行っている。このような重症例は，多職種多人数のマンパワーを結集した治療が不可欠になる。

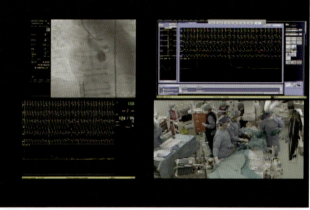

図14 PCPS駆動開始後

術野ではカテーテル治療が進められ，臨床工学技士がPCPSの管理を行っている。

循環補助用ポンプカテーテル（IMPELLA）

- 近年，IABP・PCPSに加えて，循環補助用ポンプカテーテルであるIMPELLA（図15）が使用可能となり，心原性ショックを呈する急性心筋梗塞症例において単独で，あるいはPCPSと併用する形で使用されています。
- IMPELLAは，ピッグテール形状のカテーテル先端を左室内に留置し，内蔵ポンプによって血液を左室から上行大動脈に吐出することで，心拍出量増加と左室のアンローディングをもたらし，血行動態を安定化させます（図16）。
- IMPELLA 2.5は経皮的に挿入可能であり，迅速かつ低侵襲に導入できるメリットがあります。

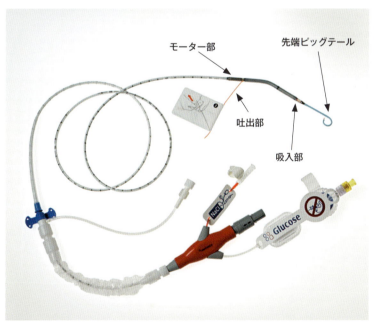

図15 IMPELLAカテーテル
（アビオメッド社より提供）

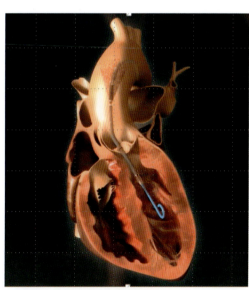

図16 ポンプカテーテル留置図
（アビオメッド社より提供）

経静脈的一時ペーシング

- 特に右冠動脈の急性冠症候群症例に対するPCIでは、入室時より完全房室ブロックを呈していたり、再灌流に伴い高度徐脈を呈することがあります。そのような場合には、経静脈的に一時ペーシングカテーテルを右室に留置し、ペースメーカでペーシングを行ったり、必要時に備えてバックアップを行います。
- 臨床工学技士がカテーテルのペースメーカ本体への接続と、医師の指示に基づいたペースメーカの設定を行います(図17)。

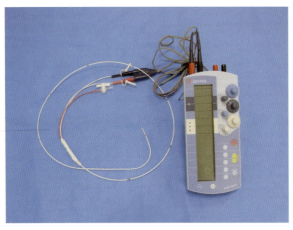 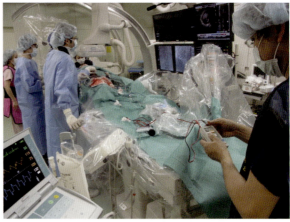

a：一時ペーシングカテーテルとペースメーカ本体を接続したところ　　b：臨床工学技士によるペースメーカの接続・設定
図17 経静脈的一時ペーシング

除細動器

- 急性冠症候群の再灌流の際など、持続性心室頻拍や心室細動が生じた場合に、速やかに除細動できるように、カテーテル室内に除細動器を常駐させ、毎日作業点検をしています(図18)。急性心筋梗塞の症例では、ルーチンで入室時に除細動パッドを患者の胸部に貼り付けることにしています。

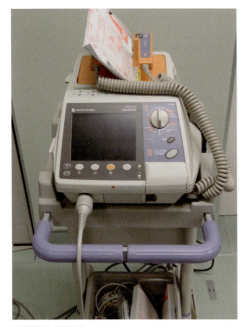

図18 除細動器
除細動器上部にパッドが備えてある。

II

アプローチ部位の選択

II

1 大腿動脈アプローチの利点と欠点

嘉納寛人　心臓血管研究所付属病院循環器内科

大腿動脈からのカテーテル挿入は，循環器診療において必須基本手技といっても過言ではありません。ここでは，大腿動脈アプローチにおけるガイディングカテーテルの操作方法について解説します。さらに，大腿動脈アプローチの利点と欠点，大腿動脈アプローチで起きやすい出血性合併症とその対処法についても解説します。

まずはこれだけ押さえよう

Point

1. 合併症発生による急変時などにもIABPやPCPSを挿入するなどの手技をスムーズに行えるので，不慣れな術者ほど両側の大腿動脈アプローチを使用できるように準備し，また普段から穿刺やカテーテルの挿入に慣れておくべきです。

2. 冠動脈病変の観察にはIVUSが広く用いられていますが，今後はOCT，血管内視鏡などさまざまなイメージングデバイスの使用が必要になります。必ず覚えておきましょう。

3. 大腿動脈アプローチを行う前には必ず下肢の血流の状態をチェックし，デバイス挿入の支障となるような狭窄病変がある場合には末梢血管の治療を先行することを考慮しましょう。

4. 大腿動脈アプローチでは腸骨動脈，下行大動脈の蛇行でカテーテルやデバイスの操作性が低下することがあるので積極的にロングシースを用いて操作性を保つよう心がけましょう。

5. 大腿動脈アプローチの最大の懸念事項は出血性合併症であり，これを起こさないためには正しい穿刺，圧迫法を習得し，ワイヤー操作も含めて常に慎重に手技を行うことが重要です。

大腿動脈アプローチの利点

- PCI時のみならず大動脈内バルーンパンピング（intra-aortic balloon pumping：IABP）・経皮的心肺補助（percutaneous cardiopulmonary support：PCPS）の挿入や電気生理学的検査など循環器診療において必要な多くの手技で大腿動脈からのアプローチが必要であり，大腿動脈からカテーテルを挿入する手技は循環器領域の必須基本手技です。
- またPCIを行う際には，IABPやPCPSを挿入して危機を脱しなければならない緊急の場面に遭遇することがあります。PCIを始めた頃はとかくパニックになりがちですので，大腿動脈アプローチで両側の大腿動脈を準備しておけばそのようなときにスムーズにIABPやPCPS挿入に移れるという利点もあります。

ガイディングカテーテル

- ガイディングカテーテルの役目はデバイスの通路であることと，デバイスを進

- めるバックアップの力を生み出すことです。
- 大腿動脈アプローチの利点はカテーテル径の制限がないことです。大きな径のカテーテルを使用でき、安定したバックアップ下にPCIを行えることはデバイスの小径化が進んだ現在でも重要な利点です。
- ガイディングカテーテルのバックアップが不十分であればバックアップタイプカテーテルの使用やディープエンゲージ、そのほかのバックアップを得るための工夫をしなければならず、PCIを始めた頃の術者にはストレスとなります。
- カテーテルが7Fr以上程度あればバックアップは比較的強くなり、通常の症例ではJudkinsタイプなど挿入の容易なカテーテルを選択すればよいでしょう(図1)。

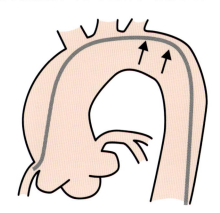
a：右冠動脈へのJudkins Right（JR）の挿入

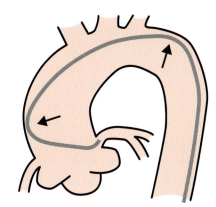
b：左冠動脈へのJudkins Left（JL）の挿入

図1 左右冠動脈へのカテーテル挿入のイメージ
a：JRでは上行大動脈でのカテーテルの支持はないが、大腿動脈アプローチでは弓部大動脈が支点となる。
b：JLのサイズが合えば上行大動脈で対側の壁と接触し、大動脈弓部にも接触して安定したバックアップを得やすい。

- 図2は8Frのカテーテルを使用してPCIを施行した2症例です。これらの症例のように複雑な手技を要する際には大きな径のカテーテルが威力を発揮します。また、ロータブレータで2mmを超えるような回転バーを使用する場合に8Frのカテーテルは必須となり、DCAを行う際も造影や操作性の問題から8Frのカテーテルが推奨されます。

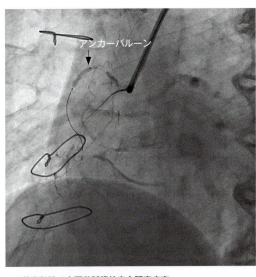
a：前方起始の右冠動脈慢性完全閉塞病変

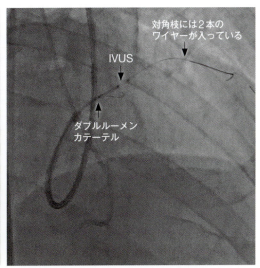
b：対角枝分枝直後の左前下行枝慢性完全閉塞病変

図2 複雑な手技を行う際の8Frカテーテルの使用
a：前方起始でバックアップが得られないため、→の円錐枝（conus branch）でアンカーバルーンをかけながら手技を施行。8Fr程度のカテーテルであればストレスなく行える。
b：IVUSで慢性完全閉塞（CTO）入口部を確認しながらダブルルーメンカテーテルを併用してワイヤー操作を行っている。IVUSガイドで手技を行う際はワイヤーの操作性の制限も大きく、8Frカテーテルが有用な代表例である。

大腿動脈アプローチにおけるガイディングカテーテルの操作方法

右冠動脈

- カテーテルの形状に関してはエンゲージの容易さと入口部損傷に対する安全性からJRが基本となります。
- 通常大多数の症例でJR4.0を用いればよいですが，小柄な患者ではまれにJR3.5を選択します。
- 右冠動脈の起始がやや上向きから水平，さらにある程度の下向きまではJRで対処ができます(図3)。
- 少し上向きになるとバックアップが弱くなりますが，7Fr程度のカテーテルであれば通常の病変は問題ありません。

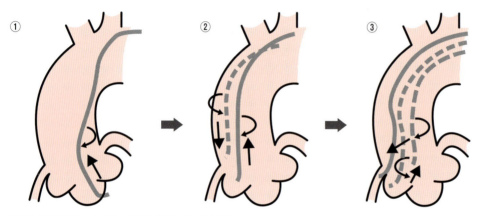

図3 右冠動脈へのJRの挿入方法（左前斜位）
①カテーテルをガイドワイヤーで冠動脈洞に落とした後，時計回りに回転させながら引き上げていく。
②カテーテルの先端が左に向くのに合わせて引き上げる。- - -の位置のように入口部よりも上がり過ぎてしまったら，反時計回りにもどして落としていく。
③カテーテルの先端が完全に左に向いたときに挿入される。- - -のように左に向いたときに冠動脈洞内でロックされた場合は，反時計回りにもどして引き上げて入口部より高い位置から時計回りで挿入する。

ここがポイント

- JRでは上向きの右冠動脈に挿入されたときにカテーテルを押すとカテーテルが下方に落ち込んではずれてしまうので，むやみに押さずに適度に引き気味のテンションを保つほうがバックアップはよいです(図4)。

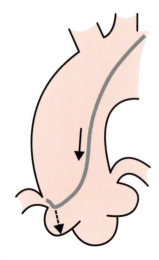

図4 JRの動き
肩上がりの右冠動脈に対してバックアップをよくするためにカテーテルを→の方向に押していくと- - →の方向にカテーテルが落ちてしまい逆効果であることが多い。適度に上方向のテンションがかかっていたほうがバックアップはよくなる。

- 前方に冠動脈の起始があり，JRが入口部に届かない場合や肩上がりの冠動脈でうまくJRが挿入されない場合，特に強いバックアップが必要な場合にはAmplatz Left（AL）やHockeyタイプのカテーテルを使用します。
- 比較的よく使用されるALタイプですが操作法がJRとは異なります。ALは先端が冠動脈洞などに引っかかりやすく，また入口部の損傷もしやすいので無理な操作をしないように注意を要します（図5）。
- 冠動脈損傷の可能性を考慮してサイドホールをつけるようにします。

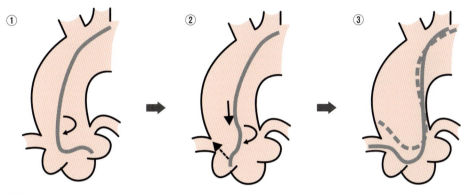

図5 右冠動脈へのALの挿入方法（左前斜位）
①カテーテルをガイドワイヤーで冠動脈洞に落とし先端が右下を向くようにする。その状態から時計回りに回転させていく。
②先端が正面の下を向いてきたら下に押していくとALの先端は逆に上を向いてくる。先端がロックされて上を向かないときは少し回転をもどしながら引いてロックを解除してから再度操作する。
③カテーテルの先端が完全に左に向いたときに挿入される。＝＝＝のように左に向いたときに冠動脈より上に抜けてしまう場合は，高さを調節するなどしてから再度同様の操作を繰り返す。

> **One Point Advice**
> ALはJRと違い基本的にカテーテルを引くと先端は冠動脈の奥深くに入り，押すと先端は引けるので診断カテーテルなどで感覚をつかんでおくようにしましょう。

左冠動脈

- カテーテルの形状は右冠動脈同様に挿入の容易さと安全性からJLが基本です（図6）。
- JL4.0の使用が多いですが，ガイディングカテーテルは診断カテーテルよりもカーブが一回り大きく感じるので，JL4.0の診断カテーテルが入ってもガイディングカテーテルはJL3.5のほうが合う場合もあります。

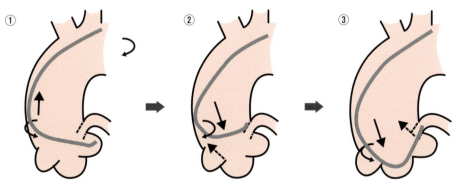

図6 左冠動脈へのJLの挿入方法（正面）
①カテーテルをガイドワイヤーで左冠動脈洞に落とす。この時点でワイヤーを抜くと入ってしまうことも多い。正面からみるとやや後方から出ていることが多いので反時計方向に回しながら引いてみる。
②反時計方向に回しながら引いてきて入らなければカテーテルが上行大動脈で反転してしまう前に時計回りにもどしながら押す。この操作の繰り返しで入ることが多い。
③大動脈の径が大きいときや入口部が上を向いているときなどは，反時計回りに回しながら押していくと先端が上を向いてうまく入ることもある。

> **ここに注意**
> 特に小柄な患者や高齢の患者で大動脈が寝ており，左冠動脈がかなり上に向かって起始している場合などはJL3.5の使用を考慮します。

- またガイディングカテーテルではショートチップタイプのJLがあり，こちらを利用したほうが左主幹部と同軸になって冠動脈損傷などを予防できることもあります。
- 操作は正面像でする術者が多いですが，カーブの長さと冠動脈の位置の関係を把握するのには左前斜位にするとわかりやすくなります。
- カテーテルの先端が入口部に挿入された後は時計回りに回しながらカテーテルを押すと先端は前下行枝を向き，カテーテルを反時計回りに回して引くと先端は回旋枝を向くので目的の方向を向くように調整します。この動きはspider viewが確認しやすいです（図7）。

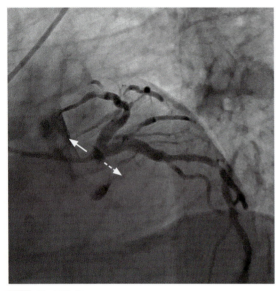

図7 JLの動き
カテーテルを時計回りに回しながら押すと先端を➡の前下行枝方向に向けることができ，逆に反時計方向に回して引くと⇢の回旋枝方向に向けることができる。

大腿動脈アプローチの欠点

- 大腿動脈アプローチの欠点としては，まず安静時間を要するための患者負担が挙げられますが，これは近年止血デバイスの進歩により軽減される方向にあります。
- そのほかに腸骨動脈や大動脈に高度の蛇行や狭窄があった際にカテーテルを冠動脈入口部まで持ち込むことや，操作性の低下によりカテーテルのエンゲージが困難になることと，上肢アプローチよりも多い出血性合併症が挙げられます。

腸骨動脈・大動脈の蛇行

- 図8に示したように腸骨動脈と大動脈の蛇行のほか，大動脈の人工血管置換術後でも非常に難渋することがあります。
- ワイヤーやカテーテルを通すだけで血管が伸展されるような場合はあまり問題とならない場合が多いですが，そうでない場合にいろいろな工夫を要します。
- 人工血管は伸展されないためカテーテルとの摩擦も大きく，特に難渋することが多いです。

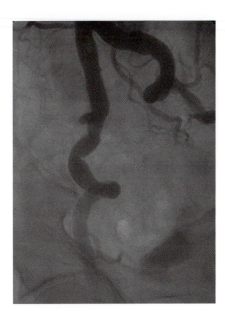 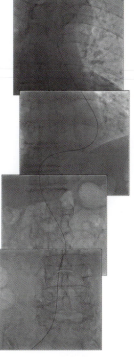 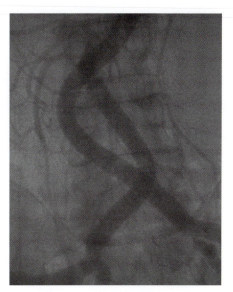

a：腸骨動脈領域の著明な蛇行

b：下行大動脈の著明な蛇行
ワイヤー挿入後も蛇行が残存している。

c：人工血管（Yグラフト）置換後の人工血管による蛇行

図8 腸骨動脈や大動脈の蛇行

- まず注意する点は，腸骨動脈，大動脈の屈曲が強い場合にはシースを入れた後にワイヤーを抜かないようにすることと，カテーテルを操作する際も中にワイヤーを入れた状態で行うことです。これはシースやカテーテルが折れる，あるいはねじれて使用不能になることを避けるためです。
- そしてシースは積極的にロングシースを使用して屈曲を伸展させます。当院では25cmのものを主に用いていますが，蛇行範囲が長い場合はより長いシースを用いてもよいです（図9）。

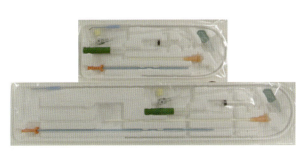

a：ロングシース

b：コイルシース

図9 通常のロングシースとコイルシース

a：上：通常のショートシース（10cm）。
　　下：当院で使用しているロングシース（25cm）。さらに長いロングシースも使用可能。
b：上：当院で使用しているコイルシース（45cm）。さらに長いコイルシースも使用可能。
　　下：拡大図
　　コイル構造により柔軟に曲がっても内腔が保たれるようになっている。

- また通常のロングシースでうまく血管が伸展できず操作が困難なときには，コイルシースを使用する方法もあります(図10)。
- そのほかの方法として大口径のロングシースをさらに外側に追加する方法や，逆に使用するカテーテルをサイズダウンして，シースとの摩擦・抵抗を減らす方法もあります。

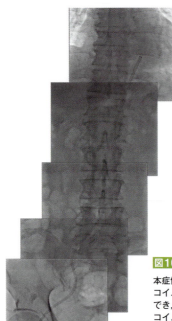

図10 コイルシースの使用例
本症例では腸骨動脈から腹部大動脈まで蛇行が続いている。
コイルシースを使用するとシースは蛇行に追従して問題なく挿入でき，カテーテルの操作性も非常に良好となった。
コイルシースは血管の蛇行に追従しながらシース内腔を確保できて有効である反面，曲がりが大きすぎると中のカテーテルも同様に曲がってデバイスの操作性が低下する場合もある。

- ロングシースを使用する際は血管が引き伸ばされるため，下肢の血流が低下して虚血になる可能性があるので確認しましょう。
- また狭窄病変にシースを挿入すると虚血となる可能性があるので必ず術前に下肢動脈の触知や下肢血圧測定などを確認します(図11)。必要時には下肢の治療を先行させましょう。

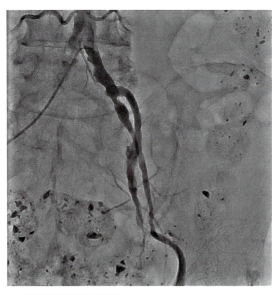

a：左総腸骨動脈以下の造影　　　　　　　　　b：aと同一症例

図11 腸骨動脈領域の狭窄を有する症例
a：IABPを要するPCIが必要な症例であり，術前に下肢動脈の触知を確認すると微弱であったため，動脈造影を行った。外腸骨動脈に高度狭窄を認めた。
b：腸骨動脈領域に狭窄があり，病変部にシースを通過させると下肢が虚血になることが予想されるため，同部位の治療を先行した。

出血性合併症

- 出血性合併症はまず次のようなことに注意して，起こさないことが最も重要です。
- 大腿動脈アプローチは上肢動脈アプローチよりも大出血を起こすリスクが高いことを意識し，穿刺の時点から注意して行いましょう。穿刺点を図12に示します。
- あまり頭側で穿刺すると鼠径靭帯を超えて後腹膜出血のリスクとなり，あまり足側で穿刺すると大腿骨頭をはずれて圧迫が効かなくなることや，深大腿動脈穿刺となることで止血困難になるために巨大血腫や仮性動脈瘤の原因となります。
- また足側では静脈と動脈が縦に並び，動静脈シャントも形成されやすいので注意が必要です。

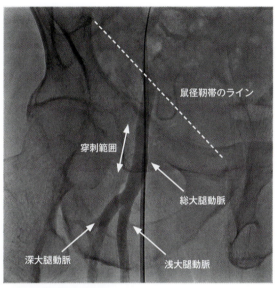

図12 大腿動脈穿刺部
大腿骨頭レベルの総大腿動脈を穿刺する。後方に大腿骨頭があると後方が支持され，圧迫による止血がしっかりと行える。この位置は上前腸骨棘と恥骨結節を結ぶ鼠径靭帯のラインから足側に3cm程度の部位となるが，肥満例などは体表からの位置関係把握が難しく，必要に応じて穿刺前に透視で確認するとよい。

- 穿刺は角度に気を付け，貫通穿刺をしないように注意しましょう（図13）。
- 最近は出血性合併症を回避するという観点からもエコーガイド下での穿刺が勧められています。
- エコーで分枝を確認することで，浅あるいは深大腿動脈穿刺をせずに確実に総大腿動脈を穿刺することができ，また小さな分枝の損傷による出血なども回避できます。
- エコーで穿刺針の先端を確認しながら刺せば，上述の貫通穿刺も避けることができます。
- また使用ワイヤーは枝にワイヤーが迷入し，穿孔を起こすことがないようにコイルのJワイヤーを使用することをお勧めします。アングルを使用する場合は十分透視で確認しながら行うべきです。

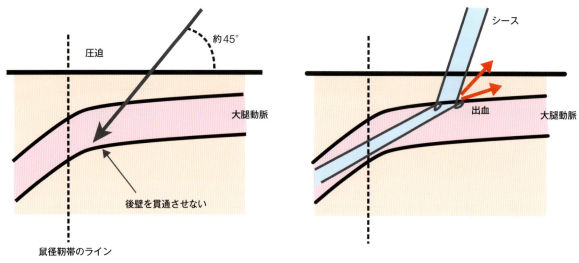

a：適切な穿刺角度
b：立てすぎた穿刺角度

図13 穿刺の注意点

a：穿刺の角度は45°程度を維持する。大腿動脈を穿刺する際は貫通穿刺をしないように心がける。太い大腿動脈では貫通穿刺をする必要性がなく，後壁からの出血による血腫や後腹膜出血を起こしやすくする危険がある。

b：穿刺角度は浅すぎると穿刺が困難になるが，あまり穿刺角度を立てすぎると穿刺角度と血管の走行の角度が急になり，シースが血管から出る位置で折れてしまう。シースが折れて変形すると血管壁のシース通過孔から血液が脇漏れし，PCI中から血腫を形成してしまうことがある。

- 血腫形成などを起こさないためには止血も重要です。
- 近年は止血デバイスが進歩し，使用頻度が増加しています。こちらについては本項では述べませんが使用に慣れておく必要があります。
- ただ現在も基本となるのは用手圧迫であり，用手圧迫で血腫を作らないポイントは圧迫点です（図14）。

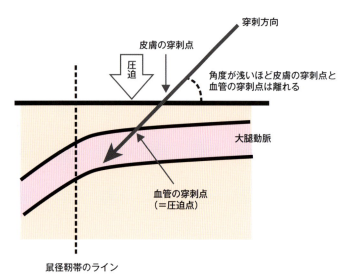

図14 圧迫の注意点

皮膚の穿刺点と血管の穿刺点はずれている。
止血時の圧迫は血管の穿刺点をイメージして行う。
一度腫脹させてしまうと圧迫するのがさらに困難になるという悪循環に陥るので，圧迫開始時から慎重に行う。

合併症の対処

- 血腫が形成された場合はまず血管の雑音聴取とエコーによる確認を行います。エコーではカラードプラを用いて血腫内の血流の有無を確認します(図15)。
- 血流がなければ基本的に自然に消退するので、その旨をよく説明して経過観察とします。

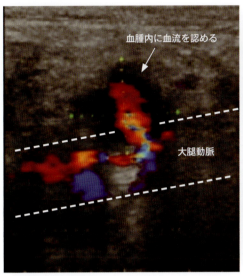 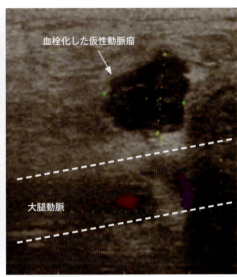

a：血腫内に血流を認め、仮性動脈瘤であることを確認　　b：圧迫後瘤内の血流消失を確認

図15 仮性動脈瘤

a：大きくない仮性動脈瘤であれば、エコーガイドで瘤内の血流がなくなるくらいの強さを確認してプローブか用手で圧迫を追加する。通常圧迫時の痛みは強いので鎮痛薬を要することが多い。
b：圧迫が奏功しないときは患者の苦痛も大きいので圧迫にこだわらず、早期に外科に相談して処置をしてもらうことを考慮する。

- 後腹膜出血に関してはショックなどの重篤な状態を引き起こすので、PCI中から術後にかけて原因不明の血圧低下を認めた際などはまず念頭に置いておく必要があります(図16)。
- 後腹膜出血は致命的にもなりうるので、疑ったら早期に補液などでバイタルサインを安定させてCTで確認しましょう。

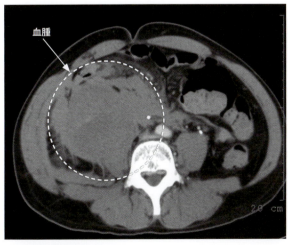 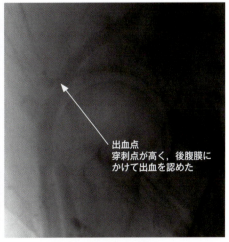

a：後腹膜出血の単純CT像　　b：血管造影で出血が確認された症例

図16 後腹膜血腫

a：PCI後穿刺部出血が疑われた場合は積極的にCTをとって確認する。PCIのために造影剤の使用後で造影剤を追加することが躊躇されることも多いが、単純撮影でも血腫の確認はできる。その後造影を検討すればよいと思われる。後腹膜出血の発見時は血腫だけで、出血は止まっていることも多々あるがその際は輸血などで保存的に対処する。
b：CTなどで活動性の出血が認められる際は血管造影を行い、出血点を確認して止血処置を行う。本症例では穿刺部からの出血が確認され用手圧迫を追加した。後で気が付く出血は分枝の穿孔によるものも多く、その際はコイル塞栓術などが有効である。

2 橈骨動脈アプローチの利点と欠点

鈴木孝英　旭川厚生病院循環器科・心臓血管カテーテル治療センター

橈骨動脈アプローチはPCIの標準手技です。経橈骨動脈インターベンション（trans-radial intervention：TRI）を上手に行うために必要な基礎知識を身に付けましょう。また，その適応や応用についても理解しましょう。

Point

1. 急性心筋梗塞ではTRIが推奨です。
2. TRI特有のアプローチルートのピットフォールと対処法を身に付けましょう。
3. 右TRIと左TRIの違いを理解しましょう
4. TRIで必要なガイディングカテーテルの知識を身に付けましょう。
5. 7Fr TRIやslender PCIについて理解しましょう。

橈骨動脈アプローチの利点

- TRIは経大腿動脈インターベンション（trans-femoral intervention：TFI）と比べ，出血性合併症が少なく，術前・術後の管理が容易です。患者さんにも医療スタッフにも低侵襲であることがTRIの利点です。通常の病変であれば，ほとんどの施設でTRIが標準的アプローチとなっています。

TRIの有用性と適応

- これまでにTRIの有用性に関する多くの臨床試験が報告されています。急性心筋梗塞に対するprimary PCIにおいて，TRIはTFIよりも出血性合併症，院内死亡が少ないという結果が報告され（MATRIX試験など），メタ解析でも同様の結果が報告されました。こうした結果を受け，欧米の治療指針では急性心筋梗塞に対するPCIで「TRIが推奨」とされています。さらに最新のヨーロッパ心臓病学会の治療指針では，待機的PCIを含め，「TFIとする特段の理由がない限りTRIが標準」とされました。

ここがポイント

- 日本では海外よりも早くTRIが普及していましたが，それでも急性心筋梗塞にTRIでPCIを行うことはリスクが高いと考えられていました。2003年に本邦から報告されたTEMPURA試験では，AMIに対するTRIは主要心血管イベントにおいてTFIと比べて非劣性であることが証明されました。
- 日本心血管インターベンション治療学会（CVIT）から「急性心筋梗塞に対するprimary PCIに関しての専門家合意文書（Expert Consensus Document）

（2018）」（図1）が発表されました。急性心筋梗塞に対するprimary PCIにおいて「TRIに熟練した術者が行う場合，TRIがTFIよりも推奨」されています。2016年のJ-PCI Registryデータによると，ST上昇型急性心筋梗塞症例におけるTRIの割合は55%ですが，最近のガイドライン等の推奨を受けてTRIの割合が増えていくと予想されます。

日本心血管インターベンション治療学会（CVIT）専門家合意文書	
急性心筋梗塞（2018）	TRIに熟練した術者が行う場合，TRIがTFIよりも推奨される
アメリカ心臓協会（AHA）	
急性冠症候群（2018）	全ての症例において，TRIが強く推奨される
ヨーロッパ心臓病学会（ESC）ガイドライン	
非ST上昇型急性心筋梗塞（2015）	TRIに熟練した施設においては，TRIが推奨される（クラス1，レベルA）
ST上昇型急性心筋梗塞（2017）	TRIに熟練した術者が行う場合，TRIがTFIよりもよりも推奨される（クラス1，レベルA）
心筋血行再建（2018）	特段の理由がない限り，TRIが標準的アプローチである（クラス1，レベルA）

図1 各学会ガイドラインにおけるTRIの適応

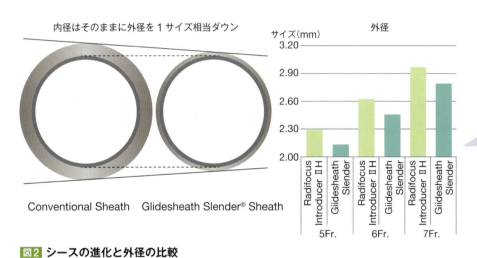

図2 シースの進化と外径の比較

One Point Advice

TRIにおける進歩
ここ数年でTRIの幅は大きく広がりました。「Glidesheath Slender®」のような肉薄シースの登場により，ほとんどの症例で6Fr TRIが可能になりました。7Fr TRIが可能な割合も増加し，TRIによる制限は少なくなりました。図2

radial loopとbrachial loop

- ガイディングカテーテルの挿入までにTRI特有の解剖学的問題がいくつかあります。ここでは代表的な問題とその対処法について説明します。
- 上腕動脈から分岐した直後の橈骨動脈にループがあり，カテーテル挿入が困難な場合があります（3%前後）（図3）。radial loopは生まれつきのもので，無理に伸ばすと強い疼痛，穿孔といった合併症につながります。そのためアプローチ部位の変更を要することがあります。
- 一方，上腕動脈のループはワイヤーの挿入で伸びることが多く，カテーテル操作も可能です（図4）。上腕動脈のループはもともと直線だったものなので，ワイヤーで伸ばしても問題のないことが多いです。

- ほかに知っておくべき解剖学的異常として，肘よりも中枢側で橈骨動脈が分岐する高位分岐があります。高位分岐の場合には橈骨動脈が細く，ガイディングカテーテルの挿入が困難な場合があります。

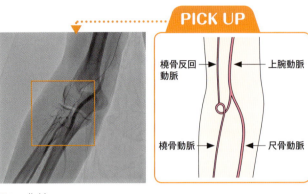
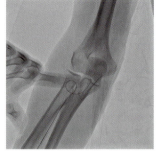
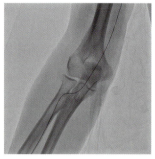

a：radial loop　　　　　　　　　　　　　　　　b：体表から圧迫　　　　c：radial loopを伸ばした状態

図3 radial loop

a：radial loopを認める。radial loopの頂点から分岐する橈骨反回動脈が確認できる。ワイヤーが迷入しやすく操作には注意が必要。
b：ワイヤーがループを通過しにくい場合，体表から指で圧迫するとワイヤーが通過する場合がある。
c：ワイヤーを挿入すると直線化したが，強い疼痛を訴え右TRIは断念した。

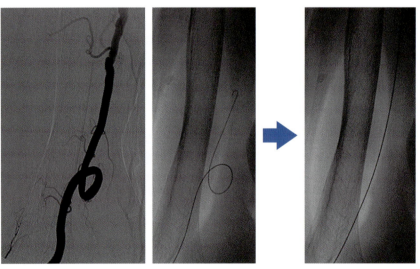

a：上腕動脈のループ　　　　　b：ワイヤーで伸ばした状態

図4 brachial loop

a：上腕動脈にループを認めた。
b：ワイヤーを進めると，ループが伸びて6Fr TRIが可能。

右鎖骨下動脈から腕頭動脈の蛇行

- 右鎖骨下動脈から腕頭動脈にかけての蛇行は10％程度の症例で見られます（図5a）。蛇行が高度の場合，ワイヤーが右鎖骨下動脈から総頸動脈方向に進んでしまい，腕頭動脈に進みにくいことがあります。その際にまず行うべき対処法は「深呼吸」です。患者さんに大きく息を吸ってもらいワイヤーを進めると，腕頭動脈に進みやすくなります。それでも進まない場合には，JRやIMなどのカテーテルを用いる方法や，ワイヤーの先端2-3cmを90°に曲げて進める方法があります。通過したらカテーテルを進めて，スティッフワイヤーに変更しましょう。蛇行が伸びて操作がしやすくなります。

- 右鎖骨下動脈が腕頭動脈を形成せずに，左鎖骨下動脈より遠位の大動脈から直接分岐する起始異常があります（図6）。1％以下とまれですが，カテーテル操作は困難なことが多く，アプローチ部位を変更した方が無難です。

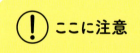

ここに注意

「女性」，「高齢」，「低身長」，「CABG後」がTRI不成功の予測因子です。

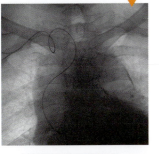
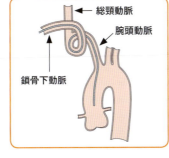

PICK UP
総頸動脈
腕頭動脈
鎖骨下動脈

a：右鎖骨下動脈の高度蛇行

> **One Point Advice**
>
> **TRIの欠点**
> TRIの経験の少ない術者ほど，アプローチサイトの変更が多いと報告されています。一定の経験が必要なことがTRIの欠点です。

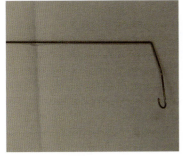
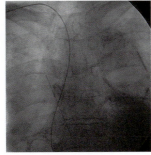
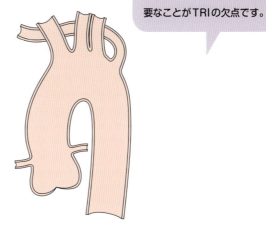

b：ワイヤー先端を90°曲げたもの　　c：蛇行が伸びた状態
図5 右鎖骨下動脈の高度蛇行　　　**図6** 右鎖骨下動脈遠位起始

ここがポイント　TRI is right?

- 右TRIは術者に近くカテーテル操作がしやすいため，左右どちらでも良い場合には右TRIで施行されるのが一般的です。一方，左TRIは鎖骨下動脈の蛇行による問題が少なく，またガイディング操作の感覚がTFIに近いというメリットがあります。最近イギリスから報告された34万例以上のレジストリーデータの解析結果によると，右TRIと比べて左TRIの方が脳梗塞の発生頻度が少なかったそうです。右TRIに難渋したら，早めにアプローチサイトの変更を検討すべきです。

> **One Point Advice**
>
> 筆者は図8のように橈骨動脈のラインと術者の目線を一直線にして穿刺しています。針が皮膚を貫いた後，動脈壁を穿刺する前に，もう一度針と血管の方向の確認を行い穿刺しています。

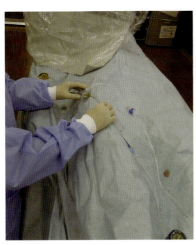
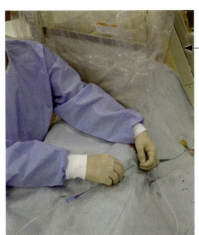

遮蔽版

a：右TRI　　b：左TRI
図7 右TRIと左TRI

⚠ **ここに注意**
穿刺のスタイルは施設，術者によって異なります。成功率の高い自分のスタイルを見つけましょう。穿刺がうまくいかない場合のずれは同じ方向のことが多く，術者による癖があるようです。

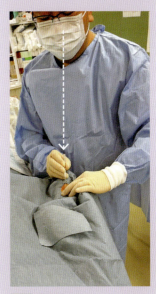

図8 穿刺のコツ

Ⅱ アプローチ部位の選択　橈骨動脈アプローチの利点と欠点

TRIにおけるガイディングカテーテルの選択と操作

左冠動脈

- 左冠動脈に用いるガイディングカテーテルの基本はJadkins Left（JL）ですが，十分なバックアップを取れないことがあります．特に右TRIでは先端が左主幹部の天井を向き同軸とならないため，十分なバックアップが取れません（図9a）．左TRIではTFIと近い形になるので，左TRIを第一選択とする施設もあります（図9b,c）．Ikari L（IL）はJLタイプですが，十分なバックアップを得ることができるようにデザインされており，しばしば有用です．
- TRIで頻用されているのは，エクストラ・バックアップ形状です（EBU, BL, XB, VODA, SPBなどメーカーによって名称，形状が若干異なります）．左冠動脈に対して強いバックアップを得ることができます．

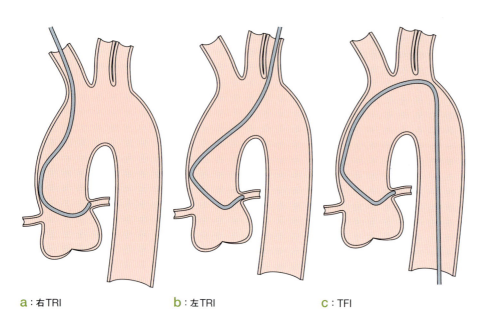

a：右TRI　　b：左TRI　　c：TFI

図9 JLタイプ

> **ここがポイント　EBUカテーテルの挿入**
>
> - EBUタイプのガイディングカテーテルの扱いには若干の慣れが必要です。左冠動脈入口部近くまで誘導した後（図10a），反時計方向に回転を加えて（図10b）挿入します。挿入できたら（図10c）少しもどす（図10d）のがコツです。
> - 左前下行枝遠位部の狭窄に対してPCIを施行しました（図10e,f）。6FrのEBU4.0を挿入しました。EBU4.0が左主幹部と同軸に挿入され，対側の大動脈壁に接して良好なバックアップが取れていることが確認できます（図10g）。

> **ここに注意**
>
> できるだけ大きなサイズを選択（3.5より4.0）した方が強いバックアップを得ることができますが，挿入しにくいことがあります。また，深く挿入されるので近位部に病変がある場合には注意が必要です。

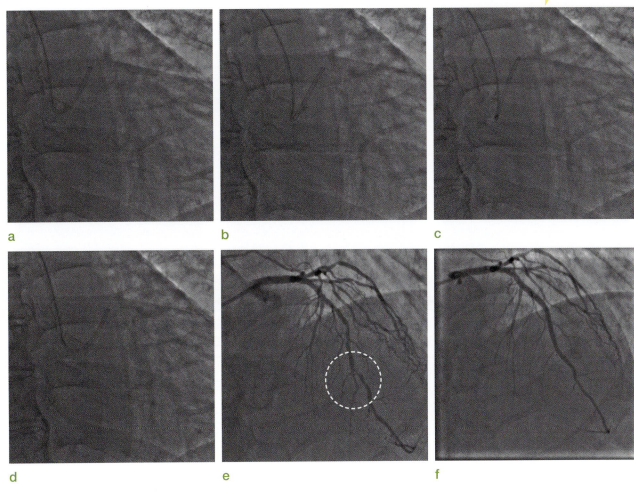

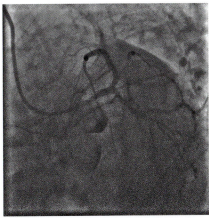

a：左冠動脈入口部に近づける
b：反時計方向に回転を加える
c：入口部に挿入される
d：先端が挿入されたら，時計方向回転にもどしてねじりをとる
e：左前下行枝遠位部に狭窄を認める
f：ステント留置後の最終造影
g：spider viewでは，EBU4.0が左主幹部と同軸に挿入され，対側の大動脈壁に接して良好なバックアップを取れていることが確認できる

図10 EBUカテーテル挿入の手順と造影

右冠動脈

- 右冠動脈に対しては，通常JRやALを用います。JRのバックアップは弱いので，バックアップを要する場合はALを用いることが多いです。また左冠動脈用のIL（あるいはJL）を反転させて右冠動脈に使用すると，非常に強いバックアップを得ることが可能です（図11,12）。

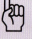

One Point Advice

6Fr以下のガイディングカテーテルでバックアップが不足した場合には，「ディープエンゲージ法」が有用なことがあります。図13,14のように，バルーンでアンカーした状態で，ガイディングカテーテルを冠動脈に深く挿入することでバックアップを強化します。最近ではガイドエクステンションを用いることが多く，「ディープエンゲージ」を行う頻度は減少しました。

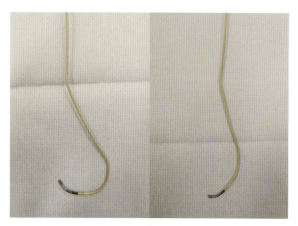

a：IL4.0　　　b：ガイドワイヤーを挿入時の形状

図11 JL／ILの反転

JL/ILを右冠動脈に挿入する場合（JL/ILの反転と言う），0.035inchのガイドワイヤーを先端付近まで挿入するとJR類似の形状となり，JRと同じように右冠動脈に挿入することができる。

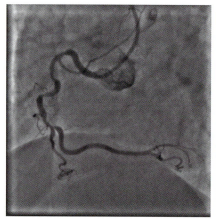 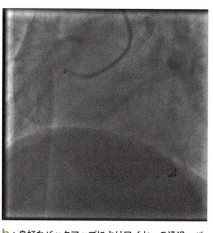 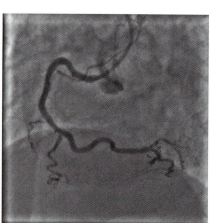

a：屈曲の強い右冠動脈病変に対してILを使用　　b：良好なバックアップによりワイヤーの通過，バルーンの通過は容易だった　　c：DES留置後の最終造影

図12 IL反転を用いた症例

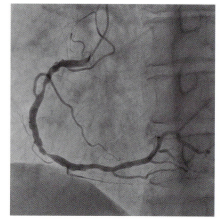

a：#1（75％），#2（90％）に狭窄　　b：バルーン拡張をしながらガイディングカテーテルをディープエンゲージ　　c：#1，#2にステントを留置後の最終造影

図13 ディープエンゲージ法を用いた症例

両病変に前拡張を行ったが，ステントを#2まで持ち込むことができなかった。#2でバルーン拡張を行いながら，ガイディングカテーテルを#1の病変を超えて深く挿入し，#2までステントを持ち込むことができた。

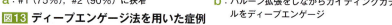

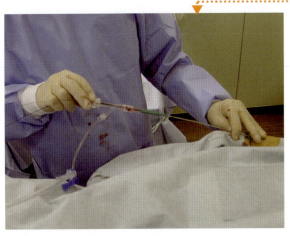
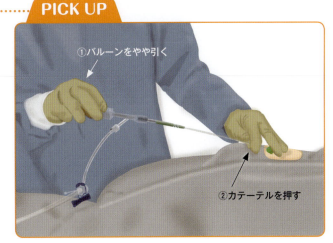

図14 ディープエンゲージの手技とコツ

ディープエンゲージを行う際には，バルーンアンカーが基本。バルーンを病変部で拡張し，右手でバルーンシャフトを若干引く気持ちでガイディングカテーテルを左手で進める。やや時計方向回転を加えるとうまくいく場合がある。

7Fr TRIの実際

- 橈骨動脈アプローチで従来の7Frシースが使用できる症例はかなり限られていました。7Fr Glidesheathを用いると6.5Frシース相当の外径で，7Frのガイディングカテーテルを挿入することができます。これにより7Fr TRIを使用できる割合が大きく増加しました。
- 図15に7Fr Glidesheathを用いて両側橈骨動脈アプローチで施行した慢性完全閉塞症例を示します。80歳代男性で高度蛇行と壁在血栓を有する腹部大動脈瘤があり，大腿動脈アプローチは回避すべきと考えられました。

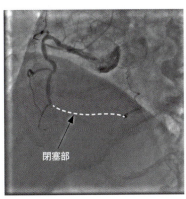

a

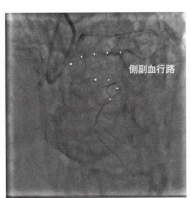

b

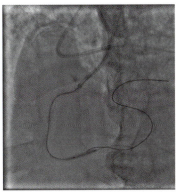

c

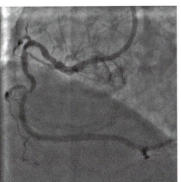

a：右冠動脈の慢性完全閉塞
b：右冠動脈に7Fr AL1.0SH，左冠動脈に7Fr EBU3.75を挿入，左回旋枝の心房枝から右冠動脈への側副血行を認める
c：順行性のワイヤー通過が不成功だったためbの側副血行から逆行性アプローチを行った。EBU形状の7Frガイディングカテーテルにより十分なバックアップが得られていることがわかる
d：最終造影

d

図15 両側7Fr TRIで施行した慢性完全閉塞

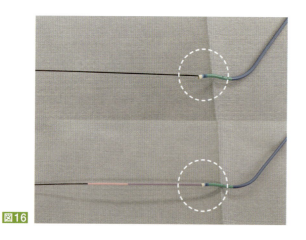

図16

> **! ここに注意**
>
> TRIで7Frガイディングカテーテルを挿入する際には，TFI以上に注意が必要です。0.035inchガイドワイヤーとガイディングカテーテルには段差があるため，途中の血管損傷や塞栓による脳梗塞などの懸念があります。図16に示すように，インナーシースを用いると段差が軽減されます。

slender PCI

- TRIの標準は6Frですが，5Frや4Frのガイディングカテーテルを用いたPCIを「slender PCI」といいます。小径のシースのため橈骨動脈へのストレスが少なく，閉塞率が低いという利点があります。特性と限界を知り症例を選べば，slender PCIは有用です。
- 「シースレスガイディングカテーテル」は，シースを用いずに直接ガイディングカテーテルを穿刺部から挿入する方法です。6Frシースレスガイディングカテーテルは，4Frシース相当の径になります（virtual 4Fr）。穿刺部は細いのですが，橈骨動脈に直接ストレスになることや操作性が悪いこと，交換時の煩雑さがあるなどの欠点があります。

ここがポイント 💡 DRA

- 遠位橈骨動脈アプローチ（distal radial approach: DRA）とは，図17に示すように遠位の橈骨動脈を穿刺します。従来の橈骨動脈穿刺では一定の橈骨動脈閉塞は避けられませんでしたが，この方法により閉塞率の低下が期待できます。径による限界はありますが，今後普及する可能性のある新しいアプローチです。

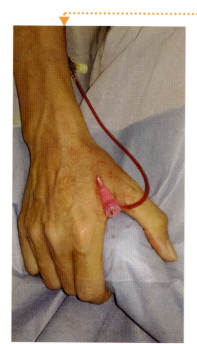
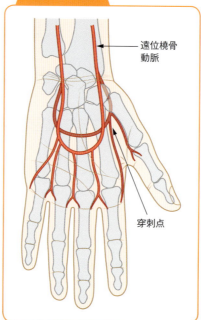

図17 DRAの穿刺点

急性心筋梗塞におけるTRIの利点

- 急性心筋梗塞においてTRIが推奨される理由は，出血性合併症が少ないことだけではありません．ショック症例における補助循環導入のためのアプローチ部位の確保という点でもTRIは大変重要です．図18は左主幹部での閉塞による心原性ショック症例です．橈骨動脈を穿刺後，7Fr Glidesheathを挿入しました．片方の大腿動脈からはIABPを挿入し，もう一方の大腿動静脈はPCPS挿入のためにスタンバイしました．

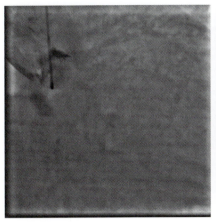
a：左主幹部閉塞

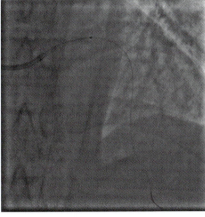
b：右TRI（7Fr Glidesheath）で7Fガイディングカテーテルを挿入し，7Frの血栓吸引カテーテルで血栓吸引を施行

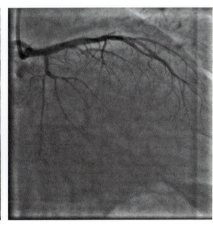
c：ステント留置後の最終造影

PICK UP

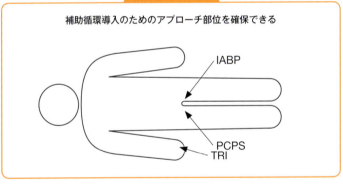
補助循環導入のためのアプローチ部位を確保できる

図18 左主幹部の閉塞による心原性ショック症例

ここに注意

ショックで橈骨動脈を触知できない場合には穿刺が困難なことがありますが，触知できれば穿刺可能なうちにシースを挿入しておくことが重要です．

ここがポイント　Radial Paradox

- いくらTRIの適応が拡大しても，橈骨動脈を利用できない場合や，IABP，PCPSなどの補助循環が必要な場合には大腿動脈穿刺が必要です．しかしながら普段から大腿動脈穿刺を行っていないと，いざ必要なときにうまく穿刺ができません．せっかくTRIで出血性合併症が減少しても，大腿動脈穿刺時の合併症発生率が増加すれば，差し引きでは変わらなくなってしまいます．これをRadial Paradoxといいます．逆説的ですが，できるだけ多くの機会を見つけて大腿動脈穿刺のトレーニングも行いましょう．

III

ガイディングカテーテルの選択

III

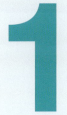

右冠動脈

野崎洋一　カレスサッポロ北光記念病院循環器科

右冠動脈の屈曲・石灰化の程度を把握し，適切なガイディングカテーテルを選択することが術者に求められます。ここでは，右冠動脈起始形態，病変性状により，選択するガイディングカテーテルの形状について解説します。

まずはこれだけ押さえよう

Point

1. 右冠動脈の派生（バルサルバ洞のどこから出ているか？）について知りましょう。
2. 右冠動脈の屈曲・蛇行や石灰化の程度を把握し，どの程度のバックアップが必要か判断しましょう。
3. 通常派生や，下方派生はJudkins Right（JR）で対応可能な場合が多いです。
4. 横位心で大動脈が寝ている症例やShepherd's crook型はバックアップが不足することが多いです。前方起始の場合，JRは特に適していません。Amplatz Left（AL）が適することが多いです。
5. ALはバックアップが増しますが，ガイディングカテーテル先端の位置をコントロールしにくいことを理解しておきましょう。
6. Judkins Left（JL）やIkari Curve Left（IL）はカテーテルの押し引きにより，JRのようにも，ALのようにも使えて便利なことが多いです。

右冠動脈に使用されるガイディングカテーテルの種類

- 一般的によく使用されるのはJRです（図1a）。
- JRではバックアップが悪いと想定される場合にAL（図1b）がよく使用されますが，カテーテル先端の位置がコントロールしにくく，特に右冠動脈近位部に病変がある場合は病変の損傷リスクを考慮しておく必要があります。
- ショートチップのほうが深く入りにくく，使いやすい場合もあります。
- JL（図1c）は，ガイドワイヤーで第2カーブを引き伸ばし，JRのような形にして右冠動脈にエンゲージさせます。深く押し込むことにより，ロングチップのカテーテルのようになり，かつ対側の大動脈壁に当たり，強力なバックアップを取ることができます。引くことで，JRのような形にもできます。エンゲージできれば便利に使えます。
- Ikari Curve Right（IR）は右橈骨動脈アプローチで使用します（図1d）。MultiPurpose（MP）（図1e）のようにロングチップのカテーテルとして使用可能です。JRよりは強いバックアップが期待できますが，ショートチップだと対側大動脈壁に当たりにくく，十分なバックアップが取れないことがあります。

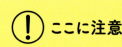

ここに注意

強くバックアップを取ろうとしてALを押しすぎた場合，右バルサルバ洞に当たりすぎて大動脈弁逆流を生じることがあります。心筋虚血の原因となることがあるため，注意が必要です。

- 一方，ロングチップのIRは右冠動脈にエンゲージしにくい場合があります。大腿動脈用としてIkari Femoral Left（IFL）という形状のカテーテルがあります。
- ILは右橈骨動脈アプローチで使用されます（図1f）。JLと同じような効果が期待でき，深くカテーテルを押し込んだとき，JLよりもさらに面で対側大動脈壁に当てることができるため，よりバックアップを取りやすいです。
- 最近は右橈骨動脈アプローチの右冠動脈用としてILを第1選択で使用する術者も増えてきています。

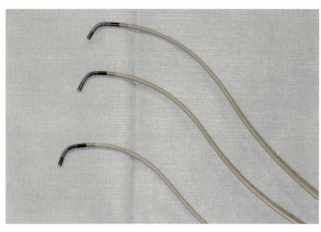

a：JR

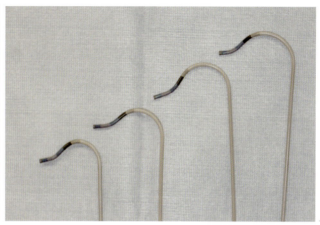

b：AL

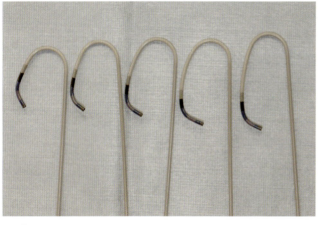

c：JL

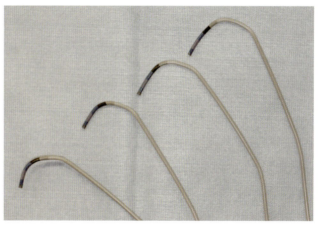

d：IR

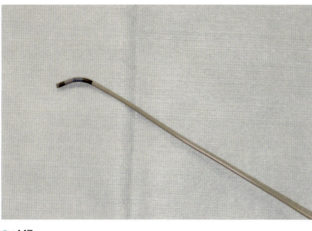

e：MP
通常の右冠動脈派生，低位派生，高位派生と幅広く対応できることが多い。

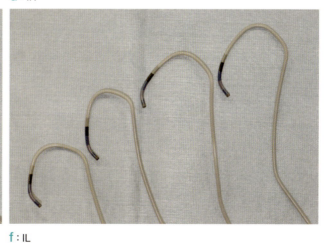

f：IL

図1 ガイディングカテーテルの種類

JRの使用

- 図2はJRを使用している様子です。図2aではガイディングカテーテルが大動脈壁の左前斜位で向かって右方向に寝ており、理想的な挿入です。
- 図2bではガイディングカテーテルが大動脈壁の左前斜位で向かって右方向に寝ています。
- 図2cは別症例の写真です。図2a,bに比べるとガイディングカテーテルが大動脈壁に対して立っており、バックアップが取りにくいポジションです。横位心で大動脈が寝ていれば寝ているほど、図2cのようになりやすく、バックアップが取りにくくなります。

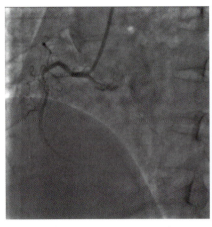 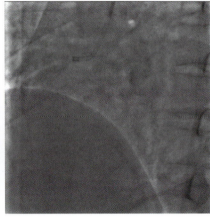 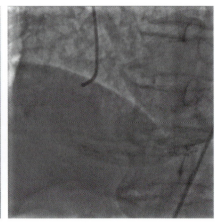

a：挿入の様子　　b：ガイディングカテーテルの理想的なポジション　　c：バックアップが取りにくいポジション

図2 JRの使用

JRのエンゲージ法

- まず、左前斜位（LAO）50°ほど角度を取り、JRを右バルサルバ洞に導入し、大動脈弁に当てます（図3①）。
- カテーテルをゆっくり引き上げながら時計方向に回転させます（図3②）。
- さらにカテーテルをゆっくり引き上げながら時計方向に回転させ、右冠動脈に固定します（図3③）。

① 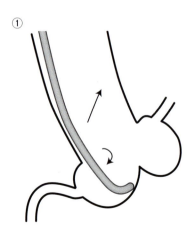　② 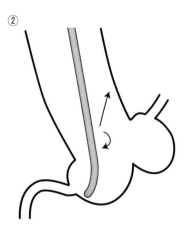　③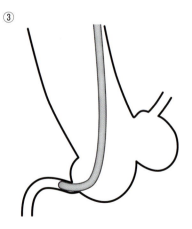

図3 JRのエンゲージ法

ALの使用

- 図4は右冠動脈が入口部から上向きに向かっており，かつ石灰化が高度なため，強いバックアップが必要と判断してALを用いた症例です。
- ＃1の肩の部分に中等度の病変があり，ショートチップのALを用いました（図4b）。

> **One Point Advice**
>
> 図3①の段階では，カテーテルは大動脈壁に向かって左側に沿っていましたが，最終的に大動脈壁に向かって右側に当たるようにカテーテルを寝かせるため，カテーテル先端の移動距離よりも手元でカテーテルを引く距離は大きくなります。
> カテーテルが右冠動脈に収まるとき，少し反時計回転方向に力を加え，時計方向に回りすぎるのを防ぎ，カテーテルの収まりをよくします。

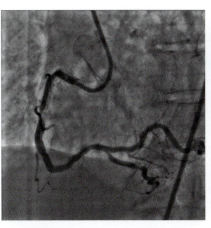
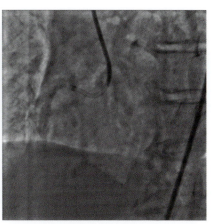

a：右冠動脈入口部が上向きで，高度石灰化を有する症例　　b：＃1の肩に中等度病変を認める

図4 ALの使用

前方起始に対するALの使用

- 前方起始の症例は，JRでバックアップを取るのは難しく，一般的にALが使用されます（図5a）。
- 右前斜位では，右冠動脈が前方起始のため，ガイディングカテーテルは同軸になりにくいです（図5b）。

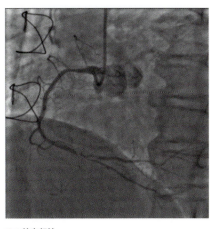
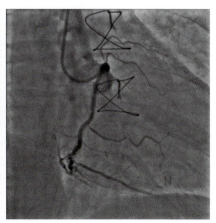

a：前方起始　　b：右前斜位

図5 前方起始にALを使用した症例

ILを右冠動脈に使用した症例（図6）

- 図6は，少しいかり肩で屈曲もある症例です．ILを用いました（図6a〜d）．
- ステントデリバリーにより強いバックアップが必要になり，大動脈壁にカテーテルを当て，同軸にしてバックアップを高めました（図6e）．
- 冠動脈のガイドワイヤーを支えにILを引くと，JRのような形状になります（図6f）．

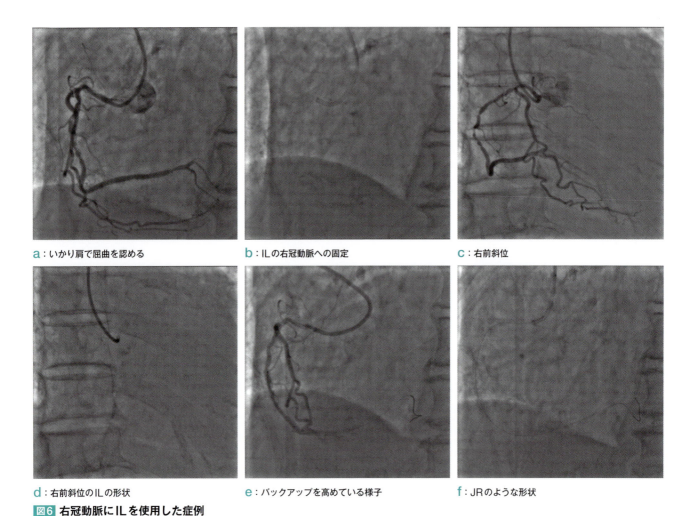

a：いかり肩で屈曲を認める　　b：ILの右冠動脈への固定　　c：右前斜位

d：右前斜位のILの形状　　e：バックアップを高めている様子　　f：JRのような形状

図6 右冠動脈にILを使用した症例

JLまたはILの右冠動脈へのエンゲージ法

- JLまたはILに0.035inchワイヤーのtailから挿入し，第2カーブを引き延ばすと，JRのような形状になります．JRのエンゲージ法と同じく，図7①〜④の手順で，カテーテル先端を右冠動脈口までもっていきます．

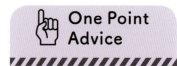

One Point Advice

カテーテル先端が右冠動脈口にきたら，0.035inchガイドワイヤーのtailを引きながら，カテーテルを押し込むようにすると，本来もっているJLまたはILの第2カーブが生きて，右冠動脈口に安定して固定できるようになります（図7④）．

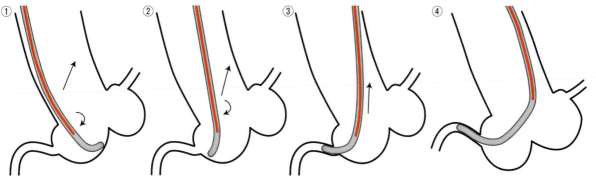

図7 JLまたはILの右冠動脈へのエンゲージ法
赤い部分は0.035inchガイドワイヤーのtail。

IFLを右冠動脈に使用した症例（図8）

- Shepherd's crook型で，石灰化，蛇行が強く，大腿動脈からIFLを用いました（図8a）。
- バックアップがよく，カテーテルの挿入が可能でした（図8b）。
- 0.035inchガイドワイヤーをtailから入れ，IFLをJRのように扱い，右冠動脈口に誘導しました（図8c）。
- 0.035inchガイドワイヤーを少し引き抜きながらカテーテルを押し込むと，Shepherd's crook型の右冠動脈の形状に沿ってガイディングカテーテルが深く入り込みます。冠動脈のワイヤーを支えにしますが，ALと違いカテーテルの先端の位置はコントロールしやすいです（図8d）。

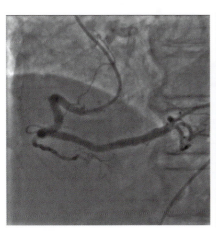
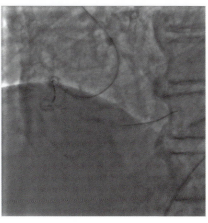

a：Shepherd's crook型で，石灰化，強い蛇行を認める　　b：カテーテル挿入

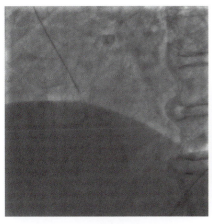
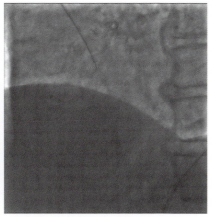

c：IFLカテーテルの右冠動脈へのエンゲージ　　d：ガイディングカテーテルを深く挿入

図8 右冠動脈にIFLを使用した症例

右冠動脈左バルサルバ洞起始の症例（図9）

- ILをエンゲージさせましたが，このままでは，同軸性が悪くバックアップは十分取れませんでした (図9a)。
- そこで，冠動脈内に挿入したワイヤーやカテーテルを軸にしてILを同軸になるように向けました (図9b)。このとき，JLがよい場合もあります。
- 図9c,dに治療後の左前斜位と右前斜位を示します。

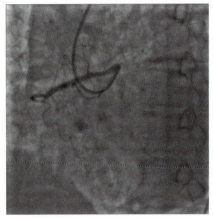

a：ILをエンゲージ

b：冠動脈内のワイヤー・カテーテルとILを同軸にする

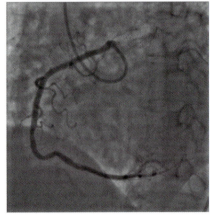
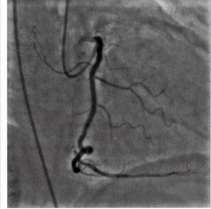

c：治療後の左前斜位

d：治療後の右前斜位

図9 右冠動脈左バルサルバ洞起始の症例

右冠動脈の派生

- 図10aは通常の派生です。用いるのはJRでよいです。
- 図10bの症例では，やや横位心のため，左前斜位で大動脈が寝て出ています。JRではバックアップを取りにくいです。
- 図10cは高位前方起始の症例です。JRはふさわしくないので，ALやMPが必要です。
- 図10dは右冠動脈左バルサルバ洞起始の症例です。ガイディングカテーテルのエンゲージは難しいです。

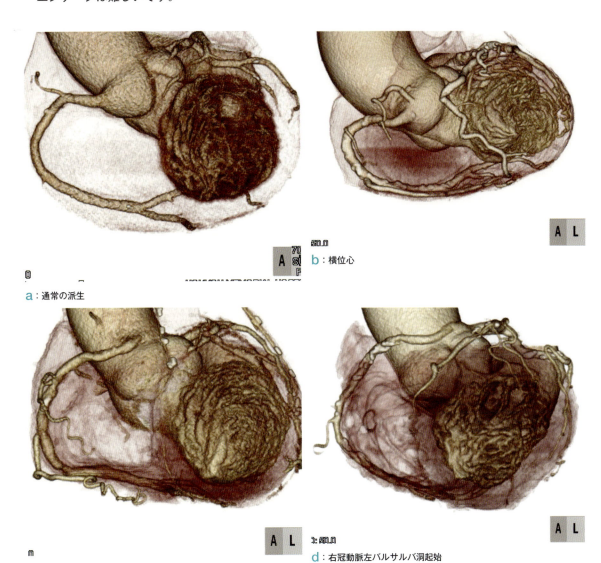

a：通常の派生
b：横位心
c：高位前方起始
d：右冠動脈左バルサルバ洞起始

図10 右冠動脈の派生

右冠動脈左バルサルバ洞起始でJLを使用した症例（図11）

- JLを押しつけていきます（図11a）。
- JLをさらに押しつけ，左バルサルバ洞から出ている右冠動脈口に近づけます（図11b）。カテーテルがエンゲージできます（図11c）。
- さらにカテーテルを押しつけ，JLの位置を安定させます（図11d）。
- RVブランチにバルーンでアンカーをかけ，JLを右冠動脈に深く挿入して冠動脈と同軸性をとり，さらにガイディングカテーテルを対側大動脈壁に押し当てることにより，一層バックアップ力を高めることができます（図11e）。
- バックアップ良好となり，良好な結果を得ました（図11f,g）。

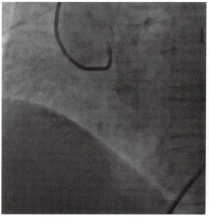

a：JLを押しつける

b：JLをさらに押しつけ，左バルサルバ洞から出ている右冠動脈口に近づける

c：カテーテルをエンゲージ（造影）

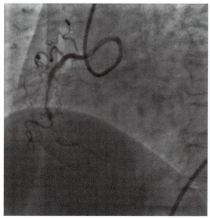

d：JLの位置を安定させる。

e：バルーンでアンカーをかけ（→），JLを右冠動脈深く挿入し，冠動脈と同軸性をとり（→），ガイディングカテーテルを対側大動脈壁に押し当て（→）さらにバックアップ力を高める

f：バックアップ良好

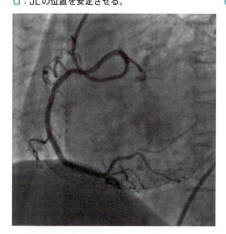

g：治療後

図11 右冠動脈左バルサルバ洞起始でJLを使用した症例

右冠動脈近位部の慢性完全閉塞（CTO）病変の症例（図12）

- LAO view（図12a右）ではまっすぐな血管走行に見えますが，RAO cranial view（図12a左）では右冠動脈は一旦前方に向かい，すぐに屈曲してやや後方に向かっています。こうした曲がりを認識しないとこのような閉塞病変を通すのは困難です。
- この症例のように右冠動脈近位部の閉塞病変でワイヤーコントロールして通過させるためには，右冠動脈の血管走行に対し，できるだけ同軸性を保つことが重要です（図12b）。こういった状況では一般的にはJRが好ましいです。ALではバックアップ力が増しますが，往々にして同軸性が失われます。
- 右冠動脈に対してJRが同軸になっているため，ワイヤーのコントロール性が保たれ，曲がりにも追従しやすくなります（図12c）。
- ワイヤー通過に成功し，ステント留置しました（図12d）。

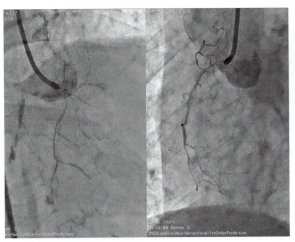
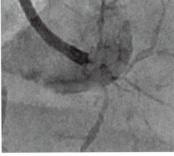
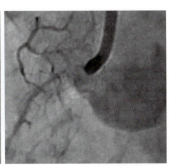

b：右冠動脈に対してJRが同軸

a：RCAの近位部（#1）のCTO病変
　右：LAO view　左：RAO cranial view

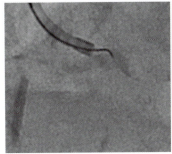
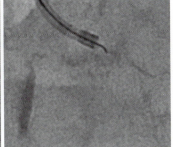
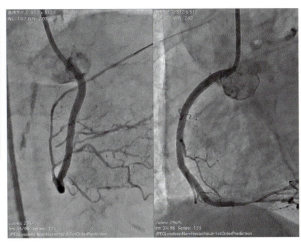

c：ワイヤーのコントロール性が保たれる

d：ワイヤー通過に成功し，ステント留置

図12 右冠動脈近位部のCTO病変の症例

2 左冠動脈

川嶋 望　札幌整形循環器病院心臓血管内科

適切なガイディングカテーテルを選択することは，PCIを成功に導く最初のステップとなります．同じ病変であっても，ガイディングカテーテルが安定した形で挿入されなければ，手技が難しくなったり，合併症の危険性が高くなったりすることもあります．ここでは，ガイディングカテーテルを選択する際に考慮すべきポイントを紹介し，左冠動脈のPCIに使用される代表的なガイディングカテーテルの形状とそれぞれの特徴，病変部位別の推奨するガイディングカテーテルについて解説します．

まずはこれだけ押さえよう

Point

1. 左冠動脈のPCIで選択されるガイディングカテーテルの代表的な形状には，Judkins Left (JL)，バックアップタイプ (BL)，Amplatz Left (AL)，Ikari Curve Left (IL) があります．

2. ガイディングカテーテルは，病変の部位，難易度，アプローチ部位，患者の体格，上行大動脈の径，腎機能など，さまざまな因子を考慮して選択する必要があります．

3. 治療が比較的容易であることが予想される病変の場合，挿入が容易で扱いやすい形状のガイディングカテーテルを第一選択とします．

4. 一方で，慢性完全閉塞 (CTO) 病変など，治療が困難であることが予想される場合には，安全性を損なわない範囲で最大限のバックアップが得られる形状のガイディングカテーテルを選択します．

5. ILタイプは，基本的には右上肢アプローチ用に開発された形状ですが，挿入が比較的容易で，かつバックアップも良好で，さらに右冠動脈のPCIにも使用することが可能であり，汎用性の高いガイディングカテーテルです．

ガイディングカテーテルを選択する際に考慮すべきこと

- ガイディングカテーテルは，アプローチ部位，患者の体格，上行大動脈の径，冠動脈病変の部位・形態，難易度，腎機能などさまざまな因子を考慮して選択する必要があります．

- ガイディングカテーテルは，主に①冠動脈への挿入が容易であることと，②良好なバックアップが得られることを基準に選択しますが，これらが両立しないこともしばしばあります．一般的に，比較的治療が容易な単純病変や入口部病変においては"①冠動脈への挿入が容易であること"を優先して選択し，CTO病変など治療が難しいことが予想される複雑病変においては"②良好なバックアップが得られること"を優先して選択します．

- 大腿動脈および左上肢（左橈骨動脈，左上腕動脈）からアプローチする場合と，右上肢（右橈骨動脈，右上腕動脈）からアプローチする場合とでも，選択するガイディングカテーテルの形状およびサイズが変わってきます．同じ形状であれ

ば，右上肢アプローチの場合，大腿動脈あるいは左上肢アプローチの場合と比較して，ハーフサイズ小さなものでフィットすることが多いです。
- 冠動脈の入口部付近に狭窄があってカテーテルがウェッジすることが予想される場合や，同軸性が保たれずにカテーテルの先端が血管壁に当たってしまうことが予想される場合には，サイドホールが付いたもののほうが安全です。一方で，入口部付近に狭窄や屈曲がなく，かつ腎機能が低下していて，造影剤の使用量を節約したい場合には，サイドホールのないもののほうが適しています。
- 大腿動脈アプローチの場合は6〜8Fr，橈骨動脈アプローチの場合，5〜6Frのガイディングカテーテルが選択される場合が多いですが，いずれのアプローチにおいても，現在，最もよく使用されているのは6Frのガイディングカテーテルです。

左冠動脈に使用されるガイディングカテーテルの種類

- 通常，左冠動脈に対するPCIで選択されるガイディングカテーテルには，Judkins Left（JL），バックアップタイプ（BL），Amplatz Left（AL），Ikari Curve Left（IL），その他の特殊形状カテーテルがあります（図1）。以下にそれぞれの形状の特徴について解説します。

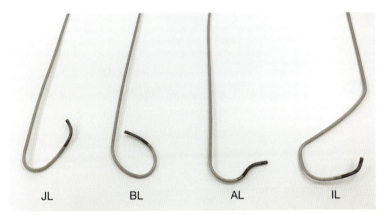

図1 左冠動脈用ガイディングカテーテルの種類と形状

JLタイプの特徴

- JLタイプのガイディングカテーテル（図2）は，左冠動脈への挿入が容易である，挿入する深さの調節が容易である，左主幹部や前下行枝の近位部病変に対して同軸性を保ちやすいなどの利点があります。一方で，強いバックアップを得ることは難しく，CTO病変や，デバイスの持ち込みが困難であることが予想される高度屈曲病変には不向きであると考えられます。
- JLタイプのガイディングカテーテルには標準的なタイプのものと，先端のチップが短いショートチップタイプのもの（Judkins Left short tipあるいはSL）があります（図3）。ショートチップタイプのものは，少し深く押し込むと先端が左前下行枝入口部の方を向きやすいという特徴があります。そのため，CTO病変の中でも，左前下行枝入口部の閉塞病変に対しては，同軸性を保ちながらCTO用のガイドワイヤーを病変に突き立てる必要があるため，JLショートチップタイプのガイディングカテーテルが有用な場合がしばしばあります（図4①）。

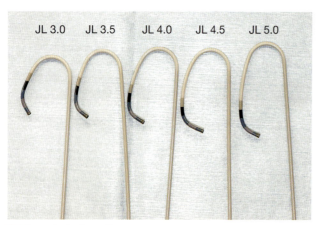

図2 JLタイプの形状　　　　　図3 JLショートチップタイプ（SL）の形状

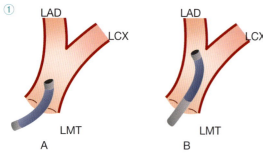

①：JLショートチップタイプの場合
Aのようにガイディングカテーテルを浅くかけた状態だと先端はLMTに対して同軸となるが、Bのように深く押し込むと先端がLAD入口部の方を向く。そのため、LAD入口部のCTOなど、同軸性を保ちながらガイドワイヤーを操作する必要があるときに有用である。

②：バックアップタイプの場合
強いバックアップを得ようとしてBのようにガイディングカテーテルを深く押し込むと、先端はLCXの方を向きやすく、LADに対して同軸製を保つのは困難な場合が多い。

図4 左冠動脈に対するJLショートチップタイプとバックアップタイプの挙動〔LAO caudal（spider）viewのイメージ〕

バックアップタイプの特徴

- バックアップタイプのガイディングカテーテル（図5）は、メーカーによってその名称が異なっているため注意が必要です（表1）。バックアップタイプのガイディングカテーテルは、JLタイプと比較すると左冠動脈に挿入するのはいくらか難しいことが多いのですが、いったん挿入されるとその名前の通り、強力なバックアップを発揮します。そのため、CTOや高度石灰化病変、高度屈曲病変など、複雑病変に対するPCIの際に好んで選択されます。
- ただし、挿入する深さを調節することはJLタイプと比較すると難しく、また先端がやや回旋枝の方を向くことが多いため、左前下行枝の入口部病変に対しては、同軸性を保てない場合があります（図4②）。

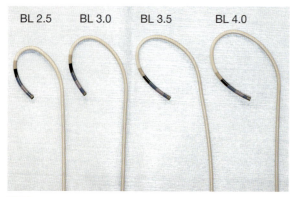

図5 バックアップタイプ（BL）の形状

メーカー	名称	略称
テルモ社	Back Up Left	BL
メドトロニック社	Extra Back Up	EBU
ボストン・サイエンティフィック社	CLS	CLS
	Voda Left	VL
ニプロ社	Special Support	SS
朝日インテック社	Super Power Backup	SPB

表1 バックアップタイプガイディングカテーテルの各メーカーにおける名称

ALタイプの特徴

- ALタイプのガイディングカテーテル(図6)は，JLタイプ，バックアップタイプ以上に冠動脈に挿入するのが難しく，深さの調節も難しいため，近年では第一選択となることは少ないと考えられます。ただし，左冠動脈起始異常の場合には，ALタイプしか挿入できない場合もあります。また，ALタイプのガイディングカテーテルは，右冠動脈にも多くの場合は挿入することが可能であるため，左右の冠動脈を一本のガイディングカテーテルで治療する場合にも有用です。
- 比較的扱いにくいのですが，高い汎用性ALタイプの特徴と考えられます。ALタイプも，バックアップタイプと同様に，先端は回旋枝の方を向くことが多く，回旋枝に対するPCIの場合，時にはバックアップタイプ以上に強力な支持力が得られる場合もあります。

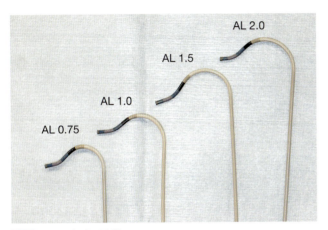

図6 ALタイプの形状

ILタイプの特徴

- ILタイプのガイディングカテーテル(図7)は，基本的には右橈骨動脈アプローチ用に作られた形状です。右橈骨動脈アプローチの場合，冠動脈への挿入も比較的容易で，挿入の深さの調節も容易であり，かつ大動脈の対側の壁に接しつつ深く挿入することによって，強力なバックアップを得ることができます。また，右冠動脈にも多くの場合挿入することが可能であり，さらに右冠動脈に対するバックアップにも優れているという非常に優秀な形状のガイディングカテーテルといえるでしょう。

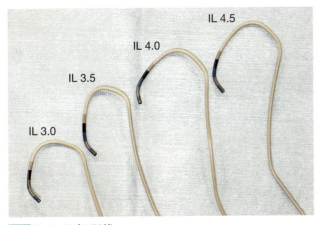

図7 ILタイプの形状

病変部位別の実際のガイディングカテーテルの選択

- 表2に，筆者の考える，病変部位別のガイディングカテーテルの選択を示します。95％以上の症例は，この選択でうまく行くと考えています。左冠動脈起始異常の場合は，冠動脈造影の検査の際に使用して成功したものと同じ形状のものが第一選択となりますが，先に述べたようにALタイプのものでうまく行く場合が多いです。

右上肢アプローチ	LM, LAD	第一選択	IL 3.5/4.0
		その他の候補	JL 3.5/4.0, SL 3.5/4.0 バックアップタイプ 3.5/4.0
	LCX	第一選択	IL 3.5/4.0 バックアップタイプ 3.5/4.0
		その他の候補	JL 3.5/4.0
大腿動脈アプローチ 左上肢アプローチ	LM, LAD	第一選択	JL 3.5/4.0, SL 3.5/4.0
		その他の候補	バックアップタイプ 3.5/4.0
	LCX	第一選択	バックアップタイプ 3.5/4.0
		その他の候補	JL 3.5/4.0, AL 1.0/1.5

表2 アプローチ部位と病変部位によるガイディングカテーテルの選択（左冠動脈）

JLタイプ，バックアップタイプ，ALタイプが適した各症例

- 以下に，JLタイプ，バックアップタイプ，ALタイプのガイディングカテーテルが有効であった症例を呈示します。
- 図8は70歳代の女性で，左前下行の入口部のCTO病変です（図8a）。ガイディングカテーテルは，JL 4.0ショートチップタイプを選択しました。
- JLショートチップタイプのガイディングカテーテルを深く挿入したところ，LAD入口部に対して同軸性が維持され（図8b），ガイドワイヤーの通過に成功し，LAD入口部からステントを留置しました。

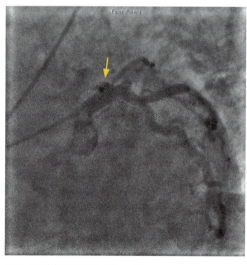 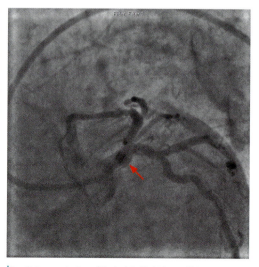

a：LAD近位部のCTO病変（→）

b：JLショートチップタイプのガイディングカテーテルがLAD入口部に対して同軸性を保ったまま深く挿入され（→），ガイドワイヤーの通過に成功．LAD入口部からステントを留置した

図8 左前下行枝近位部のCTO病変に対してJLショートチップタイプのガイディングカテーテルが有効であった症例

- 図9は50歳代の男性で，左回旋枝midのCTO病変です（図9a）。本症例では，左主幹部から左回旋枝の角度がやや鋭角で，JLタイプのガイディングカテーテルではバックアップが不足し，ガイドワイヤーを通過させることが困難でした。
- ガイディングカテーテルをバックアップタイプに変更したところ，良好なバックアップが得られてガイドワイヤーが通過し，ステントを留置して血行再建に成功しました（図9b）。

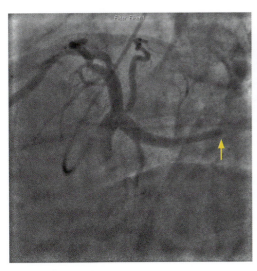

a：LCXのCTO病変（→）

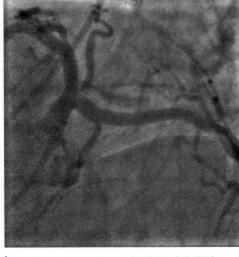

b：本症例では，左主幹部から左回旋枝の角度が鋭角で，JLタイプのガイディングカテーテルではバックアップが不足し，ガイドワイヤーを通過させることが困難であった。ガイディングカテーテルをバックアップタイプに変更したところ，良好なバックアップが得られてガイドワイヤーの通過に成功。ステントを留置して血行再建に成功した

図9 左回旋枝のCTO病変に対してバックアップタイプのガイディングカテーテルが有効であった症例

- 図10は50歳代の男性で，左回旋枝遠位部のCTO病変です（図10a）。
- 本症例では，大動脈弁輪部の拡大を伴っていたことからAL 2.0のガイディングカテーテルを選択しました。
- さらにエクステンションカテーテルを用いてバックアップを強化し，ガイドワイヤーの通過に成功。ステントを留置して血行再建に成功しました（図10b）。

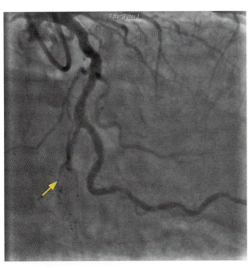

a：LCX遠位部のCTO病変（→）

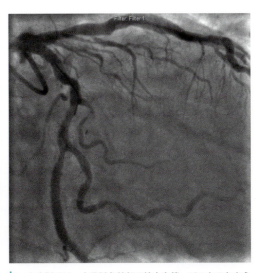

b：本症例では，大動脈弁輪部の拡大を伴っていたことからAL 2.0のガイディングカテーテルを選択。さらにエクステンションカテーテルを用いてバックアップを強化し，ガイドワイヤーの通過に成功。ステントを留置して血行再建に成功した

図10 左回旋枝遠位部のCTO病変に対してALタイプのガイディングカテーテルが有効であった症例

IV

ガイドワイヤーの構造と選択，シェイピングのコツ

小川崇之　東京慈恵会医科大学循環器内科

1 ガイドワイヤーの構造と選択，シェイピングのコツ

PCIにおいてガイドワイヤーの選択は大変重要です。ここでは，ガイドワイヤーの分類，またそれぞれの病変に適したワイヤー選択，シェイピング方法について解説します。

まずはこれだけ押さえよう

Point

1 Frontlineガイドワイヤーには先端が柔らかく，操作性のよいコイルタイプのガイドワイヤーが選ばれます。

2 プラスチックタイプは滑り性に優れるので高度な屈曲・石灰化病変などに適しています。

3 親水性コーティングが施されたガイドワイヤーは冠動脈末梢での穿孔の危険性があります。

4 デバイスのデリバリーが困難な際は，サポート力の強い（腰の強い）サポートワイヤーが有用です。

5 ガイドワイヤーのシェイピングには基本2つの方法があり，血管径・分岐角度などを考慮してカーブを作成します。

ガイドワイヤーの分類

- 基本的なガイドワイヤーの分類として，構造によりコイルタイプかプラスチックタイプに分けられます。
- コイルタイプは構造上，one piece type〔先端までステンレスコアを使用している：朝日ガイドワイヤーシリーズ（朝日インテック社製）〕とtwo piece type〔ニッケルチタン合金とステンレスを接合している：Runthrough® NS（テルモ社製），HI-TORQUE BALANCE MIDDLEWEIGHT（アボットバスキュラージャパン社製）〕に分かれ，先端部分はコーティングが施され疎水性と親水性コーティング，もしくはコーティングされていない（ノンコーティング）タイプに分けられます。
- プラスチックタイプはプラスチックのポリマージャケットで覆われ，先端は親水性コーティングが施されています（図1～3に汎用されるガイドワイヤーの構造を図示します）。

コイルタイプ

- Frontlineガイドワイヤーには先端が柔らかく〔フロッピー（ソフト）タイプ〕，先端の感覚が手元に伝わりやすい，操作性のよいコイルタイプのガイドワイヤーが選ばれます。
- 筆者は好んで主にASAHI SION blue（朝日インテック社製），Runthrough NS Ultra Floppy，NS Floppy（テルモ社製）などを使用しています。

プラスチックタイプ

- 親水性コーティングされたプラスチックタイプのガイドワイヤーは滑り性に優れるので高度屈曲病変・石灰化病変など摩擦抵抗の強い病変に適しています〔Fielder, Fielder FC（朝日インテック社製），ASAHI SION black（朝日インテック社製），HI-TORQUE WHISPER®LS/MS（アボットバスキュラージャパン社製）など〕。

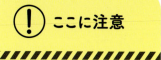

ここに注意

屈曲病変などにおいては，ガイドワイヤーサポートにより血管を伸展させるためアコーディオン現象が生じ，虚血の原因になることもあるので注意を要します。

サポートワイヤー

- 高度な屈曲や石灰化によるステント留置困難例など，デバイスのデリバリーが容易でない場合，デバイスの挿入を助ける目的でサポート力の強い（腰の強い）サポートワイヤー〔Grand Slam（朝日インテック社製）など〕が有用です。
- 筆者の経験でも複雑病変のPCIにおいて，Grand Slamを使用したbuddy wireが有効なことが多々あります。しかし，血管壁との摩擦が増加するため，サポート性は向上するもののトルク伝達能は低下するので，その操作性は良好とはいえません。このため，高度石灰化・屈曲・経皮的古典的バルーン血管形成術（percutaneous old ballon angioplasty：POBA）後の解離が存在するときなどはCrusade®（カネカメディックス社製），SASUKE（朝日インテック社製）などのダブルルーメンカテーテルなどを使用するとよいでしょう。

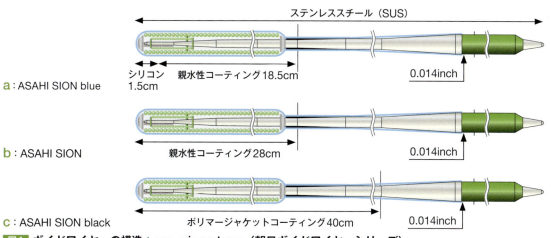

a：ASAHI SION blue
b：ASAHI SION
c：ASAHI SION black

図1 ガイドワイヤーの構造：one piece type（朝日ガイドワイヤーシリーズ）

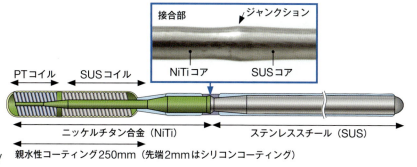

a：Runthrough®NS Floppy

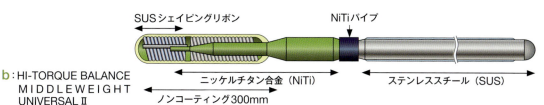

b：HI-TORQUE BALANCE MIDDLEWEIGHT UNIVERSAL II

図2 ガイドワイヤーの構造：two piece type

 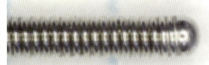 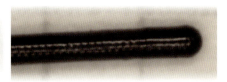

a：親水性コーティング　　b：シリコンコーティング　　c：ポリマージャケットコーティング

図3 コイルワイヤーとプラスチックワイヤーの先端比較

各種ガイドワイヤーの先端荷重・サポート値

- 図4にFrontlineガイドワイヤーを中心とした各種ガイドワイヤーの先端荷重・サポート値分布を示します。

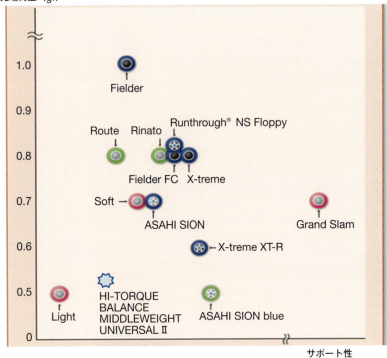

図4 Frontlineガイドワイヤーの先端荷重・サポート値分布

- 先端荷重の強さ（硬さ）によりフロッピー（ソフト）タイプ，中間型タイプ，スティフタイプに分けられます。
- フロッピー（ソフト）タイプの先端荷重は1g以下です。中間型タイプは2〜3g程度，スティフタイプは3〜12g程度と強度は増加し，主に慢性完全閉塞（chronic total occlusion：CTO）病変に使用され，トルク性能に優れたMiracleシリーズ（朝日インテック社製），HI-TORQUE PROGRESS®シリーズ（アボットバスキュラージャパン社製），先端がテーパーされ穿通力の高いConquestシリーズなど（朝日インテック社製）が一般的です。
- CTO病変は入口部が硬いことが多いため先端荷重の強いガイドワイヤーが主流となりますが，マイクロチャネルを有するようなCTO病変の場合もあり，先端荷重の低いテーパー型ガイドワイヤーであるX-tremeシリーズ（朝日インテック社製）などが第1選択として汎用されています。この場合，CTO病変であっても容易にガイドワイヤー通過が可能となる症例も少なくありません。

- また最近では，トルク伝達性能がきわめて優れたASAHI Gaia（朝日インテック社製）が中心的な位置づけになりつつあり，その操作法は従来のものと異なります。
- 親水性コーティングが施されたガイドワイヤー（特にプラスチックジャケットなど）は冠動脈末梢でも容易に選択可能であるため，わずかな力でも冠動脈穿孔の危険性があります。

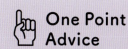

> **One Point Advice**
>
> 筆者は高度屈曲・石灰化病変などを除き，親水性コーティングが施されたガイドワイヤー（特にプラスチックジャケットなど）は，Frontlineガイドワイヤーとして使用することは少ないです。また使用の際には，先端の位置には十分注意し，病変通過や選択に成功した後は原則コイルワイヤーに変更するようにしています。

シェイピング法

- ガイドワイヤーのシェイピング法として，ガイドワイヤー先端を注射針・付属のシェイピングデバイス（図5）の側面を利用しカーブをつけるやり方（図6）とインサーターを通して，先端部をインサーターの先から出してカーブをつけるやり方があります（図7）。
- インサーターを通したほうが，より小さなカーブが作成可能であり，また先端からの距離でカーブの作成も調節できます。

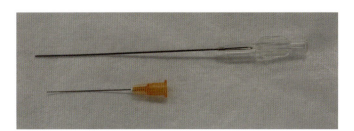

図5　シェイピングデバイス
上部：インサーター
下部：シェイピングツール

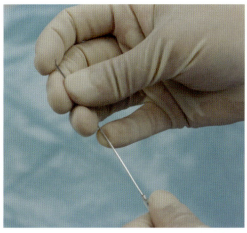

図6　インサーターに通してシェイプをつける

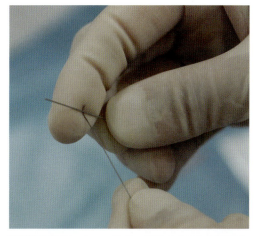

図7　穿刺針・シェイピングデバイスなどを用いてシェイプをつける

- ガイドワイヤーが病変に到達するまでに血管径はときに大きく変化し，さらに血管走行は分岐角度，屈曲の具合にも影響されるため，これらを考慮した形状をつけなくてはなりません（図8〜10）。
- 右冠動脈は末梢＃4での分岐がありますが，これに比べて左冠動脈では，まず初めに血管径の大きな左主幹部があり，前下行枝と回旋枝に分かれ，その後も中隔枝・対角枝あるいはOM・PLなど比較的大きな分枝も存在するため，シェイピングの大きさや角度などが重要となります。
- 例えば左主幹部において，カーブが緩い場合，前下行枝あるいは回旋枝の選択すらできない状況もありえます。
- 血管の曲がり方と径に応じて，多段階のシェイピングや先端1〜2mmに角度の強い曲がりをつけることで側枝などの選択が容易となりますが，血管径を考慮してダブルベンドカーブにする場合もあります（図11,12）。

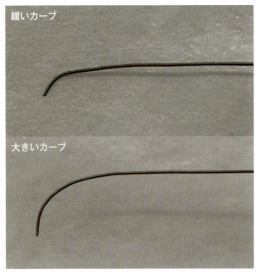

図8 血管径・分岐角度に応じてカーブを作成する必要がある

カーブが緩いため血管径が大きいと選択が困難なことがある。

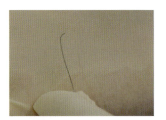

図9 緩いカーブ

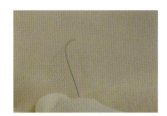

図10 大きめなカーブ

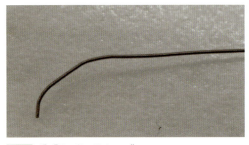

図11 ダブルベンドカーブ

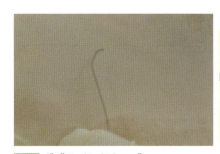

図12 ダブルベンドカーブ

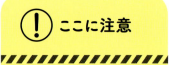

ここに注意

ダブルベンドカーブにする場合，トルク伝達が悪化する可能性もあり注意を要します。

- Frontlineガイドワイヤーとしては，形状記憶のよいものが好まれますが，HI-TORQUE BALANCE MIDDLEWEIGHT UNIVERSAL Ⅱは先端部にシェイピングリボンを採用することで，より，シェイピングが容易であり，柔らかく安全性が高いといえます。
- また，先端がテーパーされたX-tremeシリーズなどはほかのガイドワイヤーに比べ，より小さなカーブを作成することが可能であり（図13），ASAHI SION blackやASAHI Gaia（図14）など，製造過程ですでにシェイピングを施したものもあります。

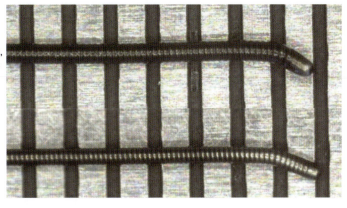
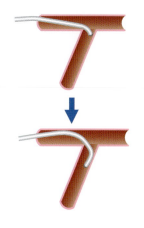

図13 X-treme先端チップ画像

先端のより小さなカーブが選択に有効な症例がある。
X-tremeよりさらに，X-treme XT-R, X-treme XT-Aは先端の小さなカーブが作成可能。

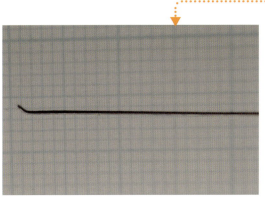
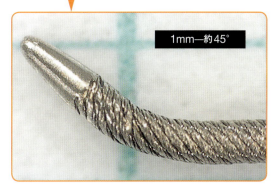

PICK UP

1mm—約45°

図14 ASAHI Gaia先端チップ画像

まとめ

- PCIにおけるガイドワイヤーの位置づけは当然ながら重要であり，ガイドワイヤーの選択あるいは病変通過ができなければ治療が始まりません。現在，多くのガイドワイヤーがそれぞれの特徴をもってわれわれ術者をサポートしており，それぞれの特徴をよく理解し，病変に合わせた適切な使用が複雑病変をはじめとする今日のPCIをより安全に正確に成功へと導くものと考えます。

V

バルーンカテーテルの構造と病変に適した選択法

1 バルーンカテーテルの構造と病変に適した選択法

横山 健　順天堂大学医学部附属浦安病院循環器内科

バルーンカテーテルの手技はPCIの基本です。
ここでは，さまざまなバルーンの特徴，病変による使い分けについて概説します。

まずはこれだけ押さえよう

Point

1. ステント時代においてもバルーン手技はPCIの基本です。
2. シャフトの構造やバルーンの特徴にて種々のタイプに分かれます。
3. 病変により使い分けることで成功率を上げ，合併症を減らしましょう。

バルーンの構造と種類

over the wire（OTW）バルーン

- バルーンシャフト全体にガイドワイヤールーメンとバルーンルーメンをもち，ワイヤーの交換が可能です。
- 現在ではワイヤー操作性や追従性に優れる細径のマイクロカテーテルが多く開発され，使用頻度は減少しています（図1a）。

モノレールバルーン（rapid exchangeまたはsingle-operator exchange型）

- 現在，最も多く使用されています。
- ワイヤールーメンは先端から20〜30cmの間のみでワイヤーのみの交換はできませんが，バルーンの交換は容易です。
- 病変通過性に優れています（図1b）。

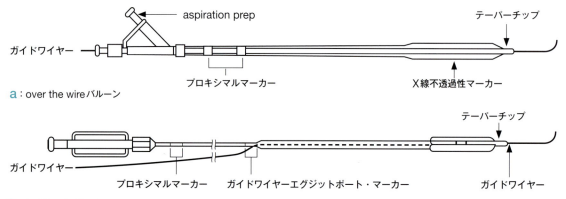

a：over the wireバルーン

b：モノレールバルーン

図1 over the wireバルーンとモノレールバルーンの構造

スコアリングバルーン

- ナイチノール製のワイヤー（インテグラルワイヤー）がバルーンに沿っていて，拡張時に病変に切れ込みが入ります．
- 拡張時にバルーンがスリップすることが少なく，前拡張として線維性プラークや石灰化病変に切れ込みが入ることでステント拡張が良好となります（図2）．

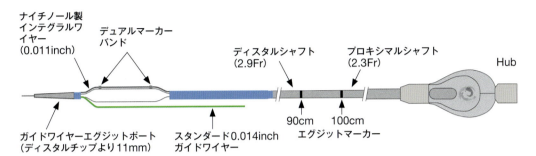

a：スコアリングバルーンの構造

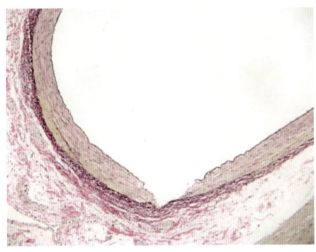

b：ナイチノールワイヤーによるプラークの切れ込み
（オーバスネイチメディカル社より提供）

図2 スコアリングバルーン（ScoreFlex®，オーバスネイチメディカル社製）

ここがポイント

- 通過性が向上しているため，現在はモノレールバルーンが主流です．

バルーンの通過性，耐圧性と種類

- 以前は，通過性は良好でも加圧によるバルーン径が大きく変化するPE（ポリエチレン）を素材にするコンプライアントバルーン（拡張圧によって，拡張径が調節可能）と，高耐圧性であっても，素材が厚く硬く，病変通過性に劣っていたPET（ポリエチレンテフレート）を素材にするノンコンプライアントバルーンが使用されていました。
- 現在はその両者の中間のコンプライアンスをもつ，ポリウレタン系の素材によるセミコンプライアントバルーンが主流です。そのなかで最大拡張圧において標準径の最大10%拡大するコンプライアントバルーンと，20気圧以上の加圧に耐えられるローコンプライアントバルーンに分けられます。
- 図3はボストン・サイエンティフィック社製の2.5mmのコンプライアントバルーン（Emerge™），ローコンプライアントバルーン（NC EMERGE™）のコンプライアンスを比較しているコンプライアンスチャートです。推奨拡張圧（nominal pressure）はEmerge™で6気圧ですがNC EMERGE™では12気圧で，また定格破裂圧（rated burst pressure：RBP）においても0.25mm以内の拡張に抑えています。

ここがポイント

- PCIに要求されるバルーンの特徴は病変通過性と耐圧性です。
- 最新のローコンプライアントバルーンは通過性も向上していて両方兼ね備えているものもあります。

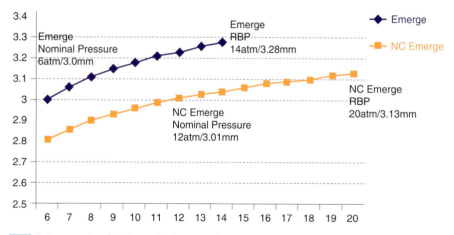

図3 2.5mmコンプライアントバルーン（Emerge™），ローコンプライアントバルーン（NC EMERGE™）のコンプライアンス比較

（ボストン・サイエンティフィック社より提供）

病変によるバルーンの選択

セミコンプライアント（コンプライアント）バルーン

- 最大の特徴は病変の通過性です。
- バルーンシャフトの近位部が硬いほど先端に伝達する力が強く，現在主流であるステンレススチールを用いたハイポチューブシャフトは強い押し込み性（pushability）が得られます。
- 先端遠位部は病変彎曲部に追従できるように先端チップを細く短く，バルーンを小径化し，親水性ポリマーをコーティングし滑りをよくするように改良されていて，よい追従性（trackability）が得られています。
- 以上より，慢性完全閉塞（CTO）病変や，屈曲の強い高度狭窄病変などにおいて第1選択となります（図4）。
- ロープロファイルであるため，小径のガイディングカテーテルでもキッシングバルーンテクニック（kissing balloon technique：KBT）が可能です。

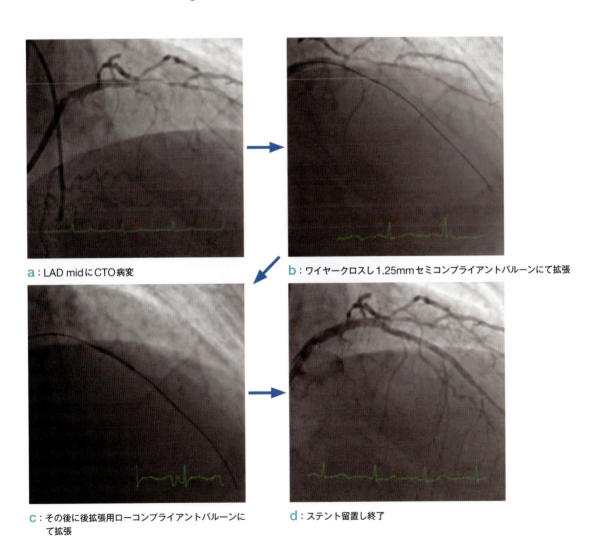

a：LAD midにCTO病変
b：ワイヤークロスし1.25mmセミコンプライアントバルーンにて拡張
c：その後に後拡張用ローコンプライアントバルーンにて拡張
d：ステント留置し終了

図4 CTO病変における第1選択

ローコンプライアントバルーン

- 耐圧性に優れ高圧拡張が可能です。
- 石灰化病変などの硬い病変ではバルーンの圧力が比較的弱い両端に逃げ，過拡張となりdog bone現象（図5）やバルーンエッジの解離などを起こします。
- ステント拡張が不十分のとき，ステント血栓症や再狭窄のリスクが増加し，これらに対しては高圧拡張が可能なローコンプライアントバルーンが第1選択となります（図6）。
- コンプライアントバルーンより厚手の素材ですが，形状，バルーン長，プロファイルなどに改良が加えられ，以前のノンコンプライアントバルーンより通過性が良好です。

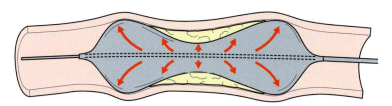

図5 dog bone現象
硬い病変などにおいてバルーン拡張圧力がバルーンエッジに逃げている。

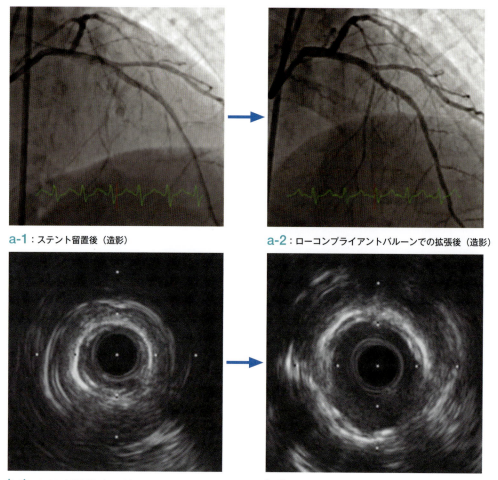

a-1：ステント留置後（造影）　　a-2：ローコンプライアントバルーンでの拡張後（造影）

b-1：ステント留置後（IVUS）　　b-2：ローコンプライアントバルーンでの拡張後（IVUS）

図6 ステント拡張が不十分な場合の第1選択
ステント留置後のIVUS（b-1）では拡張不十分であったため，ローコンプライアントバルーンの24気圧にて拡張し，良好な拡張を得た（b-2）。

スコアリングバルーン

- 高度の石灰化病変ではローコンプライアントバルーンで高圧拡張を施行しても良好な拡張を得ることが困難です．このようなとき，石灰に切れ込みを入れることで，ステント留置時に良好な拡張を得ることが可能となります．

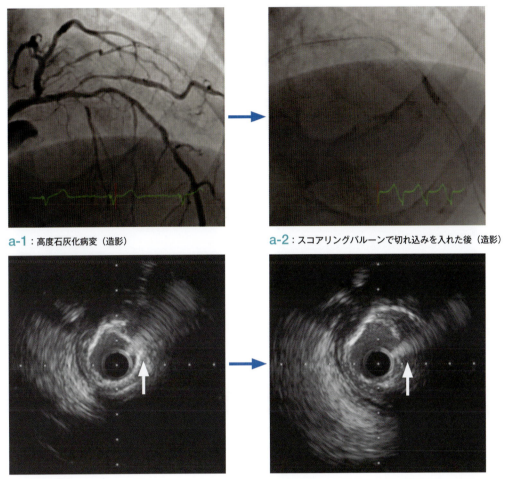

a-1：高度石灰化病変（造影）
a-2：スコアリングバルーンで切れ込みを入れた後（造影）
b-1：高度石灰化病変（IVUS）
b-2：スコアリングバルーンで切れ込みを入れた後（IVUS）

図7 高度石灰化病変にスコアリングバルーンで切れ込みを入れる
LAD遠位部に高度石灰化病変を認める．360°石灰（b-1）であり2.5mm ScoreFlex®で拡張後2〜3時方向（⇨）に切れ込みが入り（b-2），その後ステントは良好な拡張を得た．

- また，ステント再狭窄に対しても新生内膜は柔らかくてつるつるしているため，普通のバルーンを拡張すると滑って病変からズレて血管を傷つけてしまいます．スコアリングバルーンは刃が引っかかり，ISR病変を拡張するのに有効です．複雑病変に対する治療適応も広がり，使用頻度も高くなっています（図7）．
- 現在スコアリングバルーンはいくつかの種類があり，最新のもののなかから3種類を紹介します（図8）．以前より改良されていて，通過性が向上していたり，バルーンをローコンプライアントに変更して高圧拡張が可能になったりしています．

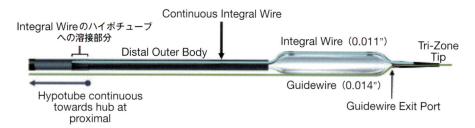

a：ScoreFlex® NC（オーバスネイチメディカル社製）
バルーンの構造

特徴：ScoreFlex®と比較しバルーンをローコンプライアントに変更（nominal 6-12atm RBP12-20atm）高圧力をかけられ後拡張にも使用可能。プロファイルを細経化し通過性を向上。

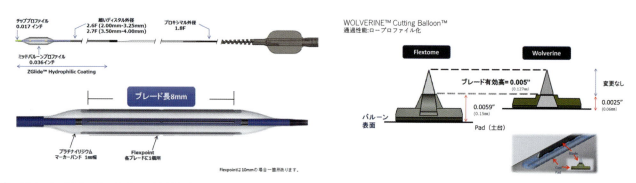

b：Wolverine™ Cutting Balloon™（ボストン・サイエンティフィック社製）
バルーンの構造

特徴：Flextome™ cutting balloonと比較しプロファイルを細径化（3.0mmまでは5Frガイドcompatible），特殊なコーティングとステンレスブレードの土台を薄くすることにより，通過性が著明に向上。スコアリング力も堅持。

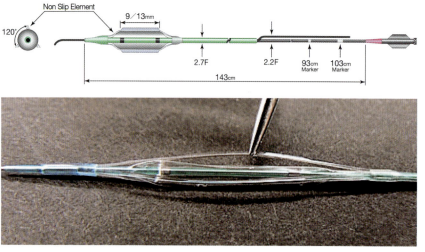

c：Lacrosse NSE ALPHA（グッドマン社製）
バルーンの構造

特徴：ナイロン製のelementが3本あり，proximalとdistalのみが接合している。Elementの作業高が高く，良好な通過性とスコアリング力が両立している。

図8 さまざまなスコアリングバルーン

ここがポイント

- スコアリングバルーンはそれぞれの特徴を理解した上で病変によって使い分けます。
- 筆者はステント留置後の後拡張に使用したい場合はScoreFlex® NC，それ以外の場合は基本的に総合力（通過性，スコアリング力）の高いWolverine™ Cutting balloon™を使用しています。

VI

ステントの構造と種類

ステントの構造と種類

田邉健吾　三井記念病院循環器内科

PCIにおいて，ステントは必要不可欠なデバイスといえます。現在主流となっているのは第2世代薬剤溶出ステント（DES）で，再狭窄や遅発性血栓症の発生といった以前のDESの弱点を補う目的で開発されたものです。ここでは，この新世代DESの構造について概説します。

Point

1. 各ステントの構造・組成を理解しましょう。
2. 各ステントのエビデンスを理解しましょう。

知っておくべき歴史と開発の方向性

- ステントは現在のPCIにおいて必要不可欠なデバイスといえます。バルーンのみによる治療の時代には，急性冠閉塞の頻度が5〜10％あり，心筋梗塞を発症したり緊急バイパス手術を行わねばならなかったりすることもしばしばで，当時の大きな問題点でした。
- さらに急性期の拡張が十分であっても，治療後6カ月くらいまでに30〜50％に再狭窄を生じるという慢性期の問題点もじきに明らかとなりました。
- このような時代背景のなか，1986年に登場したのが金属ステント（bare metal stent：BMS）です。ステントを使用することで急性期の手技成功率が格段によくなったことに加え，このステントがバルーンに比べて再狭窄を有意に抑えることが1993〜1994年に，STRESS試験やBENESTENT試験において証明されると，カテーテル治療は一気にステント時代に突入しました。
- その後，デザインが改良されデリバリー性能は改善したものの，再狭窄率の軽減にはつながりませんでした。
- こうして登場したのが，第1世代の薬剤溶出ステント（drug-eluting stent：DES）であるシロリムス溶出ステント（sirolimus-eluting stent：SES）Cypher™（ジョンソン・エンド・ジョンソン社製）やパクリタキセル溶出ステント（paclitaxel-eluting stent：PES）TAXUS®（ボストン・サイエンティフィック社製）です。
- これら第1世代DESはBMSに比べて大規模臨床試験において格段に再狭窄を抑制することが証明されましたが，じきに，新たな問題点も明らかとなってきました。
- 植え込み後1年以降に発症する遅発性血栓症（very late stent thrombosis：VLST）です。この現象の発生理由として，搭載された薬剤による内皮細胞の再生遅延が生じることでステントストラットが剥き出しの状態になっていること・塗布されているポリマーへの異物反応などが考えられています。
- 現在のPCIにおいて主流となっている新世代DESは，これらの弱点を補うコンセプトで開発されたものです。2019年6月現在，日本で使用できるものを表にまとめました。

製品名	XIENCE Sierra®	Resolute Onyx™	SYNERGY™	BMX-J®	Ultimaster	Orsiro	BioFreedom™
製造会社	アボットバスキュラージャパン	メドトロニック	ボストン・サイエンティフィック	バイオセンサーズ／カーディナルヘルス	テルモ	バイオトロニック／日本ライフライン	バイオセンサーズ／カーディナルヘルス
薬剤	エベロリムス	ゾタロリムス	エベロリムス	バイオリムスA9	シロリムス	シロリムス	バイオリムスA9
ポリマー	fluorinated polymer	BioLinx	PLGA	PLA	PDLLA-PCL	Passive Coating: Amorphous Silicon Carbide / Active Coating: PLLA	No
ポリマーの性質	durable	durable	biodegradable	biodegradable	biodegradable	biodegradable+nanocoating	Not applicable
コーティング方法	entire	entire	abluminal	abluminal	abluminal	entire	abluminal
ステント	Sierra platform	Onyx (S10)	Promus PREMIRE	S-stent	Kaname	PRO-Kinetic Energy（国内未承認）	Juno™ Stent
金属の材質	CoCr	CoCr/Pt-Ir	PtCr	StSt	CoCr	CoCr	StSt
ストラットの厚さ（μm）	81	81	74 (2.25mm-2.75mm) / 79 (3.0mm-3.5mm) / 81 (4.0mm)	125	80	60 (2.25mm-3.00mm) / 80 (3.50mm-4.00mm)	120 (2.5-3.0mm) / 114 (3.5-4.0mm)

durable：ポリマーがストラットに永久に残る，biodegradale：ポリマーが生体吸収性
entire：コーティングがストラット全体になされている，abluminal：コーティングが血管壁側のみなされている
CoCr：コバルトクロム，PrCr：プラチナクロム，StSt：ステンレススチール

表1 2019年6月現在，日本で使用できるDESの一覧

- ポリマーが溶けてなくなり早くBMSの状態にしたほうがよいという発想で開発されたものは，生体吸収性（biodegradable）のポリマーを用いているか，ポリマーを用いていないDESということになります。
- 一方で，金属剥き出しよりも生体適合性・抗血栓性の高いポリマーで永続的に覆われていたほうがよいという発想のものは耐久性ポリマー（durable polymer）を用いています。
- パクリタキセルを用いたDESはシロリムスを用いたものより再狭窄率や血栓症がやや高いことを示すデータが多かったことから，現状では日本で使用可能なDESの全てが，いわゆるリムス系の薬剤を用いています。
- 薬剤が血流に流れてステント留置部位や遠位部の血管内皮を損傷する可能性を危惧するコンセプトではコーティング方法は血管壁側（abluminal）だけとなっていて，金属剥き出しより生体適合性の高いポリマーでコーティングしていたほうが血栓が付きにくいという発想のDESではストラット全体をコーティング（entire coating）しています。
- また，ストラットの厚みが薄いほうが再狭窄や血栓症が少ない可能性が示唆されており，ストラットを薄くする方向で開発が進んでいます。新世代DESはBMSより再狭窄率は格段に少ないうえ，血栓症も同等か少ないというデータが多く，BMSをカテーテル室におかない施設も多くなっています。このような背景を受けて各社DESにてDAPT（抗血小板薬2剤併用療法）期間の短縮を目指した臨床試験が多く企画されています。
- 一方，ステント内に慢性期に動脈硬化巣を生ずるneoatherosclerosisについては新世代DESにて軽減されたという明らかなデータはなく，今後の開発における課題といえます。
- 以下，それぞれのDESについてのポイントを述べます。

XIENCE Sierra®（アボットバスキュラージャパン社製）

- コバルトクロム素材のステントをプラットフォームにした（everolimus-eluting stent：EES）で，現在，最もエビデンスが豊富な新世代DESといえます。図1にXIENCE Sierra®の構造を示しました。2012年，メタ解析にて第1世代DESに比べてステント血栓症を軽減していることが証明されたことに加え，BMSに比べても血栓症が少ないという当時，驚くべき解析結果でした。
- また急性心筋梗塞（acute myocardial infarction：AMI）におけるランダマイズ試験であるEXAMINATION試験において，XIENCE Sierra®はBMSよりステント血栓症が少なかった結果を受けて，AMIでのDES使用を後押ししました。
- このような血栓症の軽減には，ポリマーの生体適合性が高く，かつ，抗血栓性の素材であるためと考えられています。XIENCE Sierra®は，素晴らしい臨床的アウトカムをたたきだしている構造を保ったまま，デリバリーシステムを改善したもので，今後のパフォーマンスが期待されます。
- 日本でSTOPDAPT-2という1カ月DAPT・その後，クロピドグレル残しvs 12カ月DAPT・その後，アスピリン残しの試験が実施され，前者の非劣性・優越性が証明されました。XIENCEを留置してDAPTを1カ月にする安全性が示されたといえます。

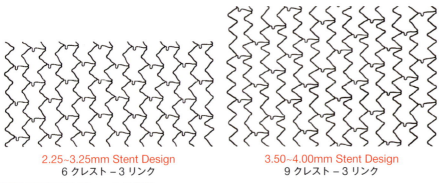

2.25~3.25mm Stent Design　　　3.50~4.00mm Stent Design
6 クレスト－3 リンク　　　　　　9 クレスト－3 リンク

図1 XIENCE Sierra®の構造

SYNERGY™（ボストン・サイエンティフィック社製）

- XIENCEと同じ薬剤エベロリムスを用い，ポリマーは生体吸収性でプラットフォームの材質をプラチナ合金としたものです。図2に構造を示します。近位端が4リンク，ほかが2リンクのデザインとなっていることが特徴です。
- EVOLVE Ⅱ試験において，Durable Polymer EESであるPROMUS Element™ Plusに対する非劣性が証明されています。ストラット厚とコーティング厚を含めると，3.5mm以上では日本で使用可能なDESのうち最も薄いという特徴があります。
- SENIOR試験では，BMSとの比較において1カ月DAPTでも問題ないことが示唆されています。またSYNTAX Ⅱ試験においてSYNERGY™を用いてFFR，IVUSを駆使して多枝病変を治療すると，SYNTAX ⅠのCABG群とのイベント発生率において遜色がないことが示されました。
- 現在，日本のSYNTAX ⅡというべきOPTIVUS試験が企画されています。

モデル	サイズ	リンク数	プロキシマルエンド MECD（mm）	プロキシマルエンド以外 MECD（mm）
Small Vessel	2.25mm, 2.50mm & 2.75mm	4 on proximal end; 2 throughout stent body	2.3mm	4.5mm
Workhorse	3.00 & 3.50mm	4 on proximal end; 2 throughout stent body	2.7mm	5.5mm
Large Vessel	4.00mm	5 on proximal end; 2 throughout stent body	2.9mm	7.1mm

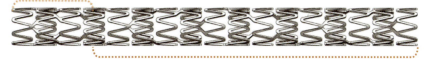

図2 SYNERGY™の構造

BMX-J®（バイオセンサーズ／カーディナルヘルス社製）

- 薬剤としてバイオリムスA9を用いており，日本で最初に導入された生体吸収性のポリマーを用いたDESです。
- 以前は，Nobori®としてテルモ社が販売していました。構造を図3に示します。
- SORT OUT V試験ではCypher™に対する非劣性が証明されなかったものの，日本のNEXT試験あるいはオランダのCompare II試験ではXIENCEに対する非劣性が証明されています。現状のDESの中で一番厚いストラットとなっています。

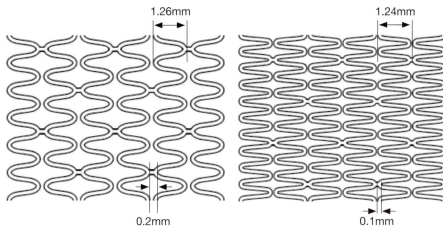

a：直径2.5, 3.0mm（6クラウン・2リンク）　　b：直径3.5mm（10クラウン・2リンク）

図3 BMX-J®の構造

Resolute Onyx™（メドトロニック社製）

- ゾタロリムスを薬剤として用いたEndeavor薬剤溶出ステントにおいて，ほかのDESと比べ再狭窄率が高かったため開発されたものがResoluteシリーズで，ゾタロリムスをEndeavorよりゆっくり溶出させることに注力されました。これを可能としたのがBioLinx™というdurable polymerです。図4に構造を示します。臨床的にもRESOLUTE all-comers試験やTWENTE試験においてXIENCEに対する非劣性が証明されています。
- また，Orsiro（バイオトロニック／日本ライフライン社製）ステントとのランダマイズ試験であるBIONYX試験では1年での標的血管不全（target vessel failure：TVF，以下TVF）で両群に差がなく，ステント血栓症ではOrsiroが0.7％，Resolute Onyx™が0.1％と，Resolute Onyx™のほうがとても少ないという結果でした。今後ほかの試験における検証が待たれます。
- また，Onyx ONE StudyというDAPT 1カ月でのvs BioFreedom™のランダマイズ試験が企画されています。

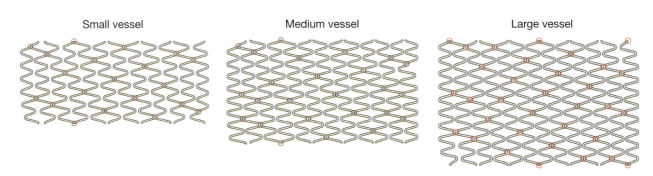

	Resolute Onyx™		
	Small vessel	Medium vessel	Large vessel
ステント径（mm）	2.25, 2.50	2.75, 3.00	3.50, 4.00
シェル（外殻）／コア（核）材質	MP35N / Platinum iridium		
ストラットの厚さ	0.0032″/81 μm	0.0032″/81 μm	0.0032″/81 μm
1円周上のクラウン数	6.5	8.5	9.5
フュージョンパターン	4クラウンごと	5クラウンごと	4クラウンごと

図4 Resolute Onyx™の構造

Ultimaster（テルモ社製）

- Nobori®はバイセンサーズ社から供給されたものでしたが，Ultimasterはテルモ社が満を持して開発したDESです（図5）。
- シロリムスを薬剤として用い，ポリマーとしては生体吸収性を採用し，血管壁側だけのコーティング（abluminal coating）となっています。臨床的には，5年までフォローしたCENTURY II試験にて，標的病変不全（target lesion failure：TLF，以下TLF）においてXIENCEとの非劣勢が証明されました。
- 日本でDAPTを3ヶ月としてデータを収集するModel U-SES試験の登録が終了しており，2019年に結果が発表される予定です。また，欧州では1カ月DAPT vs 6カ月以上DAPTのランダマイズ試験であるMASTER DAPT試験の登録が始まっています。

- 2.25mm 〜 3.0mm
  2リンク8クラウン
  ストラット厚　80μm

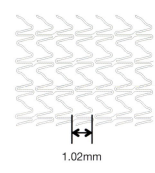

1.02mm

- 3.5mm 〜 4.0mm
  2リンク8クラウン
  ストラット厚　80μm

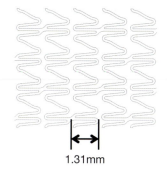

1.31mm

図5　Ultimasterの構造

BioFreedom™（バイオセンサーズ／カーディナルヘルス社製）

- ポリマーを用いず薬剤（バイオリムスA9）を塗布する薬剤コーテッドステント（drug-coated stent：DCS）となっています。構造を図6に示します。
- LEADERS FREE試験において1カ月DAPT下でのBMSとのランダマイズ試験が実施され，BMSに比べて死亡・心筋梗塞・ステント血栓症の複合エンドポイントが少ないという結果でした。

		BioFreedom™
厚み	2.5-3.0mm	120μm（0.0047"）
	3.5-4.0mm	114μm（0.0045"）
クラウン数	2.5-3.0mm	6クラウン
	3.5-4.0mm	9クラウン
リンク数	6クラウン	2リンク
	9クラウン	3リンク

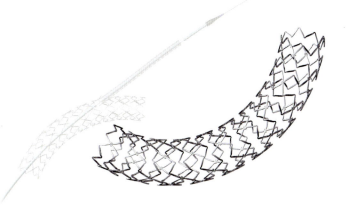

図6　BioFreedom™の構造

Orsiro（バイオトロニック／日本ライフライン社製）

- 2.25mm～3.0mmでは，ストラット＋コーティングが一番薄く，ultra-thin strut DESと言われるようになってきています。構造を図7に示します。
- XIENCEとのランダマイズ試験であるBIOFLOW V試験において病変・患者背景がXIENCEにやや不利な条件となってしまっていたことはあるものの，2年のTLFでXIENCEより有意によい結果だった事は大きなインパクトを与えました。また，1年以降の標的血管の心筋梗塞（target vessel MI）もXIENCEより有意に少なかったのです。
- また，Resolute Integrity™，SYNERGY™，Orsiroの3つのランダマイズで実施されたBIO-RESORT試験では，1年から2年のTVFにおいてイベント発生率はOrsiroが最も低く，次がSYNERGY™，多かったのがResolute integrity（OrsiroとResolute Integrity™では有意差あり）で，ストラットの薄さが重要であることを示唆する結果となっていました。
- 最近では，日本では現在承認されていないMiStent®，BioMime™と合わせてultra-thin strut DESとしてメタ解析が行われるようになってきていて，ほかの新世代DESと比べてTLF，心筋梗塞（MI），ステント血栓症が少ない傾向が示唆されています。欧州で，STEMIでのXIENCEとのランダマイズ試験であるBIOSTEMIの結果が2019年に発表予定ということで注目されています。
- また，日本でもXIENCEとのランダマイズ試験であるCASTLEが企画されています。

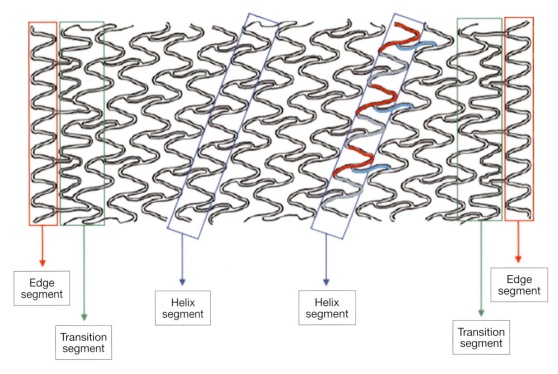

図7 Orsiroの構造

VII

イメージングモダリティ

VII-1 IVUS

園田信成　産業医科大学病院循環器内科

IVUSを用いることで，PCIを有効かつ安全に行えます。
IVUSで治療前・治療後にわたり，血管内を詳細に評価することが重要です。

Point

まずはこれだけ押さえよう

1. 冠動脈造影は主に血管内腔を描出し評価しますが，IVUSでは内腔情報だけでなく血管壁性状の評価や血管サイズの計測が可能となります。
2. PCI前のIVUSチェック項目を理解し，治療選択の検討を十分に行いましょう。
3. 病変性状やプラーク分布からPCIのリスクを考えましょう。
4. ステント留置前後のIVUSチェック項目を理解し，IVUSガイドPCIを実践しましょう。
5. ステント拡張の指標と治療のエンドポイントを理解しましょう。

治療前のIVUSチェック項目

- 治療前に，対照血管部位および病変部位の血管情報を順序立てて把握し，適切なデバイス選択に役立てましょう（表1）。

❶血管の方向性の把握（ランドマークとして分枝・心膜・myocardial bridge を利用） 　プラークが心膜または心筋側のどちら側に存在するのか
❷プラークの性状の評価 　どのエコー輝度が主体か。石灰化，表在性と角度から拡張不良の予測，末梢塞栓の可能性はどうか
❸プラークの分布の評価 　全周性か偏心性か。偏心性で石灰化（表在性）ならば穿孔の予測
❹側枝との関係性 　ワイヤープロテクション，前拡張が必要か。本幹の病変を治療後，追加の治療は必要か
❺遠位部対照血管の血管径・内腔径の計測およびプラーク性状のチェック
❻病変部の血管径・内腔径の計測 　リモデリングの有無は？その形態から末梢閉塞リスクや拡張不良を予測
❼病変長の計測なるべく短めにフルカバー
❽近位部対照血管の血管径・内腔径の計測およびプラーク性状のチェック

表1　治療前のIVUS読影手順

治療適応有無の判断

- 急性冠症候群や高度狭窄病変に対しては，PCIの治療適応についてそれほど悩むことはありませんが，中等度狭窄病変に対する治療適応の判断については，苦慮することがしばしば存在します。
- IVUSで計測した最小血管内腔面積（minimal lumen area：MLA）を，生理学的評価を行う負荷タリウム心筋SPECTやプレッシャーワイヤーによる冠血流予備量比（fractional flow reserve：FFR）と比較した試験において，虚血を示唆するさまざまなカットオフ値が提唱されていますが，一定の見解が得られていません。
- そこで，左冠動脈非主幹部病変・主幹部病変に分けて，中等度病変における治療適応の判断の進め方について図1に示します。

> **用語解説**
>
> **MLA（minimal lumen area）**
> 病変部において，IVUSでの計測上最小血管内腔面積を意味する。

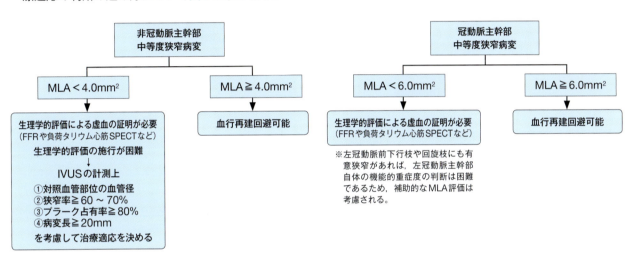

図1 中等度病変に対する治療適応判断の進め方

プラークの性状を考慮した治療方針

- 病変部のプラーク性状を評価し，状況に応じた治療デバイスを選択します（図2）。
- 高周波IVUSカテーテルが登場し，解像度が40MHzでは150-250μmであったが60MHzでは40μmとなり，OCTの12-20μmには劣るものの従来と比較して微細な血管構造物まで描出可能となっています。

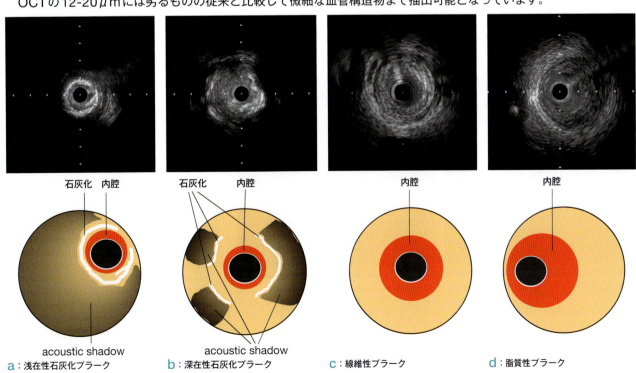

a：浅在性石灰化プラーク　b：深在性石灰化プラーク　c：線維性プラーク　d：脂質性プラーク

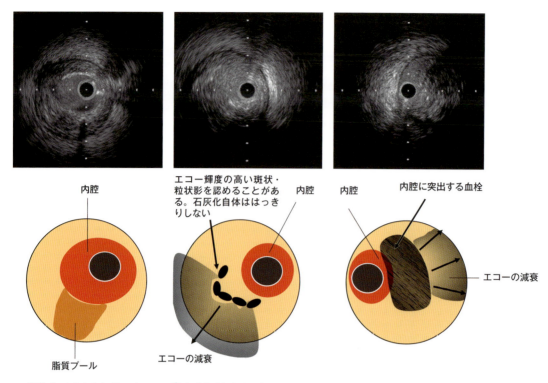

e：脂質プールを有するプラーク　　f：超音波減衰を伴うプラーク　　g：血栓

図2　各種プラークのIVUS像

石灰化は，血管壁に対する所在（浅在性＞深在性）・長軸方向の長さ（長＞短）・最大角度（大＞小）であれば拡張困難が予測されるため，ロータブレータやバルーンによる前処置を検討する。
線維性プラークでも広範囲に分布している場合は，ステント拡張不良が生じる可能性があるため，十分な前拡張を検討する。
①多量の脂質性プラークの存在，②脂質プールを有するプラークの存在，③石灰化がないにもかかわらず深部エコーの減衰を伴う病変（attenuated plaque），④大量の血栓の存在，⑤陽性リモデリングを呈する病変に対するPCIでは，末梢保護デバイスの併用が推奨される。

プラークの分布を考慮した治療方針

- 心外膜側を同定し，プラークの分布が心外膜側なのか，心筋側なのかを把握します。
- 偏心性プラークで性状が石灰化や強い線維性プラークであり，プラークフリー部分が心外膜側に存在する場合には，病変拡張時に血管穿孔が起こりすぐに心タンポナーデにつながる可能性があるため，バルーンおよびステントサイズの選択や拡張圧に注意を払う必要があります（図3）。

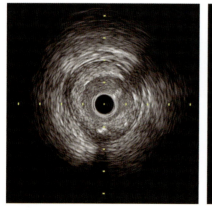 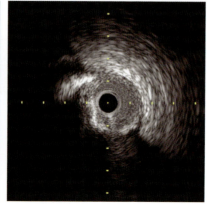

a：全周性プラーク　　b：偏心性プラーク

図3　プラーク分布の違い

血管リモデリングが治療方針に及ぼす影響

- 血管リモデリングのタイプによってステント径の選択に注意を要する場合があります（図4,5）。
- 高度に陽性リモデリングを呈して多量のプラークが存在する場合には，プラークのプロラプスや末梢塞栓のリスクを軽減するために，通常よりもやや小さめの径のステントを選択することがあります。後拡張バルーンのサイズや拡張圧に注意が必要です。
- 陰性リモデリングを呈している場合には，拡張不良が予測されるため，バルーンやステントによる過拡張により冠動脈穿孔のリスクがあるため注意を要します。

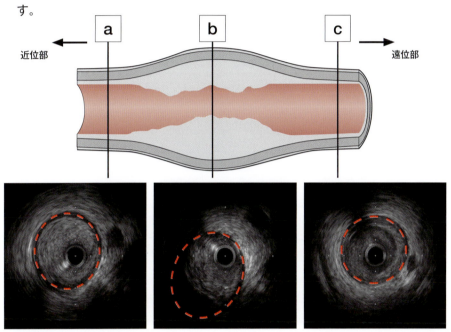

a：近位部対照血管部位15.40mm²　b：病変部位17.38mm²　c：遠位部対照血管部位13.28mm²
図4　陽性リモデリング
病変部の血管断面積が前後の対照血管の断面積より大きくなるもの。

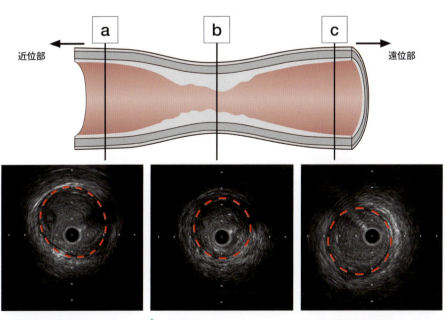

a：近位部対照血管部位14.67mm²　b：病変部位9.51mm²　c：遠位部対照血管部位12.41mm²
図5　陰性リモデリング
病変部の血管断面積が前後の対照血管の断面積より小さくなるもの。

ステント留置時のIVUSチェック項目

- 治療前に施行したIVUSの所見を基に，ステント留置部位，ステント径・長の最終決定を行います（表2）。

❶多方向の冠動脈造影から造影上の健常部の把握
❷IVUSによる冠動脈造影上の健常部の微調整：ステントエッジの最終決定
❸ステント径・長の決定：遠位部対照血管内腔でステント径を合わせ，健常部から健常部までフルカバー可能なステント長を計測する
❹マーキングテクニック：トランスデューサ（不透過部分）を利用する

表2 ステント留置時のIVUS読影手順

ステント至適留置部位の決定

- 実際の症例ではびまん性にプラークを認めることが多く，ステントエッジの置きどころに苦労する場合が多いです。ステントエッジの至適部位の条件として，表3の3点が挙げられます。

❶面積狭窄率（プラーク面積占有率）が50%以下である
❷プラークの性状ができるだけ均一で，強い石灰化病変を含まない
❸極端な偏心性プラークではない

表3 ステントエッジの決め方

ステント径・長の決定

- BMSを留置するのか，DESを留置するのかによって，ステント径・長の選択に違いがあります（表4）。最近では，ステント選択においてBMSを選択することはガイドライン上も推奨されなくなりました。

	金属ステント（BMS）	薬剤溶出ステント（DES）
ステント径	IVUS上の対照部位血管内腔径よりもやや大きめの径を選択	IVUS上の近位または遠位対照部位の小さい方（通常は遠位）における血管内腔径を基準にステント径を選択
理由	より大きなステント面積獲得のため（bigger is better 理論）	過拡張によりステントエッジに血管障害が生じる可能性を懸念（optimal stenting 理論）
ステント長	可能な限りステント長を短くする	病変部を完全にフルカバーしてなるべく正常に近い部分をつなぐようにする
理由	ステント再狭窄予防のため	ステントエッジのプラーク残存が再狭窄やステント血栓症の原因になりうるため

表4 ステントの種類に応じたステント径・長の選択

ここがポイント

- ステント長については，IVUSカテーテル自体が心膜の振動で前後に動くために1mm程度の誤差を考慮して長さを選ぶのがよいでしょう。

マーキングテクニック

- リアルタイムでIVUS画像を見ながらステントの至適留置部位（エッジ）にする部位を決定し，IVUSカテーテルを固定してそのまま造影を行います。造影を行わずにIVUSと冠動脈造影上の分枝や石灰化等をメルクマールとして撮影だけ行うことも可能です。冠動脈入口部（左主幹部，右冠動脈）や左前下行枝や回旋枝分岐直下へのステント留置では特に有用です。
- IVUSのトランスデューサが冠動脈造影上のどの位置にあるか（図6）を正確にポジショニングするために行う手技であり，IVUSカテーテル先端からトランスデューサまでの距離や正確なトランスデューサの位置を理解しておくことが重要です（表5）。通常デジタルメジャーを用いて病変長を計測した後に，至適ステント長を決定しその長さでマーキングを行うことになります。最近のIVUSは，以前よりトランスデューサの位置が分かりやすくなっています。

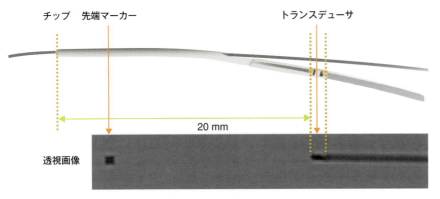

a：OptiCross™（ボストン・サイエンティフィック社製）

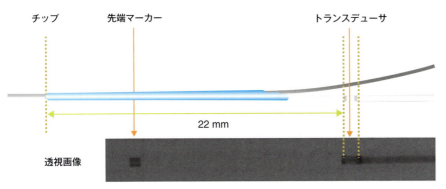

b：AltaView®（テルモ社製）

図6 カテーテル先端からトランスデューサ／レンズまでの位置

機種名	周波数（MHz）	先端チップからトランスデューサまでの距離（mm）
OptiCross™（ボストン・サイエンティフィック社）	60	20
AltaView®（テルモ社）	40-60	22
NaviFocus® WR（テルモ社）	40	9
Eagle Eye® Platimum（フィリップス社）	20	10.5
Refinity®（フィリップス社）	45	20.5
Kodama® HD IVUS（アシスト社）	60/40	20
Dualpro™（ニプロ社）	50	25

表5 IVUSカテーテル先端チップからトランスデューサ／レンズまでの距離

- IVUSを用いてステント留置予定部位にマーキングを行い，ステント留置を行った実例を以下に示します（図7）。
- ほかに，慢性完全閉塞病変の閉塞部の同定にマーキングを行うこともあります。この際にはIVUSカテーテル先端チップからトランスデューサまでの距離が短いNaviFocus® WRやEagle Eye® Platinum等のカテーテルが主に用いられます。

■血管内腔面積　■血管面積

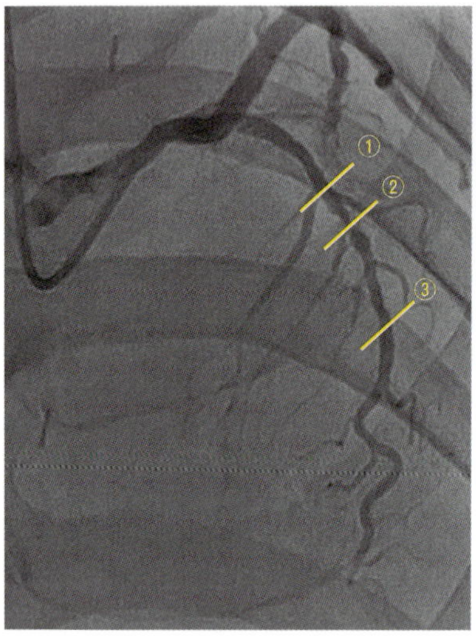

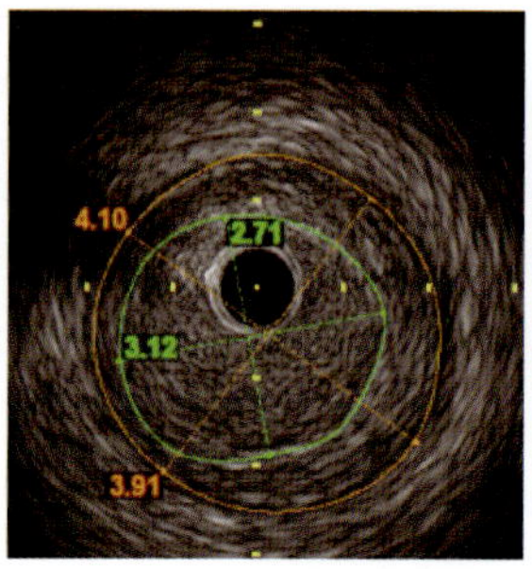

①近位部対照血管部位のIVUS短軸像 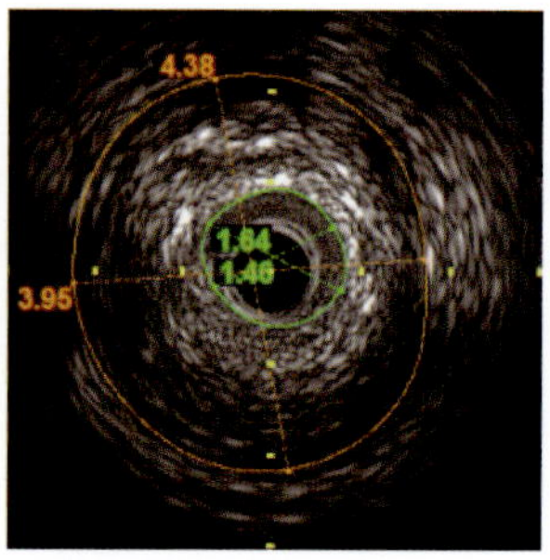　②病変部のIVUS短軸像 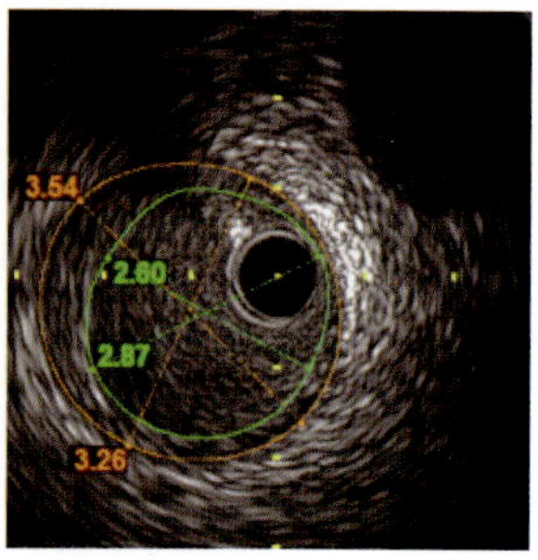　③遠位部対照血管部位のIVUS短軸像

両対照血管の内腔径および病変長よりDES 2.75×24mmを選択

a：治療前の冠動脈造影

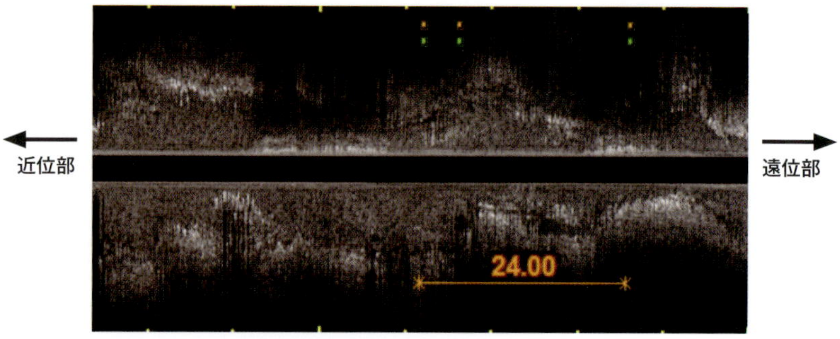

④IVUS長軸像：両対照血管部位から病変長を導き出す

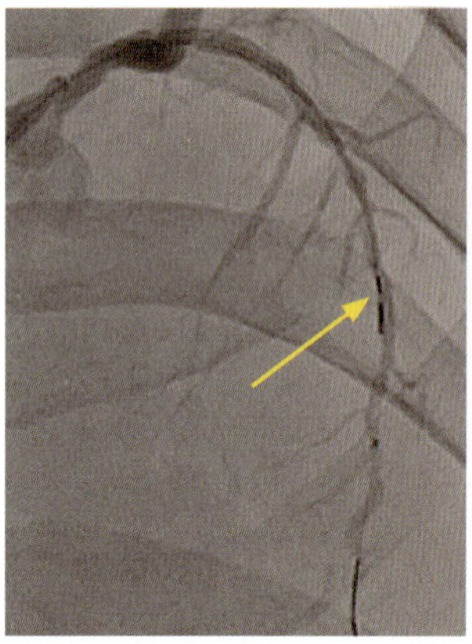

b：遠位部対照血管部位のマーキング 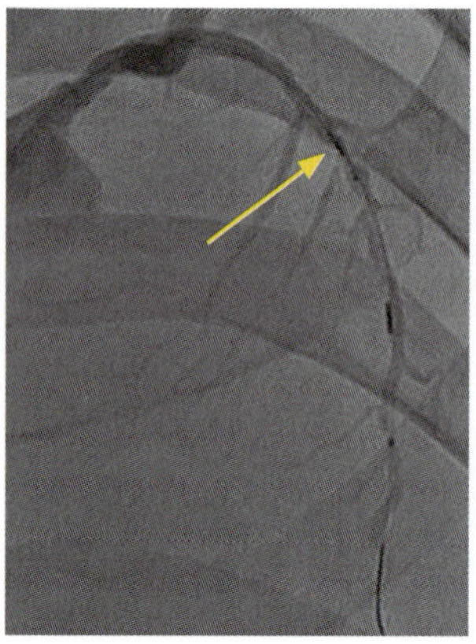　c：近位部対照血管部位のマーキング 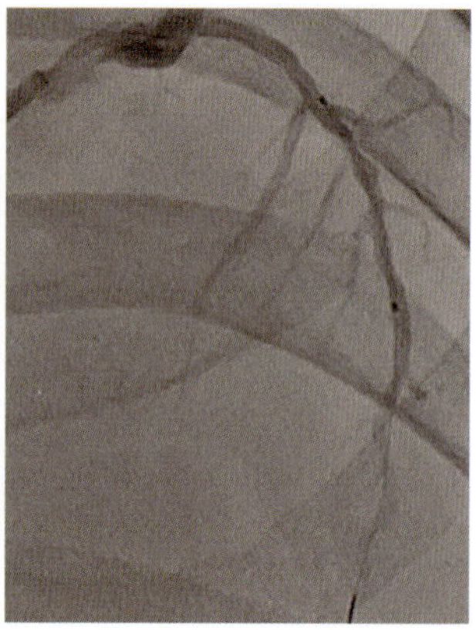　d：両端のマーキングに合わせたステントの配置

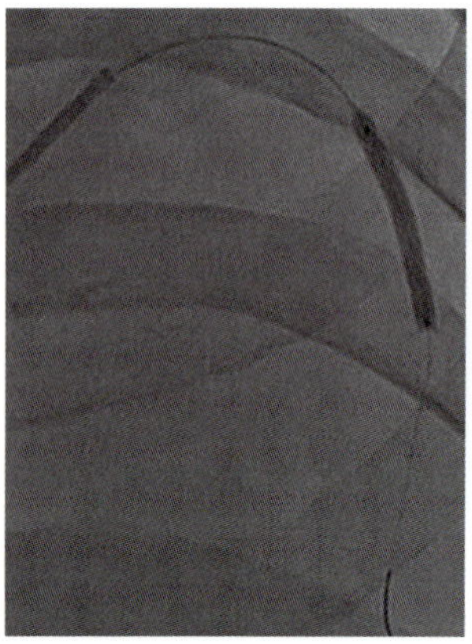

e：ステント留置 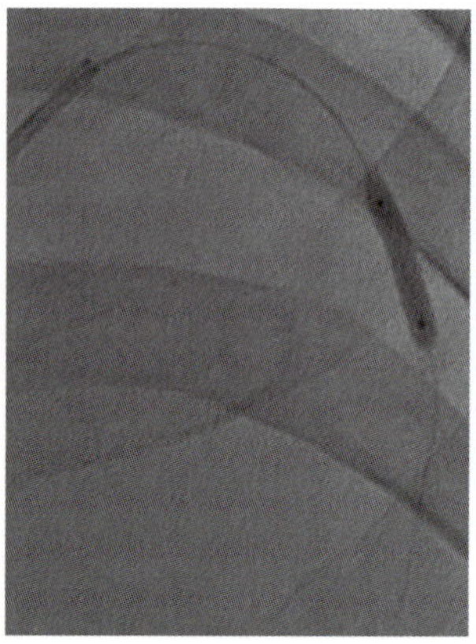　f：ノンコンプライアントバルーン3.0×15mmで後拡張を施行 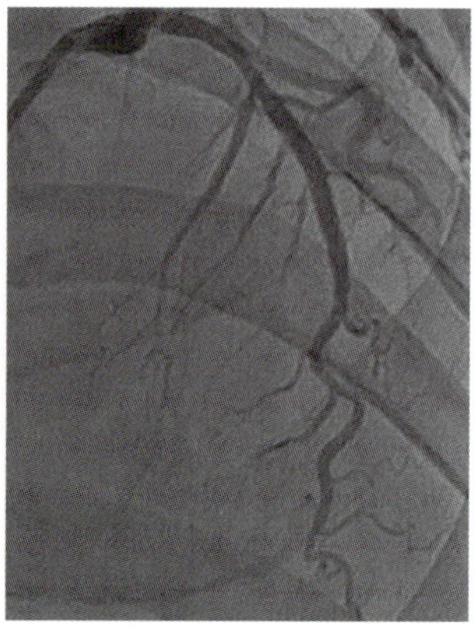　g：IVUSを行い，ステント拡張良好，合併症がないことを確認，最終造影を行い，終了

図7　IVUSガイド下PCIの実際

ステント留置後のIVUSチェック項目

- IVUSを用いたPCIのエンドポイントの決定において，急性期合併症の予防と遠隔期再狭窄予防の2点を考慮する必要があります。
- 急性期合併症としては，急性冠閉塞と早期ステント血栓症が考えられますが，それらを予測するIVUS所見を図8に示します。
- 高周波IVUSカテーテルを用いることで，OCTには劣るものの従来と比較して微細な血管構造物まで描出可能となっており，また高速プルバックも可能で，以前より使いやすくなっています。
- 表6のように，一連の手順でIVUS読影をしていくのが望ましいです。

❶ ステントエッジの損傷（血管解離，血腫）の検知
❷ ステント拡張不良の有無，留置部位の評価
❸ ステント圧着不良の検知
❹ ステント内の血栓やプラークの逸脱の検知
❺ ステント両端のプラーク残存の検知

表6 治療後のIVUS読影手順

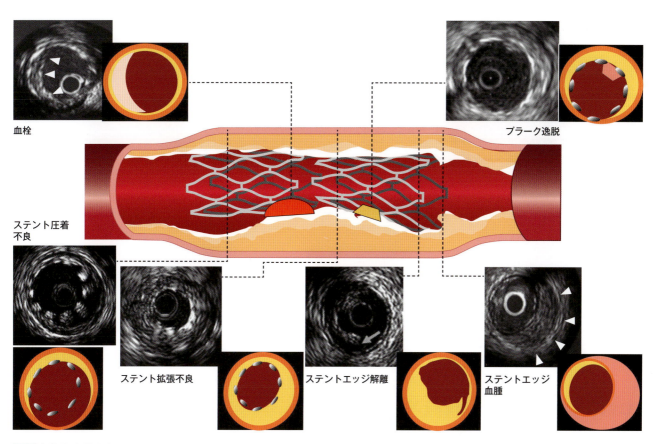

図8 急性期合併症を予測するIVUS所見

ステント拡張についての検討

- ステント拡張については、IVUSにおける至適ステント拡張の指標としてMUSIC（multicenter ultrasound stenting in coronaries）criteria（表7）が有名です。最近では、もう1つの代表的な指標としてAVIO（angiographic versus IVUS optimization）criteria（表8）があります。
- また、遠隔期再狭窄に対する最も強い予測因子として、最小ステント面積（minimal stent area：MSA）が挙げられ、表9のようにステントごとにカットオフ値が報告されています。
- MUSIC criteriaは、小血管や石灰化病変では目標達成ができないことも多いことが指摘されています。DES時代においては、AVIO criteriaを参考にステントの至適拡張を目指すことが推奨されます。

> **用語解説**
>
> **MSA（minimal stent area）**
> ステント留置部位において、IVUSでの計測上最小ステント面積を意味する。

---

❶ステントストラットが全長にわたって完全に圧着している
❷最小ステント面積（MSA）
・平均対照血管内腔面積の 90%（80%*）以上
・どちらか小さいほうの対照血管内腔面積の 100%（90%*）以上
・近位部ステントエッジの MSA が近位部対照血管内腔面積の 90% 以上
*MSA が 9.0mm^2 以上ある場合
❸ステントシンメトリインデックス（最小内腔径 / 最大内腔径）が 0.7 以上

表7 MUSIC criteria

ステント後拡張で用いるノンコンプライアントバルーンのサイズを以下の3点の最大最小血管径（media to media）の平均から求める

❶ステント内の遠位
❷ステント内の近位
❸ステント内の最も拡張不良な部位　*MSA が 9.0mm^2 以上ある場合

選ばれたバルーンの最大獲得面積の 70% 以上の拡張を目指す

表8 AVIO criteria

対照血管径 ≥ 2.8mm 以上	MSA > 5 − 5.5mm^2
対照血管径 < 2.8mm 以上	MSA > 4.5mm^2
MSA/ 平均対照血管内腔面積	> 80%
ロングステント （ステント長 >28mm）	MSA > 5.0mm^2 もしくは MSA > ステント遠位部対象血管内腔面積

表9 各種ステントにおけるMSAのカットオフ値

- また，左冠動脈主幹部病変においては，左前下行枝起始部および左回旋枝起始部も治療に関与することから，より詳細なカットオフ値が報告されています(図9)。
- ただし，カットオフ値はあくまでも目標であり，リスクとのバランスで最終的なエンドポイントを決めることになります。

	部位	MSA（mm²）
a	左回旋枝入口部	5.0（5）
b	左前下行枝入口部	6.3（6）
c	合流部	7.2（7）
d	左冠動脈主幹部遠位部	8.2（8）

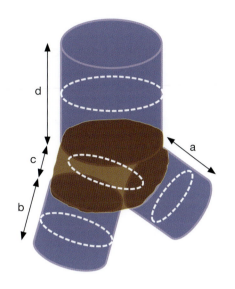

図9 左冠動脈主幹部病変におけるMSAのカットオフ値

VII-2 OCT / OFDI

羽原真人　豊橋ハートセンター循環器内科

安全かつ効果的なPCIの施行には，IVUSとOCTそれぞれの特徴を理解したうえで使い分けることが重要です．ここでは，PCI手技中，および慢性期のステント評価におけるOCTの有用性について解説します．

まずはこれだけ押さえよう

Point

1. OCTとIVUSの違いを知りましょう．
2. 各種プラーク性状のOCT像を知りましょう．
3. PCI施行時のOCTの利用方法を知りましょう．
4. フォローアップ時のOCTの利用方法を知りましょう．
5. ステント内再狭窄のOCT像を知りましょう．

心臓のイメージングモダリティ

- 心臓領域のイメージングモダリティにはさまざまなものがあります．血管造影（angiography）・心臓CT（multi detector-row computer tomography：MD-CT）・MRI（magnetic resonance imaging）は心臓の外から画像を構築し，観察します（図1a）．
- 一方，IVUS・光干渉断層法（optical coherence tomography：OCT）・血管内視鏡（angioscopy）は冠動脈の中から血管内を観察するモダリティです（図1b）．

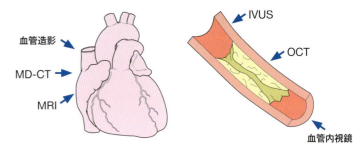

a：血管外からの観察　　b：血管内からの観察

図1 心臓の各種イメージングモダリティ

OCT/OFDIとは：IVUSとの比較

- OCTとOFDIは呼称が異なりますが，そのメカニズムや使用方法は同じです．本章ではOCT/OFDIと記載し同一のものとしています．
- OCTとは，近赤外線を用いて組織の微小構造を高解像度で画像化する光学的なイメージングモダリティです．主な特徴としては，①高解像度：12〜15μm（長所）と②低組織深達度：1〜2mm（弱点）が挙げられ明瞭な内腔および血管壁の観察が可能です．
- IVUSと比較してその解像度は約10倍で，プラーク性状・ステントストラット・内腔境界などはより詳細な観察が可能となります．
- しかし，組織深達度が低いため病変のあるところでは血管径の観察が困難でIVUSで可能なプラーク量の計測はできないことが多いです（表1）．

	OCT	IVUS
解像度（Axial）	12～15μm	100～150μm
解像度（Lateral：3mm）	19μm	200μm
フレームレート	100frames/s	30frames/s
ライン数/フレーム	500	256
プルバック速度（default）	20mm/s	0.5～1mm/s
最大スキャン径	10mm	10mm
組織深達度	1～2mm	～8mm
血流の除去	必要（造影剤）	不要

表1 OCTとIVUSの比較

- 以前はOCT画像の場所と血管造影像の場所とを一致させることが困難でしたが，Angio同期機能や3D機能をもったものも登場しています。これらの機能により，OCT/OFDIはより臨床使用しやすくなりました。
- 一方，IVUSも60MHz IVUSが登場しOCT/OFDIには劣るものの，より高解像度の画像を得ることができるようになってきています。

OCTの臨床応用

PCIでのOCTの利用方法

①まず，病変部を観察しプラークの組織性状診断をします。

- 内腔側から内膜・中膜・外膜と正常血管では血管の3層構造が観察できます（図2）。

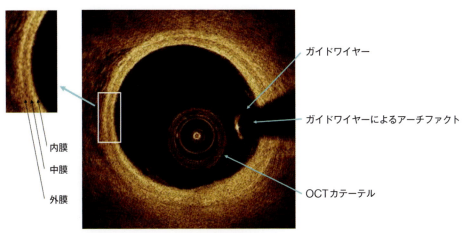

図2 正常血管

- 線維性プラークはバルーンで広がりますが，ときに硬くノンコンプライアントバルーンが必要になることがあります（図3）。

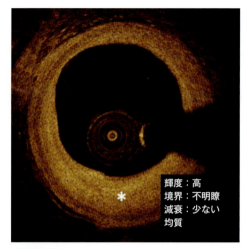

図3 線維性プラーク
＊：線維性プラーク

- 脂質性プラークはバルーンで容易に広がることが多いです（図4）。

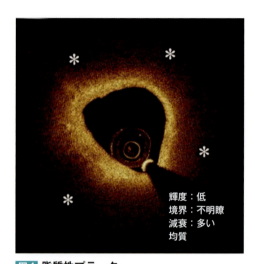

図4 脂質性プラーク
＊：脂質性プラーク

- 脂質性プラークのうち線維性被膜（fibrous cap）が0.065mm（65μm）以下かつ脂質コアの範囲（lipid arc／angle）＞血管周囲の1/2以上であるプラークのことをthin-cap fibroatheroma（TCFA）といいます（図5）。
- プラーク破綻（plaque rapture）を起こしやすいため，有意狭窄でなくても脂質低下療法などによる厳重なフォローが必要です。
- またPCIを施行する際は末梢保護デバイスを使用することもあります。

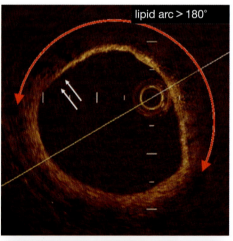

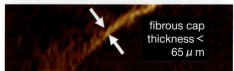

図5 thin-cap fibroatheroma（TCFA）

- 石灰化プラークはバルーンで拡張困難なことがあり，ロータブレータによるアブレーションが必要となることがあります(図6-①)。

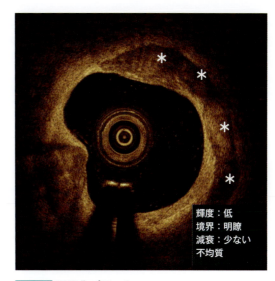

輝度：低
境界：明瞭
減衰：少ない
不均質

図6-① 石灰化プラーク
＊：石灰化プラーク

- Calcified noduleは内腔に突出するためOCTでは赤色血栓と判断が困難なことがあります(図6-②)。

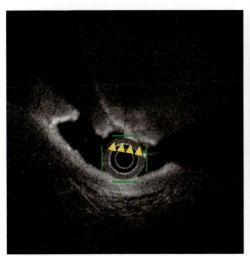

a：OCT画像

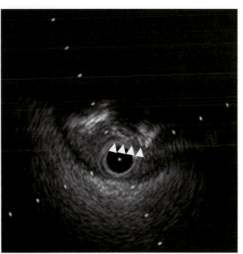

b：IVUS画像

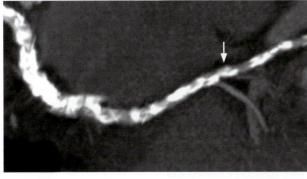

c：CT画像

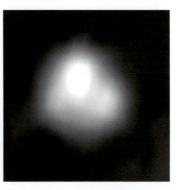

d：CT画像（c）矢印部の短軸像

a：▶ 部に突出する表面粗雑なmassを認める。OCTでは赤色血栓か突出する石灰化（calcified nodule）かの判断は困難なことがある。
b：▷ 部が同部位のIVUS画像。IVUSで観察すると突出する石灰化（calcified nodule）であることが容易に判断可能である。
c：⇨ 部が病変であり，血管全体に高度石灰化を認める。
d：高度石灰化病変であることが確認される。

図6-② calcified nodule

- 赤色血栓は後方へのOCTシグナルの減衰が著しく，急性冠症候群の症例に多く認めます。血栓吸引デバイスや末梢保護デバイスの使用を考慮します(図7)。

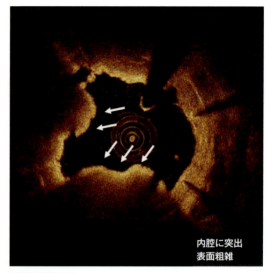

図7 赤色血栓

- Plaque raptureは急性冠症候群の症例で多く認められます。線維性被膜が破れ，連続性が消失し脂質コアの一部が消失することにより潰瘍が形成された状態です(図8)。

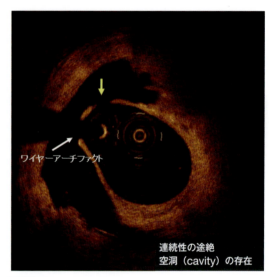

図8 plaque rapture

- 石灰化病変などではバルーン拡張・ステント留置前にロータアブレーションを施行することがあります。OCT/OFDI画像であればIVUS画像では得ることができない石灰化の厚みなどの情報を得られます。これらの情報をもとにバーサイズの決定や切削効果の判定を行うことが可能であり，石灰化病変はOCT/OFDIガイドPCIの非常によい適応病変の一つと思われます(図9)。

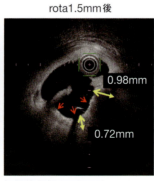
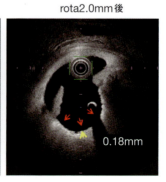

図9 OFDIガイドPCI（rota1.5mm，2.0mm施行）

②プラーク性状の観察が終わり使用デバイスなどを決定したら，バルーンやステントサイズの決定を行います。
- 近位（proximal）および遠位（distal）リファレンスの内腔径および病変長を計測します（図10a～d）。この計測値をもとにバルーンサイズおよびステントサイズを決め，インターベンションを施行します（図10e～g）。

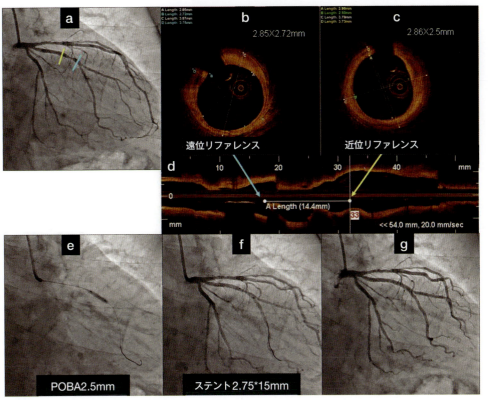

図10 OCTの計測とステント留置

③ステント留置後のステント拡張不良はステント血栓症のリスクとなるため，ステントが正円に拡張しているか評価します。ステント前後の血管内腔と比較します（図11）。

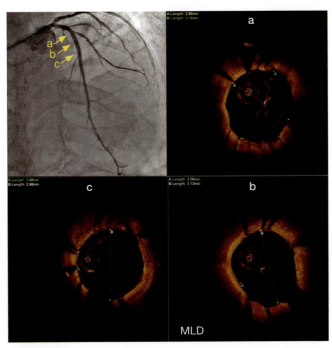

図11 ステント拡張の評価

- しかしOCTでは組織侵達度が低いため，IVUSのように病変部での血管径の観察が困難なことが多く，OCTの欠点の1つといえます（図12）。

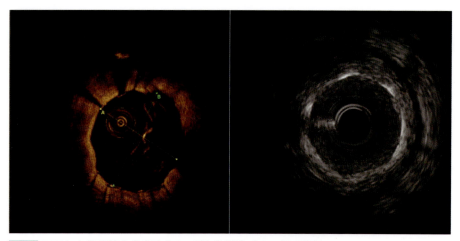

図12 ステント留置後のOCTイメージとIVUSイメージの比較

- 分岐部病変では，ステント留置後側枝へのワイヤーリクロス後に3D-OCT/OFDI機能を使用し詳細は画像を構築することができます。
- この画像によりリクロスしたワイヤーがステントストラットのどの部分を通過しているかが理解でき，キッシングバルーン拡張する前に最適なステントストラットにワイヤーを通過させることが可能です。したがって分岐部病変もOCT/OFDIガイドが有用な病変の一つといえます（図13）。

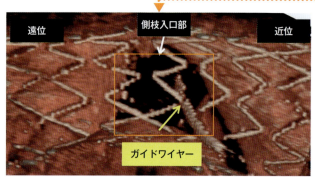
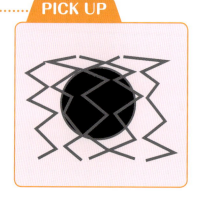

図13 3D-OFDIでの側枝ワイヤーの確認

- ステントストラットの圧着不良もステント血栓症の危険因子となるためOCTにて評価します。
- ステント圧着不良の一般的定義は，1つ以上のストラットが血管壁から分離しており，その距離が0.2mm以上（ステントの種類よりストラットの厚さが異なるため）で側枝の開口に起因するものは除外するとされています（図14）。

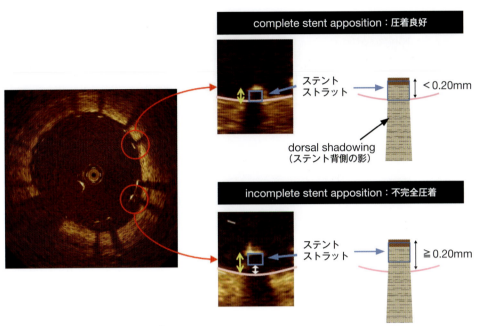

図14 ステントストラットの圧着評価

- また，ステントエッジの解離や血腫は急性閉塞の危険因子となるため評価する必要があります（図15）。大きな解離や血腫がある場合，急性閉塞が起こる可能性もあるため，さらに拡張やステント留置をする必要が生じます。

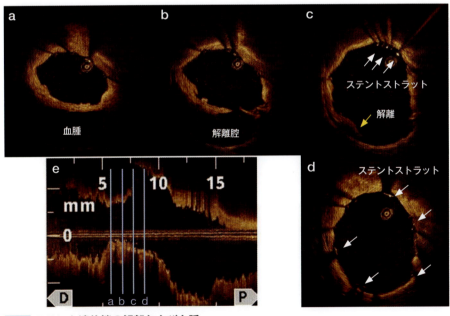

図15 ステント遠位端の解離および血腫

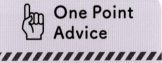

One Point Advice

大きな解離や血腫がある場合，急性閉塞が起こる可能性もあるため，さらにバルーン拡張やステント留置をする必要が生じます。

フォローアップでのOCT/OFDIの利用方法

①病変進展評価をします。
- この症例では,最小内腔面積は若干小さくなっていますが線維性被膜は厚くなっておりプラークが安定化してきていると考えられます(図16)。

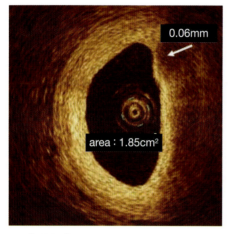

a:ベースライン　　b:9カ月後フォローアップ

図16 病変進展評価

②フォローアップ時のステント内の評価を行うことができます。
- ステントストラットの上に新生内膜が存在するかどうかで,被覆されているストラット(covered struts)か被覆されていないストラット(uncovered struts)かを判断します(図17)。また,前述したステント圧着の評価も行います。
- 薬剤溶出ステントにおいて,uncovered strutsや不完全圧着のステントストラットが多くみられる場合は遅発性ステント血栓症のリスクが高まりますので,抗血小板薬の内服を考慮する必要があります。

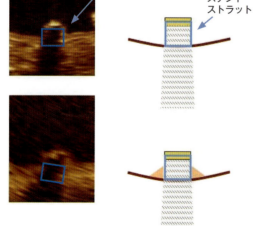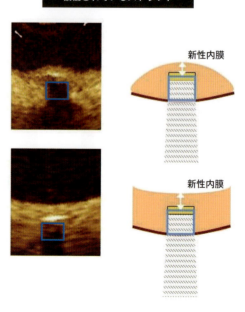

図17 ステントストラットの被覆評価

- 薬剤溶出ステント留置後20カ月に血管造影を施行した症例です．OCTで観察したところステント末梢部は新生内膜に良好に覆われていましたが（図18a），中央部から中枢部にかけて被覆されていないストラットや圧着不良のストラットが認められ（図18b），ストラット周囲の血栓も確認されました（図18c）．
- ストラット周囲に血栓の存在が認められる場合も遅発性ステント血栓症のリスクがあり，抗血小板薬の内服を考慮する必要があります．

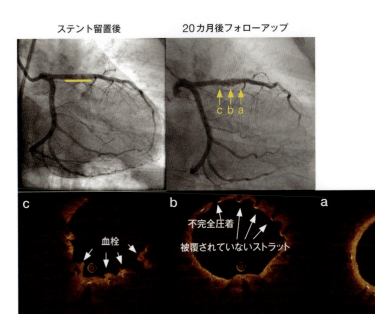

図18 薬剤溶出ステント留置後20カ月の血管造影および20カ月後のOCT像

③ **ステント再狭窄病変があり，インターベンションを行うときにもOCTが有用なことがあります．**
- 通常のステント再狭窄は新生内膜の増殖のため均一な高輝度の像を呈します（図19）．

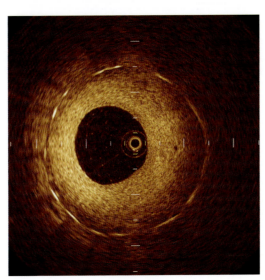

図19 通常のステント内再狭窄像（ベアメタルステント留置6カ月後の再狭窄）

- 晩期再狭窄（ステント留置後5年程度経過した後に再狭窄を認める）症例では，通常のステント再狭窄像とは異なり動脈硬化性プラークと類似したイメージを呈することがあります。
- ステント内に新たな動脈硬化病変が形成されることにより，脂質性プラークと類似した像を呈します（neoatherosclerosis）（図20）。

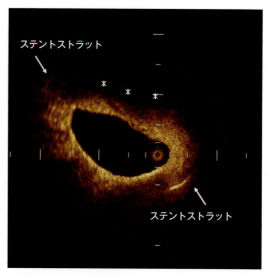

図20 ステント内再狭窄像：neoatherosclerosis
＊：neoatherosclerosis

- ステント内再狭窄病変にplaque rapture像（図21a）や血栓（図21b）を認めることもあります。末梢保護デバイスの使用を考慮します。

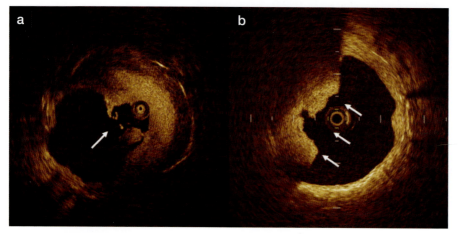

a：plaque rapture　　　　　b：血栓
図21 ステント内再狭窄像

- ステント内再狭窄病変に石灰化を認め（図22），バルーン拡張が困難なこともあります。

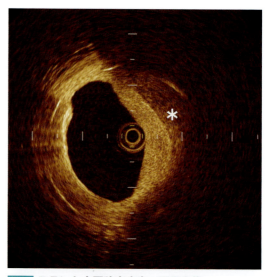

図22 ステント内再狭窄病変：石灰化像
＊：ステント内石灰化病変

④バルーン拡張の評価を詳細に行うことができます。
- カッティングバルーンのブレードがあたり，拡張されていることがわかります（図23）。

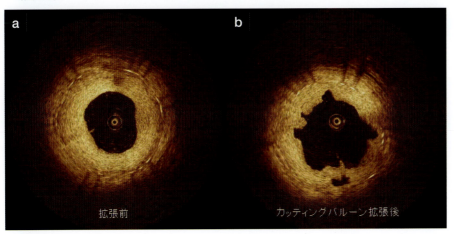

a：拡張前　　　　　　　　　　　　b：カッティングバルーン拡張後
図23 バルーン拡張の評価

3 PCI手技中におけるFFR／iFR測定の意義

山下 淳　東京医科大学病院循環器内科

冠血流予備量比（fractional flow reserve：FFR，以下FFR）による機能的評価は狭窄の治療適応のみならず，治療効果判定や予後予測にも有用です。瞬時冠内圧比（instantaneous wave-free ratio：iFR，以下iFR）もFFRと同様の機能的評価法ですが，簡便に計測できる利点がある一方，計測時の留意点があります。FFRとiFRの違いを理解し，より実践的な使用法を習得しましょう。

Point

まずはこれだけ押さえよう

1. 視覚的な評価のみでは，病変が本当に虚血をきたしうるかどうかという機能的重症度を正確に判定することは不可能です。
2. 虚血が証明されていない中等度病変の治療適否判断にFFRやiFRは有用です。
3. びまん性病変やタンデム病変にPCIを行う場合，FFRやiFRは治療範囲の決定やエンドポイント決定に有用です。
4. 治療後にFFRを計測することで，治療効果判定や予後予測をすることが可能です。治療後のiFRに関しては，FFRと同様の治療効果判定や予後予測が可能との報告もありますが，さらなる検討が必要です。
5. FFRとiFRの値が乖離する症例は20％程度存在します。
6. 左主幹部やLAD近位部の病変は特に造影所見のみでの虚血有無の判断は困難で，病変の過大評価や過小評価が起こりやすく注意が必要です。特に病変の過小評価はそれ以上の精査に進まなくなるため注意が必要です。

PCI適応決定の際に重要なこと

- 冠動脈狭窄の視覚的な評価のみでは，病変が真に虚血をきたしうるかどうかという機能的重症度を正確に判断することは不可能です。図1に視覚的評価とFFRによる機能的評価の関係を示します[1]。

1) Nakamura M, et al: Cardiovasc Interv Ther, 29: 300-308, 2014.

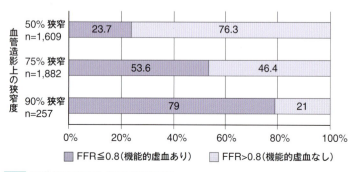

図1　視覚的狭窄度と機能的狭窄度
（文献1より引用）

- CAGで視覚的に75％狭窄と判定される病変の45％程度，また90％狭窄と判断される病変でも20％程度で，FFRが0.80を超えており，機能的には維持されていました。逆に50％狭窄と判断される病変では，20％超でFFRが0.80以下であり，機能的には有意狭窄でした。
- 2018年4月に行われた診療報酬の改定において，安定冠動脈疾患では，造影上の75％狭窄を認めた場合，PCIを行ってよいという従来の視覚的評価のみの方針が転換され，心筋虚血の存在証明として機能的虚血評価が必要になりました（図2）[2]。

2) 平成30年度診療報酬改定について．（厚生労働省）
http://www.mhlw.go.jp/stf/seisakunitsuite/bunya/0000188411.html

現行	2018年4月以降
一方向から造影して75％以上の狭窄病変が存在する症例に対して当該手術を行った場合に算定する。	安定狭心症の症例では，原則として次のいずれかに該当する病変に対してPCIを行った場合に算定する。 ア　90％以上の狭窄病変 イ　安定労作性狭心症の原因と考えられる狭窄病変（他に有意狭窄病変が認められない場合に限る。） ウ　機能的虚血の評価のための検査を実施し，機能的虚血の原因と確認されている狭窄病変。

図2 安定冠動脈疾患の待機的PCIの算定要件
（文献2より一部改変）

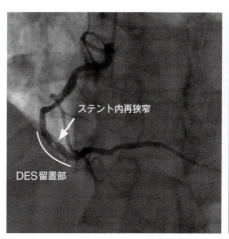
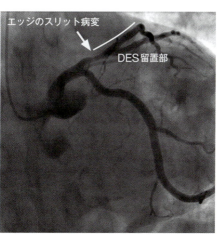

胸部症状なし。造影上のステント内再狭窄
FFRは0.89

胸部症状なし。造影上ステントエッジのスリット病変
FFRは0.83

図3 FFR/iFRでの機能的評価が有用になる例

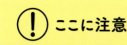

ここに注意

ステント留置後の慢性期に起こる再狭窄やステントエッジのスリット病変は視覚的に高度の狭窄に見えても機能的には保たれていることがしばしばあるため，FFRやiFRでの機能的評価が有用です（図3）。これはステント内の新生内膜がプラークの構成成分と異なるため血流への影響が異なることや，金属であるステントの視覚的評価に対する影響などが関係していると考えられています。

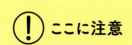

ここに注意

FFRやiFRを計測し，その結果に基づいてPCIを行わないことをdeferといいます。Deferとは「治療をしない」という意味ではなく，「先送りする」，「延期する」，「保留する」という意味です。そこに狭窄があるということは動脈硬化によるプラークの進展した病変がそこに存在するということなので，PCIを行わなくてもリスクファクターをコントロールする薬物治療や生活改善は必須です。

FFRとiFRの違い

- FFRは臨床応用されるようになってから20年の歴史があり，これまでの多くの研究により，病変の治療適応のみならず，治療効果判定や予後予測にも有用であることが証明されています。
- iFRは臨床応用されるようになってから5年程度しか経過していませんが，2つの大きなランダム化比較試験でFFRと比較して成績が同等であることが証明され，急速に普及してきた測定法です。
- FFRは狭窄前後で測定された平均動脈圧の比で求められます。虚血の有無を正しく評価するために最大充血を惹起することが必要で，アデノシンや塩酸パパベリンによる薬剤負荷を行います。そのため，アデノシンでは胸部不快感や血圧低下，塩酸パパベリンでは心室性不整脈の出現など，患者の害になるようなことが起こりえます。
- 一方，iFRは安静時血流での狭窄の前後で測定された血管抵抗の最も低くなるとされる拡張期の一部のタイミング（wave-free period）における動脈圧の比で求められる指標です。薬剤負荷が必要なく，FFRと比較して時間がかからず，患者にとって不快な事象が起こりにくいメリットがあります。

FFRとiFR測定における注意点

- FFRやiFRを測定するときはそれぞれ注意点があります。FFRは最大充血の状態で動脈圧を記録するため，ガイディングカテーテルが冠動脈の入口部に奥深く入っていると，狭窄があるのと同じ状態になり，測定値の過小評価につながるため，ガイディングカテーテルを冠動脈から外すことが推奨されています。しかし，安静時血流では狭窄があっても血流は維持されるため，iFRを計測するときはガイディングカテーテルの影響をあまり気にしなくも大丈夫です。
- iFRは簡便に計測が可能といわれていますが，造影剤の使用は充血状態を惹起します。また，いったん充血状態になると数分間はその状態が持続するといわれています。
- ワイヤー通過の際に造影を繰り返し，その直後にiFRを計測すると真の安静時血流の値が出ない可能性があります。
- また，圧引き抜き曲線を記録する際，ドリフトを生じることがありますが，FFRは平均動脈圧の比であるため補正が可能ですが，iFRは補正できません。

虚血が証明されていない中等度病変の評価

- 臨床現場では，術前に負荷心筋シンチグラフィや負荷心電図などの非観血的虚血評価がなされていないことも多く，また冠動脈CT検査（CTCA）の普及もあり，機能評価がなされず，PCIスタンバイでCAGが施行されることがしばしばあります。また，視覚的評価のみでの中等度狭窄のPCI適否の判断は，施設や術者によって異なる状況でした。先に述べたように診療報酬改定で機能的虚血評価の重要性が強調されたことにより，今後さらにFFRやiFRの役割は大きくなると思われます。

用語解説

ドリフト

ドリフトとはFFRやiFRの計測中に冠動脈入口部のカテーテル圧とプレッシャーワイヤーの圧の基準がずれてしまうことを言います。原因としてはカテーテル操作中に圧トランスデューサの位置が変わったり，Yコネクターからの圧抜け，カテーテルが冠動脈に楔入してしまうような準備や手技にかかわるものと，プレッシャーワイヤーが体温の影響を受けたり，コネクター部に生食や血液が入ってしまったり，センサー部に小さな気泡がつくことによって起こるワイヤーに関連するものがあります。

現在プレッシャーワイヤーで計測する冠動脈末梢の動脈圧は，圧センサーから電気信号で計測するものと圧センサーで起こるひずみから光の干渉を利用して計測するものの2種類があります。光学的な計測のほうがドリフトは起きにくいとされています。ドリフトは計測値の信頼性にかかわる問題ですので，可能な限りドリフトを起こさないような準備やワイヤー操作を心がけましょう。

RCA近位部の中等度狭窄での評価

症例：70歳代前半の男性，労作性狭心症

- LADにPCIを行った際に認めたRCA近位部の中等度狭窄を評価しました（図4）。RCAの矢印の部位でFFR，iFRを計測しましたが，視覚的に狭窄が狭く見えてもiFRは1.0であり，近位部の病変での圧較差は全くないとの結果でした。FFRでも0.85と維持されており，治療はdeferとしました。

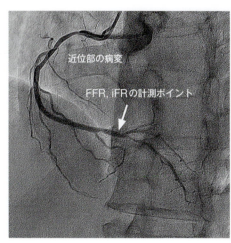
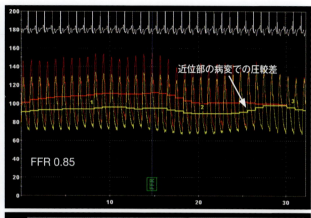
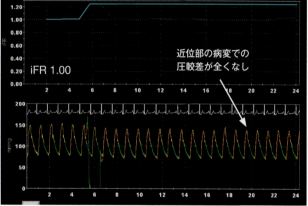

図4 RCA近位部の中等度狭窄における造影とFFR / iFR

- 圧引き抜き曲線では，FFRは近位部の病変のところでステップアップが見られますが，iFRでは病変での圧変化がありません。これがiFRの特徴で，安静時血流の状態では，微小循環系で安静時血流が一定に維持されるように自己調節機構（autoregulation）が働いているため，軽度から中等度の病変が存在しても血流の低下が起こらず，圧較差が生じないということが起こりえます。
- 一方，最大充血の状態では狭窄が存在すると血流が低下し，その狭窄が軽度から中等度でも血流は低下するので，iFRと違い，FFRではステップアップが生じやすいです（図5）[3]。

3) Uren N, et al: N Engl J Med, 330: 1782-1788, 1994.

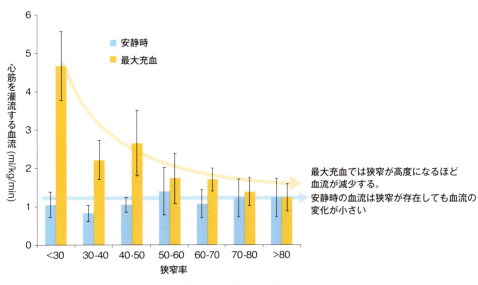

図5 心筋灌流血流と狭窄率の関係で比較するFFRとiFR
(文献3より引用)

最大充血時(FFR計測時)と安静時(iFR計測時)の病変を通過する血流の違い

- タンデム病変で説明をします。FFR計測時に必要な最大充血時の血流は，各病変を通過する血流量に対し相互に影響を与えています。一方の病変が治療されると残りの病変の血流が変化し，それにより圧較差も変化します。そのため，どちらかの狭窄が解除されると残存病変の圧較差が増加し，個々の病変の圧較差を推測しにくく，狭窄解除後のFFRの値を事前に予測することは困難です(図6)。

- 一方，安静時血流の状態では，微小循環系で安静時血流が一定に維持されるので，安静時血流は一方の病変が解除されても顕著には変化しません(図7)。したがって，個々の病変の圧較差を計算することで狭窄解除後のiFRを推測することが可能です。つまり，iFRでは個々の病変の評価を行えます。この安静時血流特有の性質により，治療前のiFRの圧引き抜き曲線の結果に基づいて治療戦略を決定することができます。

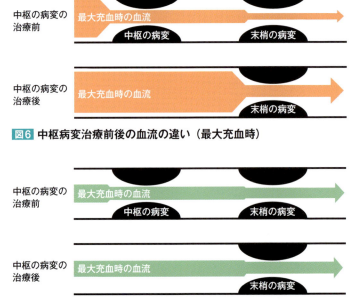

図6 中枢病変治療前後の血流の違い（最大充血時）

図7 中枢病変治療前後の血流の違い（安静時）

LADタンデム病変でのFFR

症例：60歳代前半の男性，労作性狭心症

- LADの近位部と中間部のタンデム病変をFFRで評価して治療しました（図8）。造影上は近位部の病変①と中間部の病変②を認め，治療前のFFRは0.49と著明な低値でした。病変ごとの圧較差（ΔPd/Pa）は病変①が0.38，病変②が0.13であったため，まず病変①に対してのみDES 3.0×18mmを留置しました。
- その後に計測したFFRは0.53とほぼ改善のない状態で，病変②の圧較差が0.33と大きくなっていました（図9）。病変①のDES留置部も造影上は良好でしたが，圧較差が0.14ありました。そのため末梢の病変も治療が必要と判断し，病変②にDES 2.5×23mmを留置して治療しました。
- 治療後に計測したFFRは改善したものの，0.73にとどまりました（図10）。ステント留置部の末梢からの緩徐な圧上昇がありますが，造影上はこれ以上のステント留置は困難であったため治療終了としました。PCI前のFFRの圧引き抜き曲線では，病変②の圧較差は大きくありませんでしたが，病変①を治療し，病変②への最大血流が増加したことで病変①の治療後のFFRでは病変②の圧較差が大きくなりました。
- このように，タンデム病変ではFFR計測で一方の治療後圧較差を推し量ることは困難です。

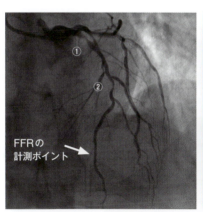
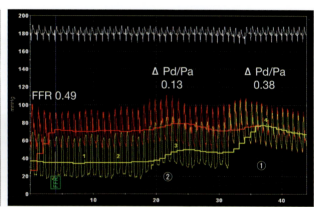

図8 LAD近位部と中間部におけるタンデム病変の造影とFFR（病変①治療前）

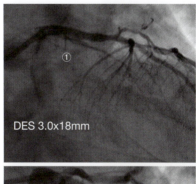
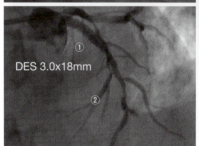
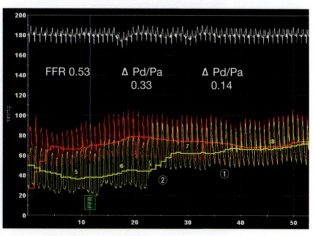

図9 LAD近位部と中間部におけるタンデム病変の造影とFFR（病変①治療後）

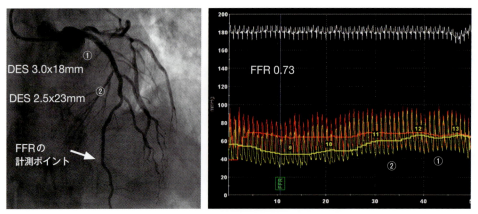

図10 LAD近位部と中間部におけるタンデム病変の造影とFFR（病変①②治療後）

LCXタンデム病変のFFRとiFR

症例：70歳代前半の男性，無症候性心筋虚血

- LCXのタンデム狭窄に対して治療前後にFFR，iFRの計測を行いました。FFRは0.58，iFRは0.51と著明な低値で，造影上2カ所の狭窄があり，FFRおよびiFRの圧引き抜き曲線でそれらの狭窄部位2カ所で大きなステップアップを認めます（図11）。IVUSでの計測上38mmのステントでフルカバーできる病変長であったので，2.5×38mmのDESを1本留置して治療しました。
- 治療後の造影上はステントの拡張は良好でした。治療後のFFR，iFRを計測したところ，FFRは0.93，iFRは0.97と良好な改善を示しました。FFRおよびiFRの圧引き抜き曲線でも大きなステップアップを示す部位は認めず，ステントの拡張不良やステントエッジでのトラブルはないと判断しました（図12）。

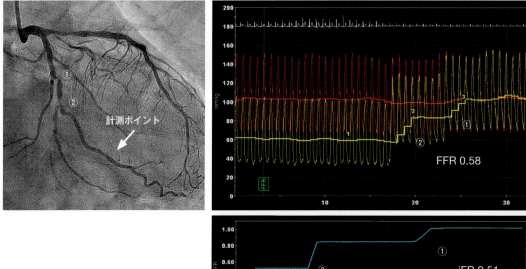

図11 LCX高度狭窄の造影とFFR / iFR（治療前）

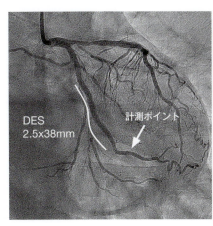
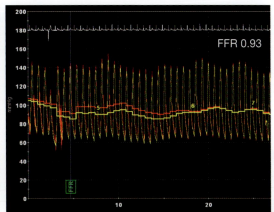
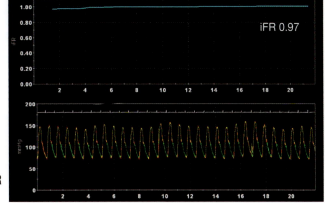

図12 LCX高度狭窄の造影とFFR／iFR（治療後）

⚠ ここに注意

ステント留置後のFFR，iFR計測の意義として，ステントの拡張が不十分な部位が残存していたり，ステントエッジでの解離や血腫が出現していると，圧引き抜き曲線での圧損失部位として確認することができます。特にステントエッジでのトラブルは経時的に拡大することもあるので，ステントエッジの圧損失には注意が必要です。その際には軽度の狭窄でもiFRより鋭敏に検出できる可能性のあるFFRのほうが有効な可能性があります。

💡 ここがポイント

- 図8～10に示したLADのタンデム病変の治療では治療後のFFRが0.73と改善が不良でした。0.73という値はPCIの治療適応閾値である0.80を下回っているどころか，虚血誘発閾値の0.75にも届いていません。しかしながら，造影所見からこれ以上ステント留置できる部位はないと考えられました。
- 一方で，図11,12に示したLCXの狭窄は，長いステントを留置したにもかかわらず，治療後のFFRが0.93，iFRが0.97と良好な改善を示しました。治療後のFFR（post stent FFR）の改善が良くない症例は，LADの病変が80～90％を占めるといわれています。こうした症例では血管全体に動脈硬化による軽度のプラークの進展があり，圧引き抜き曲線で緩徐な圧上昇が続きます。ステントを追加して治療するにもステント留置に適した病変もありません。
- こうした血管を持つ患者は，血管性状が良くない患者で心イベント発症のハイリスク群と考え，薬物療法を行いながら，厳重に管理する必要があります。

PCI施行時の支援ツールとしてのiFRの活用

- 前述したように，iFRでは病変の圧較差を計算することで，治療前の圧引き抜き曲線でどこからどこまでをステントでカバーするとどのくらいiFRが改善するかという予測が可能です。
- この性質を利用したCAGとiFR圧引き抜き曲線を同期させたco-registrationシステムがあります。ボルケーノ社のSyncVision®というシステムで，造影とiFR圧引き抜き曲線を同期させ，狭窄でのiFRの低下0.01を1つのドットで視覚的に表示し，どの狭窄でどのくらいiFRが低下しているかを表示します（図13a）。
- さらに定量的冠動脈造影（QCA）と同様の計測で造影上の長さを計測でき，その長さをステントでカバーすることでどのくらいiFRが改善するか，治療前に予測することができます。本症例では2つの病変をフルカバーするとステント長が37.2mm必要で，iFRの上昇は0.5程度であることが推測されました（図13b）。ステント留置後のiFRでその予測がほぼ正確であることがわかります（図13c）。

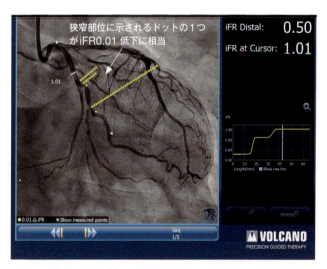

a：ドット表示による狭窄毎のiFR低下

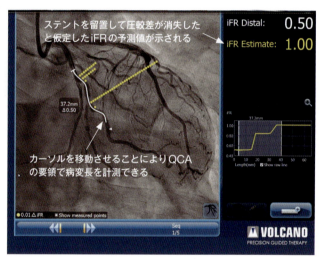

b：病変長の計測とiFR予測値

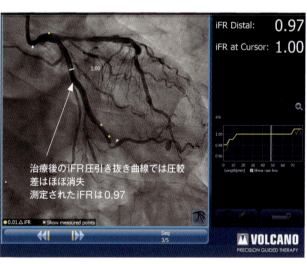

c：治療後のiFR測定値

図13 SyncVision®システム

治療後のFFRとiFRの乖離をどう考えるか

FFRとiFRが一致した症例

症例：70歳代中盤の男性，無症候性心筋虚血

- 不安定狭心症でLCXを治療した後のLAD近位部の中等度病変の治療適否判断のためFFRとiFRの測定を行いました（図14）。
- FFRは0.67，iFRは0.81とともに有意であったので，この病変に対して4×18mmのDESを留置して治療しました（図15）。
- 治療後のFFRは0.79，iFRは0.86と造影所見と比較すると改善が良くないものの，FFRとiFRは一貫して同じような値を示しています。

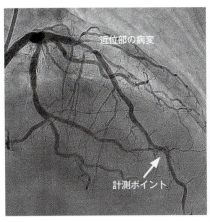
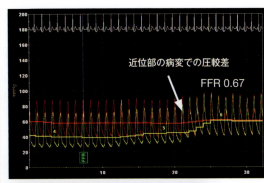
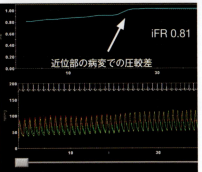

図14 LAD近位部中等度狭窄の造影とFFR／iFR（治療前）

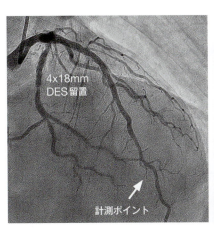
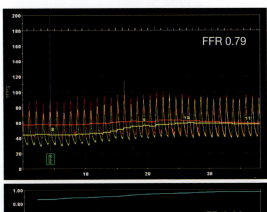

図15 LAD近位部中等度狭窄の造影とFFR／iFR（治療後）

FFRとiFRが乖離した症例

症例：50歳代中盤の男性，無症候性心筋虚血

- 心不全の原因精査でCAGを行ったところ，LADに軽度から中等度の3つのタンデム病変を認めました(図16)。FFRを計測したところ0.55と低値であり，圧較差は病変②の部位で最も大きく，病変①と③ではそれほどの圧較差は認めませんでした。
- 後日，病変②のみに3.5×23mm DESを留置して治療し，FFRとiFRを計測したところ，FFRは0.55から改善しているものの0.71と低値でしたが，iFRは0.90と虚血閾値を超えていました(図17)。FFRの圧引き抜き曲線では病変①の圧較差が0.10，病変③の圧較差が0.09であり，留置したステント内に0.04の圧較差は認めました。FFRでの病変①と③の圧較差が同じくらいであり，一方のみの治療では効果が限定的と推測されることと，iFRは比較的良好な値であったので，本症例は追加治療は行いませんでした。
- FFRとiFRが乖離する症例は20％程度あるといわれています。特に治療後のFFRとiFRの乖離は追加治療の適否判断に影響するので解釈に注意が必要です。
- 現時点ではFFRとiFRのどちらを優先すべきか答えがないのが現状です。今後の検討課題の一つです。

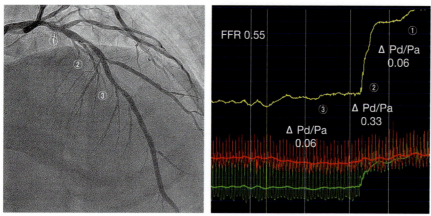

図16 LAD軽度〜中等度タンデム病変の造影とFFR（治療前）

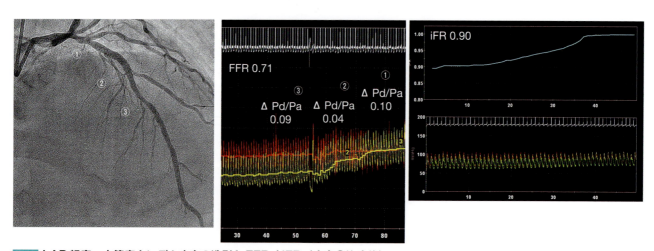

図17 LAD軽度〜中等度タンデム病変の造影とFFR／iFR（病変②治療後）

LMTやLAD近位部病変の評価

- 造影所見は高度に見えてもFFRでは高値を示す病変をミスマッチ病変といい、造影所見は軽度に見えてもFFRは低値を示す病変をリバースミスマッチ病変といいます。

造影所見とFFRの値が一致しない（リバースミスマッチ）症例

症例：60歳代中盤の男性，労作時の胸部違和感あり

- 労作時の胸部違和感を自覚するようになったためCAGを施行しました。LMTからLADが分岐する部位に造影上中等度の病変を認めました。症状があるためFFRを計測したところ0.74と虚血閾値を下回っていました（図18）。本症例は視覚的な狭窄度が重症でないことと症状が軽かったため、薬物治療で経過を見ましたが、症状増悪のため1年足らずでPCI施行となりました。

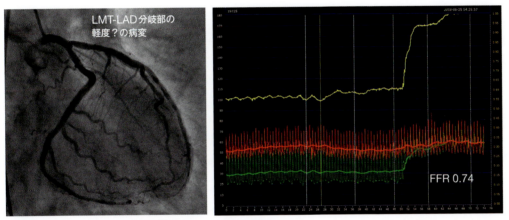

図18 LMT～LAD分岐部位中等度病変の造影とFFR

- LMTの分岐部付近の病変では、ミスマッチ病変のみならずリバースミスマッチ病変も多いことがわかっていて、特に一見狭窄が軽いリバースミスマッチ病変は造影上、病変の過小評価をしているため、精査がそれ以上進まない可能性があり注意が必要です。

造影所見とFFRの値が一致しない(ミスマッチ)症例

症例：80歳代前半の男性，胸部症状なし

- 胸部症状は全くありません。胸部大動脈瘤のため数年前にステントグラフト内挿術が行われています。大腸がんが見つかり手術が必要となったため，CAGを行いました。造影上はLMT分岐部に中等度の病変を認めました(図19)。

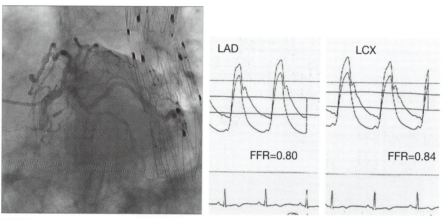

図19 LMT分岐部中等度病変の造影とLAD・LCXのFFR

> 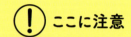 **ここに注意**
>
> LMTやLMT付近の病変の評価は患者の生命予後に大きな影響があるため重要です。しかしながら，この場所はFFR陽性，iFR陰性となる症例が多いことも指摘されている部位です。iFRのdeferでも大丈夫との報告もありますが，慎重に判断する必要があります。

- 大腸がん術前であり，PCI，CABGのいずれでも冠動脈治療を行えば大腸がんの治療が遅れてしまうため，LMTの治療適応は慎重に判断する必要があります。そのためLAD，LCX双方のFFR計測を行ったところ，LAD：0.80，LCX：0.84と維持されていたため，薬物治療のみで手術に臨み，問題なく終了しました。

iFRとそのほかの安静時指標

- 近年，iFR以外の安静時指標がいくつか登場しています。iFRは前述のとおりwave-free periodでの動脈圧の比で計測され，ボルケーノ社のプレッシャーワイヤーで計測できます。
- dPR(diastolic pressure ratio)は安静時における拡張期全体の動脈圧の比であり，ゼオンメディカル社のプレッシャーワイヤーとアシスト社のrapid exchange型プレッシャーカテーテルで計測できます。
- DFR(diastolic hyperemia-free ratio)はdPRと同じく安静時における拡張期全体の動脈圧の比で，ボストン社製のプレッシャーワイヤーで計測できます。
- RFR(resting full-cycle ratio)はiFRやdPRと異なり，拡張期だけでなく収縮期も含めた全心周期の中で動脈圧の圧較差が最も大きいポイントの5心拍の平均値で求められており，アボット社のプレッシャーワイヤーで計測できます。
- これらの指標はiFRと非常に高い相関を示すことが報告されており，dPR，DFR，RFRのカットオフ値はiFRと同様に0.89でよいと考えられます。最近の韓国からの報告では，435症例，1024病変の検討でdPR，RFRはいずれもiFRと高い相関があり，心筋虚血の診断能やdeferした血管に関連する心血管イベントにおいて同等であったことが報告されています[4]。それぞれ異なる理論的背景ではありますが，現在臨床で使用できる安静時指標(iFR, dPR, DFR, RFR)はすべて同じように使用できると考えて問題ありません。

4) Lee JM, et al: Physiological and Clinical Assessment of Resting Physiological Indexes. Circulation, 139: 889-900, 2019.

VIII

マイクロカテーテル

VIII-1 マイクロカテーテル

景山倫也　那須赤十字病院循環器内科

マイクロカテーテルは，複雑病変に対するPCIの際に必要なデバイスです。マイクロカテーテルを使用することで，ガイドワイヤーの操作性を上げることができますが，それ以外にも，ガイドワイヤーの交換，局所的な薬物投与，コイルの持ち込みなどさまざまな活用法があります。現在の複雑病変のPCIはマイクロカテーテルなくして成功はありえないといっても過言ではありません。本項では，マイクロカテーテルを考慮すべき状況，特殊なマイクロカテーテルの使用法，dual lumen catheter（DLC）の使用法について解説します。

Point

1. マイクロカテーテルの使用が重要な状況を知っておきましょう。
2. ASAHI Corsair Proの使用法について知りましょう。
3. DLC（Crusade®，ASAHI SASUKE）の使用法について知りましょう。

マイクロカテーテルの基本

- 現在，各社からたくさんのマイクロカテーテルが販売されています。一般的にマイクロカテーテルと呼ばれているものには，医療機器一般名称で，「冠動脈貫通用カテーテル」と「中心循環系マイクロカテーテル」に分けることができます（表1）。それぞれ，プロファイルの太さ，軟らかさ，滑りのよさなど特徴があります。
- プロファイルが細く軟らかいものは狭い部分を通過しやすい反面，ガイドワイヤーの操作性が落ちる可能性があります。それぞれの特徴，用途に合わせて使い分けをしましょう。
- 昨今の慢性完全閉塞（chronic total occlusion：CTO）病変のPCIの際には，順行性アプローチだけではなく，側副血行路を用いた逆行性アプローチが必要になる症例も少なくありません。そのためマイクロカテーテルは長さの違うものが存在しており，一般的に順行性アプローチの際には135cmのマイクロカテーテル，逆行性アプローチの際には150cmのマイクロカテーテルが使用されます。

冠動脈貫通用カテーテル	中心循環系マイクロカテーテル
FINECROSS® シリーズ（テルモ社製）	Caravel MC（朝日インテック社製）
Corsair PRO（朝日インテック社製）	Teleport™ シリーズ（オーバスネイチ社製）
Tornus シリーズ（朝日インテック社製）	Mogul™ シリーズ（グッドマン社製）
Caravel（朝日インテック社製）	Mizuki® シリーズ（カネカメディックス社製）
SASUKE（朝日インテック社製）	Prominent® シリーズ（東海メディカルプロダクツ社製）
Crusade® シリーズ（カネカメディックス社製）	

表1 マイクロカテーテルの大別

一般的なマイクロカテーテルの使用目的

ガイドワイヤー操作性とバックアップ力の強化（図1）

- マイクロカテーテルは屈曲病変，分岐部病変，石灰化病変，CTOなどの複雑病変で必要とされることが多く，特にCTOでは不可欠なデバイスです。
- 病変の手前部分に狭窄や，強い屈曲がある場合，ガイドワイヤーに摩擦やストレスがかかり操作性が悪くなります。マイクロカテーテルを搭載することでガイドワイヤーにかかるストレスが軽減するため，ガイドワイヤーの操作性が向上し，穿通力の向上にもつながります。
- CTOなどの硬い病変に穿通させなくてはならない場合には，マイクロカテーテルをガイドワイヤーの先端に近づけることでガイドワイヤーの曲がりを抑制し，穿通力が高まります。
- また逆行性アプローチの際には，屈曲した側副血行路を通過させてからの操作となるためマイクロカテーテルのサポートは必須です。

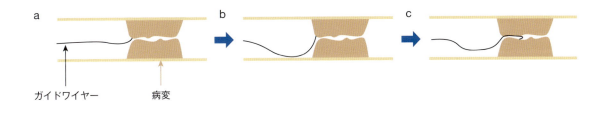

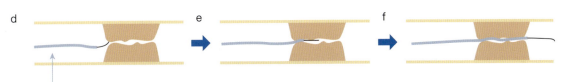

図1 ガイドワイヤーの操作性とバックアップ力の強化

a：ガイドワイヤー単独で高度狭窄病変にアプローチしている。
b：病変に押し付けるとガイドワイヤーがたわんでしまい，うまく操作ができない。
c：病変に入ったとしても，中で先端があたってしまうと手前がたわんでしまい，うまく操作ができない。
d：マイクロカテーテルを入れることでガイドワイヤーの操作性が上がり，たわむことも抑制することで穿通力も向上する。この時点でのマイクロカテーテル変更も可能である。
e：病変に入ったところで，更にマイクロカーテルを入れることでガイドワイヤーの操作性が上がり，通過しやすくなる。
f：病変を通過。マイクロカテーテル通過により，多少のブジー効果も期待できる。

用語解説

ブジー効果
一般にブジーとは，狭い管や棒を狭くなった部位（尿道や食道）に通過させることで狭窄部分の拡張を図る医療器具のことをいいます。冠動脈狭窄部もマイクロカテーテルを通過させるだけで多少広がるため，それをブジー効果と表現します。

ガイドワイヤーの先端カーブの変更，ガイドワイヤーの交換（図2）

- 狭窄の強い病変へガイドワイヤーを通過させる際，ガイドワイヤーの先端カーブは小さくなくてはならない場合があります。
- しかし，病変部の前に大きな分岐がある場合，まずはその分岐を選択するために大きなカーブをつける必要があります。
- 例えば，左冠動脈回旋枝に非常に細い病変がある場合，まずは左冠動脈主幹部で回旋枝を選択するために大きな先端カーブが必要になりますが，病変部では先端1mmでの小さなカーブだけでなくては病変を通過させられないような状況もあります。

- 病変部までマイクロカテーテルを持ち込めば，そこで一度ガイドワイヤーを抜去し，カーブを小さくつけ直すことが出来ますし，それでも不十分な場合にはテーパードワイヤーへの変更も可能です．
- また，テーパードワイヤーや穿通力の高いガイドワイヤーで病変を通過した後，そのまま手技を続けると末梢血管の穿孔を起こす可能性が高いため，マイクロカテーテルを奥まで進めてより安全なガイドワイヤーへ変更することができます．
- ロータブレータの際にはロータワイヤーが必要であり，DCA（directional coronary atherectomy）の際には，Gland Slam（朝日インテック社製）などのサポートワイヤーが必要になります．
- これらのガイドワイヤーは操作性が悪いために，単独で病変を通過させるのは困難です．
- そこで，操作性の良いガイドワイヤーを病変末梢まで通過させ，マイクロカテーテルを奥まで進めてからロータワイヤーやサポートワイヤーへ交換するという方法が可能です．

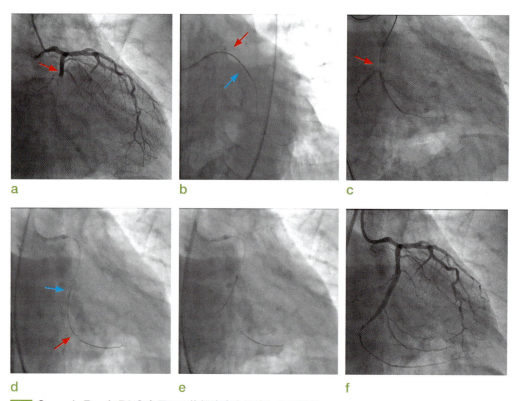

図2 Corsair ProとDLCを用いて複雑病変を治療した症例①

a：左冠動脈回旋枝の99％（subtotal）病変（→）．
b：主幹部から回旋枝へガイドワイヤーを導くには大きなカーブが必要であり（→），病変部は小さなカーブでなくてはならなかった（→）．大きなカーブをつけたSION blueで最初のカーブを通過し，病変手前までCorsair Proを持ち込んだ．SION blueを小さなカーブに直したが，通過できず，XT-Rへ変更し，通過に成功した．
c：病変末梢でCorsair Proからチップインジェクションをすると病変末梢に分岐があることが判明（→）．
d：Corsair Proでブジーした部分をSASUKEが通過．もう1本の大きなカーブをつけたガイドワイヤーをOTWルーメンから出し（→），分岐手前までSASUKEを引き戻した（→）．
e：本幹側へガイドワイヤーを挿入．
f：ステントを留置して，側枝閉塞なく，良好な血流を得た．

薬剤の選択的投与，選択的な造影

- PCIの手技で末梢塞栓によるslow flowやno reflow，高度の攣縮などが生じた場合，対照血管にマイクロカテーテルやDLCを持ち込み，ニコランジルやニトロプルシドを直接投与することで，ガイディングカテーテルからよりも効率よく薬剤を投与することが可能です(図3)。
- CTO病変などの対側造影の際に，側副血行路にマイクロカテーテルを挿入して造影することによって，造影剤の軽減をすることができます(図4)。

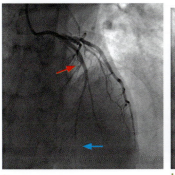
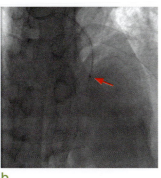
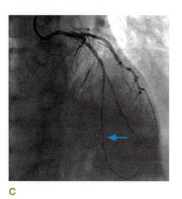

図3 マイクロカテーテルから選択的にニコランジルを投与した症例
a：左冠動脈前下行枝の近位部にステント留置（→）後，末梢に高度のスパスムが起こっている（→）。
b：マイクロカテーテル先端（→）からニコランジルを選択的に投与。
c：スパスムは改善している（→）。

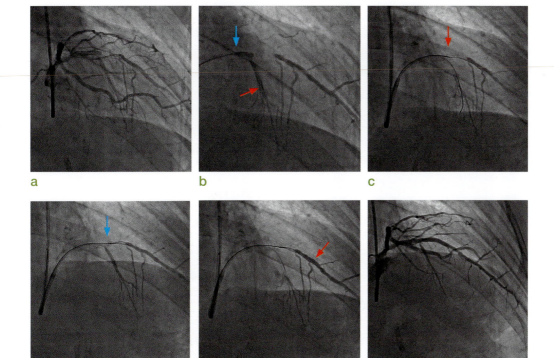

図4 Corsair ProとDLCを用いて複雑病変を治療した症例②
a：左冠動脈前下行枝のCTO病変。ガイディングカテーテルからの造影では回旋枝などが見えてしまうため，病変の全貌がはっきりしない。
b：本幹の病変近位部にマイクロカテーテルを持ち込み（→），側副血行路の中隔枝にマイクロカテーテルを挿入して（→）選択的造影をすることで，非常に良好に入口と出口の形態が判明した。
c：Corsair Proのサポート下（→）に1本目のガイドワイヤーを操作したが，末梢側の真腔を捕えられず。
d：Corsair Proでブジーした腔にSASUKEを導き（→），parallel wiringを施行。
e：2本目のガイドワイヤーが末梢を捕える（→）。
f：ステントを留置して終了。総造影剤量は43mLとCTO病変にも関わらず，少量で済ませられた。

- CTO病変や99％狭窄病変の場合には，病変部の手前からマイクロカテーテルで造影することにより，ガイディングカテーテルからの造影では見えなかったチャネルが見つかることや，周りの血管が造影されないことでよりクリアに見えるという利点があります。
- マイクロカテーテルから造影する際や，薬物投与を行う際にはシリンジを付けた時点で十分な逆血を確認する必要があります。逆血の無い状況は，マイクロカテーテルの先端が血管壁に当たっていたり，小さな枝に迷入している可能性が高いと考えられます。冠動脈の解離や穿孔をきたす危険性が高まるため，逆血のない状況でのインジェクションは絶対に行ってはいけません。

冠動脈穿孔に対する止血
- ガイドワイヤーによる冠動脈穿孔を起こした場合，マイクロカテーテルを穿孔部まで持ち込み，ウェッジ（wedge）させるか持続的に陰圧をかけることで止血する方法や，自己血栓，脂肪，コイルを使用した塞栓術も可能となります。（図5）

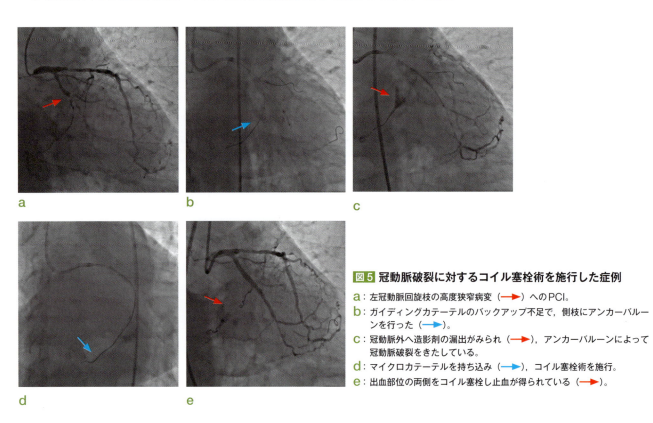

図5 冠動脈破裂に対するコイル塞栓術を施行した症例
a：左冠動脈回旋枝の高度狭窄病変（→）へのPCI。
b：ガイディングカテーテルのバックアップ不足で，側枝にアンカーバルーンを行った（→）。
c：冠動脈外へ造影剤の漏出がみられ（→），アンカーバルーンによって冠動脈破裂をきたしている。
d：マイクロカテーテルを持ち込み（→），コイル塞栓術を施行。
e：出血部位の両側をコイル塞栓し止血が得られている（→）。

特殊なマイクロカテーテル

ASAHI Corsair Pro，Corsair XS

ASAHI Corsair Pro，XSの構造・特徴
- ASAHI Corsairは当初，CTO病変の逆行性アプローチのchannel dilatorとして開発，製造されました。従来のブレード構造で作られた貫通カテーテルとは異なり，シャフトは2本の太い素線と8本の細い素線との組み合わせによって作られたコイル構造を採用しています。また，先端部はテーパーソフトチップで0.015inchと非常に細く，先端から60cmまでのシャフトに親水性コーティングを有しているため，貫通能力と先端追従性に優れます。
- そのサポート力の強さから，逆行性アプローチだけではなく，順行性アプローチでも多用されます（図6）。

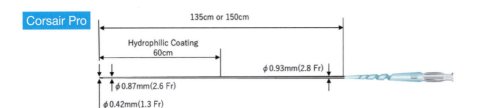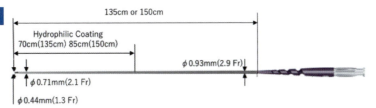

シャフト断面図

（朝日インテック社より提供）

図6 Corsair ProとCorsair XSの構造

- また，チップエントリーが非常に細いのにもかかわらず，コーティング部分で2.6 Frまで太くなるため，通過した部分にブジー効果をもたらし，次のデバイス（バルーン・IVUS・DLCなど）が通りやすくなります（図2，4）。
- 現在，Corsair XSが登場しました。シャフトはCorsair Proよりも細い14本の同じ径の素線によって作られたコイル構造をしています。コーティング部分は2.1FrとCorsair Proと比較し細径で軟らかいことが特徴であり（図6），特に逆行性アプローチの際に小さく屈曲の強いチャネルにも追従しやすいことが知られています。
- ほかのマイクロカテーテルと比べて最も違うのは，手元でトルク回転を伝えられることであり，それによって血管からの摩擦抵抗が軽減し，推進させることが可能です。

ASAHI Corsair Pro，XSの使用法（図7）

- 回転操作を行う際には，ガイドワイヤーを固定しなくてはいけません。ガイドワイヤーをそのまま固定するのは困難ですので，ガイドワイヤーにトルカーを装着し，それを右手の小指と薬指（と中指）で持ち固定します。親指と人差し指で回転を加えながら，左手でゆっくりと押し込んでいきます。
- 時計方向と反時計方向へ回転させることが可能ですが，同一方向の回転は10回転までとします。それ以上は原則として回してはいけません。
- 一方向に回転させた後はすぐに逆回転させず，少しの間待つことによってじわりと進むことがあります。慌てずにじっくりと進めていくことが必要です。

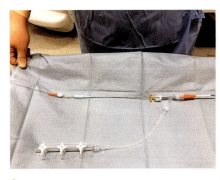 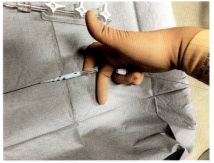 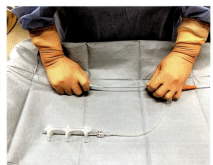

a b c

図7 Corsair Pro，XSの使用法
a：Corsairに密着するようにトルカーをガイドワイヤーに装着する。
b：トルカーを右手の小指と薬指（と中指）で持ち，人差し指と親指でCorsairのシャフトを持つ。
c：トルカーを固定しながらでCorsairに回転を加え，左手でゆっくりと押し込んでいく。

ASAHI Corsair Pro, XSの使用上の注意点

- 高度狭窄病変や閉塞病変で回転を加えながら進めていく際，先端が進まない場合などには，必ずガイドワイヤーが動くかどうかを確認してください。ガイドワイヤーが動かない場合にはスタックの可能性がありますので抜去を試みましょう。
- 特に高度石灰化病変で使用する際には，石灰の中でスタックされてしまうと，回転を続けることで先端部分の破損が生じます。さらに回転を加えると先端部が完全に離断するので注意しましょう(図8)。

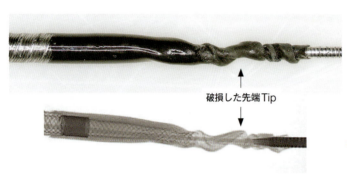

a：Corsairの先端がトラップされた状況でさらに回転を加えたことにより，Corsair内部の網目構造が破壊された。内腔が変形して破損しているため，ワイヤーとスタックしてしまっている。

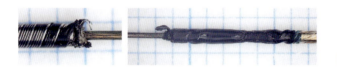

b：さらに回転を加えたことで断裂している。

(朝日インテック社より提供)

図8 Corsair Proの先端構造の破壊

DLC

DLCの構造と特徴

- DLCにはCrusade®シリーズ(カネカメディックス社製)とSASUKE(朝日インテック社製)があります(図9a,b)。

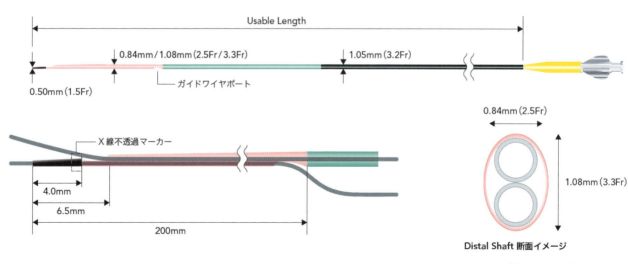

(朝日インテック社より提供)

a

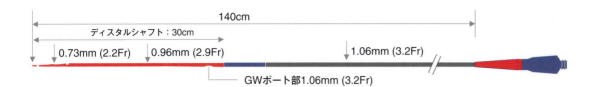
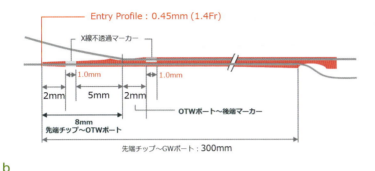
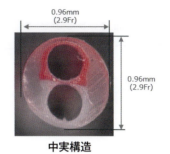

b

図9 DLCの構造

a：ASAHI SASUKEの構造
b：Crusade type Rの構造

- マイクロカテーテル先端部には，モノレールルーメンとover the wire（OTW）ルーメンが存在しており，セカンドワイヤーをファーストワイヤーと同じ部位へ容易に持ち込むことが可能です。

DLCの使用法

- まずガイドワイヤーが冠動脈内に進んだら，モノレールルーメンへそのガイドワイヤーを挿入し，OTWルーメンからセカンドワイヤーを操作します。
- OTWルーメンから薬剤や造影剤の投与も可能です。
- DLCが活用されるのは以下のようなケースです。

> ①ステントストラット越しに側枝にワイヤーを通過させる場合
> ②側枝の高度狭窄病変（or 閉塞病変）へのガイドワイヤーを通過させる場合
> ③高度狭窄を越えた部位の側枝を保護する場合
> ④CTO病変におけるparallel wiringの場合
> ⑤リバースワイヤーテクニックが必要な場合

①ステントストラット越しにガイドワイヤーを通過させる場合（図10）

- ファーストワイヤーにステントを搭載し，留置した場合に側枝が閉塞，もしくは狭窄した場合には，ステント内からストラット越しにガイドワイヤーを通過させ，キッシングバルーンテクニック（kissing balloon technique：KBT）などを行う必要があります。
- 本幹の血管径は側枝の前後で差があることが多く，末梢の血管径にステント径を合わせて留置した場合，側枝より手前はステントストラットが圧着していない場合があります。
- そういった場合に，ガイドワイヤーを単独で進めると，容易に手前からステントストラットを編んでしまう場合があります。
- DLCを用いて側枝より末梢までセカンドワイヤーを持ち込んだ後に，引きもどしながら側枝へガイドワイヤーを導くと，ストラットを編まずに済みます。

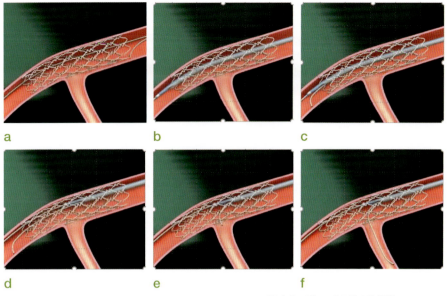

図10 DLCを使用したステントストラット越しの側枝へのアクセス法のシェーマ

a：側枝をジェイルするようにステントを留置している．ステント内にはガイドワイヤーがある．
b：そのガイドワイヤーにDLCを搭載し，側枝よりも末梢まで進める．
c：DLCのOTWから，側枝へ通過させるために強く曲げたガイドワイヤーを出す．
d：OTWのガイドワイヤーを残したまま，DLCだけを側枝よりも中枢側まで引きもどす．
e：OTWのガイドワイヤーを引きもどしながら側枝へ誘導する．
f：ステントストラットを編まずに側枝へガイドワイヤーを通過させることができる．

（カネカメディックス社より提供）

②側枝の高度狭窄病変（or 閉塞病変）へのガイドワイヤーを通過させる場合

- 側枝入口部の高度病変があると，広い本幹でガイドワイヤーがプロラプスし，うまくガイドワイヤーの穿通力を側枝方向へ伝えられない場合があります．DLCを使用することでバックアップ力が高まり，側枝方向へ穿通しやすくなります（図11）．
- また入口部直近に側枝のあるCTO病変の時にも，DLCを使用することで，同様に強いバックアップ力で本幹へアプローチできます（図12）．

③高度狭窄を越えた部位の側枝を保護する場合（図2）

- 高度狭窄を通過させるには，ガイドワイヤーのチップのカーブは小さくする必要があります．小さなカーブで側枝を捕らえることは困難です．
- 病変末梢へファーストワイヤーが通過した後，DLCを持ち込み，セカンドワイヤーに大きなカーブをつけて側枝をとることが可能です．

④CTO病変におけるparallel wiring（図4）

- CTO病変でガイドワイヤーが末梢の真腔を捕らえられなかった場合，そのガイドワイヤーを残して，それをメルクマールに2本目のガイドワイヤーを操作して末梢の真腔へ通過させようとする手技をparallel wiringといいます．
- セカンドワイヤーを新しいマイクロカテーテルに搭載して手技を行うより，DLCを用いることで，セカンドワイヤーを正しいと思える部分まで容易に持ち込むことが出来るのと，同軸性を保つことでバックアップ力と操作性を高めることができます．

⑤リバースワイヤーテクニック（図13～15）

- 側枝が本幹より直角以上の角度がついて派生している場合，どんなに大きなカー

用語解説

プロラプス（prolapse）
本幹が広く，側枝に強い力を加えなくてはならない場合，ガイドワイヤーがたわんで，本幹方向の末梢へ落ち込んでしまうことがあります．それをガイドワイヤーのプロラプスと表現します．

ブをつけてマイクロカテーテルでサポートをとっても,そこへガイドワイヤーを導くことができない場合があります。

- そのような時にはリバースワイヤーテクニックが有用となります。セットアップ方法と手技は図13～15を参照してください。
- リバースワイヤーに使用されるガイドワイヤーは滑り性能が重要となるのでポリマージャケットタイプのものを使います。SION black, Xtreme XT-R, Fielder FC(いずれも朝日インテック社製)がよく使用されています。

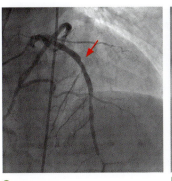
a
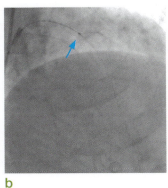
b
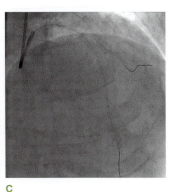
c

図11 側枝病変に対してDLCを使用してガイドワイヤーバックアップを高める方法

a:左冠動脈対角枝のACS症例（→）。
b, c:通常のガイドワイヤー操作では側枝に導くことはできなかったが,DLCを用いる（→）ことで側枝へガイドワイヤーの通過に成功した。

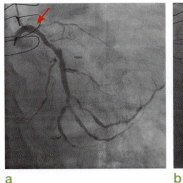
a
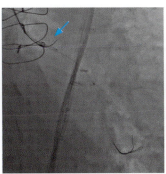
b
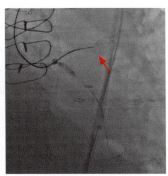
c

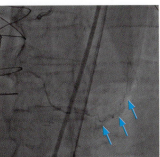
d
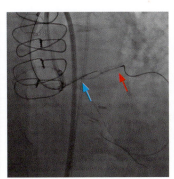
e
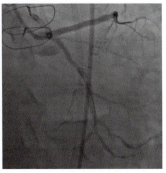
f

図12 本幹病変に対して側枝からDLCを使用してガイドワイヤーバックアップを高める方法

a:左冠動脈前下行枝の入口部CTO病変（→）。
b:DLCを用いることで病変内に侵入可能となった（→）。
c:順行性アプローチのガイドワイヤーはsubintimaへ迷入したため（→），逆行性アプローチを開始
d:逆行性アプローチは右室枝を使用した。非常に細かい屈曲のある血管（→）だがSUOH03が通過し，Caravelが通過した。
e:逆行性に持ち込んだCaravelによりガイドワイヤーの操作性が安定し（→），順行性に持ち込んだバルーンをめがけてリバースCARTを成立させた（→）。
f:ステントを留置して良好な血流を得た。

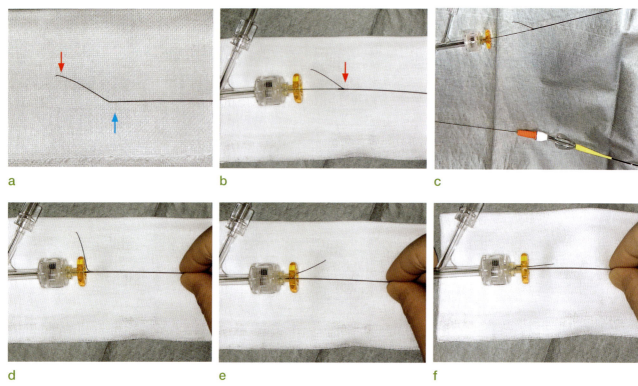

図13 リバースワイヤーテクニックのセットアップ方法

a：ガイドワイヤー（ポリマージャケットタイプ）の先端1〜2mmのところに小さなファーストカーブをつけ（→），2〜3cmのところへ30°くらいのセカンドカーブ（→）をつける。この時，セカンドカーブを強くつけすぎないように注意する。（カーブをつけずに行ってもよい）
b：セカンドカーブの部分をOTWルーメンの出口にぴったりと合わせる。
c：この時，ガイドワイヤーの位置がずれないように，DLCのシャフトに密着させるようにトルカーを付けておくとよい。
d-f：DLC本体をそのまま進めていくと，写真のようにガイドワイヤーがガイディングカテーテル内へ入っていく。

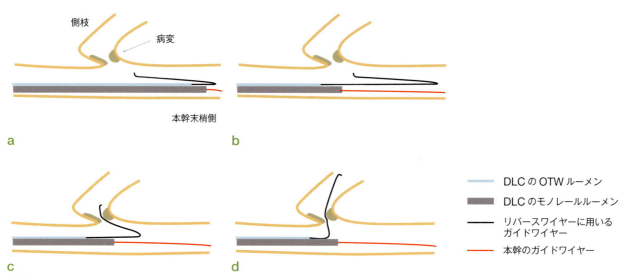

図14 リバースワイヤーテクニックのシェーマ

a：セットアップしたシステムを側枝よりも先へ進める。
b：DLCを引きもどす。
c：ガイドワイヤーの方向を合わせながらゆっくりと引きもどし，側枝へ挿入する。
d：セカンドカーブが伸びるところまで引きもどす。この後，マイクロカテーテルを挿入し，ソフトワイヤーへ変更するのが望ましい。

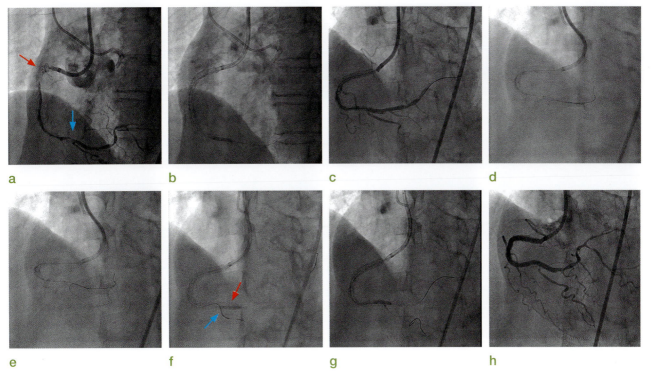

図15 リバースワイヤーテクニックを用いた側枝保護

a：右冠動脈のステント内CTO病変（→）。末梢側にも病変があり（→），その先に角度のきつい#4PDが派生している。
b：CTO病変にPCI後，末梢の病変にもPCIを施行。Φ2mmのバルーンで拡張。
c：病変部先の#4PDを保護するために通常のカーブのガイドワイヤーは通過せず。
d：リバースワイヤーを施行。
e：ゆっくりと引き側枝へ導くことに成功。
f：曲がりが強く，狭窄があるため，マイクロカテーテル挿入の際にプロラプスしてしまった。本幹末梢側でバルーンを広げながら（→）プロラプスを予防してマイクロカテーテルの挿入に成功（(→)）し，ガイドワイヤーを交換。
g：KBTを施行。
h：ステントを留置し，側枝閉塞なく手技を終了。

おわりに

- マイクロカテーテルやDLCは非常に有用なデバイスです。是非それぞれの特徴と使用方法を熟知し，日常のPCIに役立ててください。

IX

ロータブレータ

1 ロータブレータ

下地顕一郎　済生会宇都宮病院循環器内科兼心臓カテーテルセンター

ロータブレータは通常のデバイスでは処理できない高度石灰化病変に対して著明な効果を発揮します。実際にロータブレータがなければ血行再建できない病変も存在します。その一方で，適応やストラテジーを誤ると重篤な合併症を引き起こします。
基本的な原理やプライミングなどに関しては成書を参照してください。本項では特に合併症症例を中心に紹介し，これに対しての考察を加えながらロータブレータを概説します。

Point

1. デバルキング前にストラテジーを立てる。
2. 合併症を予測し，これを避ける手技をする。
3. 合併症への対処を知っておく。

ロータブレータの目的

- 筆者の施設ではロータブレータの目的を大きく4つに分類してストラテジーを決定しています（図1）。もちろん実際にはこれらを複合した目的でロータブレータを施行することも多いです。主な目的が術者の頭の中で理解できていることが安全で効果の高いアブレーションにつながると考えています。

①デバイスの通過（図1a）

- 全周性の石灰化，ないし偏在性であっても内腔に突出してデバイスの通過を阻んでいた石灰化をアブレーションしてデバイスを通過させることを目的とする場合，1.25mmないし1.5mmの小径のバーを用いてまずイメージングデバイスを通過させて評価し，エンドポイントを決定します。

②側枝閉塞リスクの回避（図1b）

- DCAが側枝閉塞リスクを減じる原理とほぼ同様，カリーナ（carina）の対側に存在する表在性の石灰化をアブレーションしてスペースを作る，あるいは石灰化を菲薄化することでバルーニングによるカリーナの負担を減じることが目的なので，血管径が許す範囲で大きなサイズのバーを選択することもあります。

③ステント留置のpreparation（図1c）

- 現在のPCIはステント留置が前提であることが多いです。この場合図1cのようにB/A（burr/artery）比を0.5程度に留めたバーを選択をし，石灰を菲薄化したうえでバルーンで拡張，ステントを留置します。

④ステントレス治療（図1d）

- 一方で図1dのようにステント留置を前提としていない石灰化病変も存在します。代表的な部位は回旋枝入口部です。この場合はデバルキングとPOBAで内

腔を確保する必要があるため大きめのバーを選択し，低圧でのPOBA，DCB（薬剤コーテッドバルーン）を併用することになります。具体的な症例は本項後半で提示します。

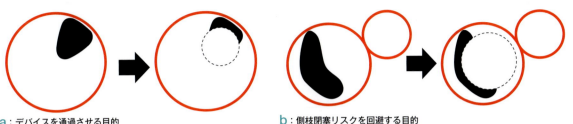

a：デバイスを通過させる目的　　　b：側枝閉塞リスクを回避する目的

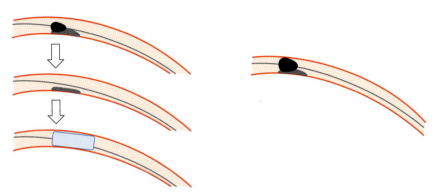

c：石灰化を菲薄化し，バルーンで拡張可能にする目的　　d：ステントレス治療においてルーメンを確保する目的

図1 術者が理解しておくべきロータブレータのストラテジーイメージ

ロータブレータの手技

一般的な手順

- アブレーション後ステントを留置する手技について一般的な手順を述べます。
①ロータブレータによるデバルキング，その後②イメージングデバイスによる観察，③バルーン拡張，④ステント留置のステップからなります。

  > ①ロータブレータによるデバルキング
  > ②イメージングデバイスによる観察
  > ③バルーン拡張
  > ④ステント留置

- 回旋枝のfocalな高度石灰化を伴う高度狭窄症例（図2a）を基にステント留置の手順を解説します。ロープロファイルなマイクロカテーテルすら通過しないため（図2b），病変にマイクロカテーテルを押し付けてロータワイヤーフロッピーをbareワイヤーで通過しました（図2c）。まずIVUSを通過する目的で1.25mmバーでデバルキングしました。IVUSでは8時と3時の方向にcrackが入り（⇨），6時を中心とした残響アーチファクト（reverberation）がみられます（図2d）。Reverberationはバーが切削した表面が平滑な石灰化によく観察される多重陰影を指します。

- 本症例では全周性の石灰ですが，偏在性の石灰の場合はバルーン拡張によって石灰と健常部の境界から解離が入り，拡張が可能となることが多いです。もちろんステント留置が前提なので解離は許容しますが，OCT/OFDIを用いている

- 場合を除いて不必要な造影は解離腔に圧をかけて血腫を進展させることがあるという点に留意してください。
- また，デバルキングや拡張後にロータワイヤーが石灰の裏の解離腔に落ち込んでしまうことがあることにも留意してください。これを見落としてアブレーションや高圧でのバルーン拡張やステント留置を行うと血管穿孔の原因となります。アブレーション前と比較してワイヤーのルートが大きく偏位している場合はIVUSなどでの確認を怠らないことが重要です。
- バルーンで拡張しているかどうかの確認はイメージングの所見に加えてアンギオも重要です。石灰化病変では「きしめん状」にしかバルーンの拡張が得られないことがあります。この場合，一方向から拡張しているように見えても，ほかのviewに振ることで不完全拡張を見出すことができます。
- 筆者の施設では，石灰化病変の拡張の際には必ず回転血管造影（rotation angiogram）を併用しています。ステント留置後に拡張を追加しても金属と石灰化の開大はより困難になるばかりか，血管穿孔リスクの増大が予想されるため，留置前の前拡張で開大するかどうかを確認することは非常に重要です。ステントは開大し良好な最終造影を得ました（図2e）。

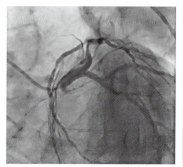
a：回旋枝の石灰化を伴う高度狭窄

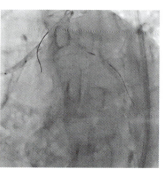
b：マイクロカテーテル非通過

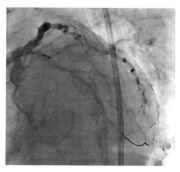
c：ロータワイヤーのbareでの通過

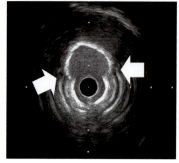
d：IVUS所見

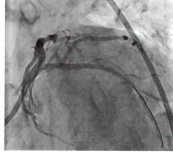
e：最終造影

図2 回旋枝focal高度石灰化に対するステント留置

バーが通過しないときの対応

- バーが通過しないときに漫然とアブレーションを続けることは有効でないばかりか合併症の原因となります。同じ部位でバーが長時間回転することで熱損傷（heat injury）からワイヤーが断裂するリスクが生じたり，術者が焦って押し付けてスタックの原因になることもあります。早々に違う方法に変えることが肝要です。もちろん低速でデバルキングを行っている場合はまずスピードを上げます。また，操作をgentleなpeckingにするなどの方法もありますが，筆者が有用と感じるのは以下の方法です。

①バーサイズを変える
- 通常はバーサイズを下げることで病変との「あたり」が変わって通過が可能になる。筆者には経験がないですが，サイズを上げることで通過に成功することもあるようです。

②ワイヤーを変える
- フロッピーワイヤーとエクストラサポートワイヤーではバイアスが大きく異なるため，これも病変に対する「あたり」を変えることができます。

③ワイヤー先端（wire tip）の位置を変える
- 小さい分枝ではもちろん禁忌ですが，大きい分枝がある場合はこちらに通過することで同じくバイアスを変えて病変に対する「あたり」を変えることができます。

④Lesion modification
- 通過性のよいsmall balloonをtipだけでも挿入して拡張する，Tornusを挿入する，SASUKEやCrusade®などのDLCでもう一本のConquest ProやMiracleなどのスティッフワイヤーを導入してcrackを作る，などが状況を打開することがあります。この方法は薬剤で解除できないslow flowが生じてロータブレータによるアブレーションが継続できない場合にも有用です。

合併症の予防と対応

- 筆者は合併症をいかに防ぎながら手技を進めるかが重要と考えています。その意味でまずは筆者の施設で生じた3種類の合併症と，その原因について考察します。

ワイヤー断裂

症例：LADの機能的完全閉塞（図3）
- 図3aはLADの機能的完全閉塞（functional total occlusion）の症例です。XT-Rで通過後，石灰化の処理をロータブレータで行いました。ロータワイヤーが中隔枝に迷入していることを気づかずにアブレーションを行いました（図3b）。図3cに最終造影を示しますが，デバルキングの後，中隔枝に離断したワイヤーが遺残しました。幸い本幹にはワイヤー遺残がなかったためそのまま手技を終了しました。
- 図3dに離断したワイヤー断面の電顕写真のシェーマを示します。解析の結果，恐らく中隔枝がスパスムを起こすなどして先端がトラップされた状態で回転したことによって離断したと考えられました。標的になる石灰化の末梢に高度狭窄を有する場合も同じことが生じえます。セッションごとにワイヤー先端の位置には十分に注意することが必要です。

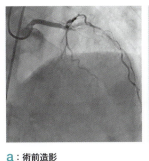
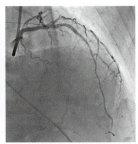
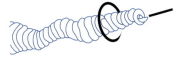

a：術前造影　b：ワイヤーがsmall branchに迷入したままアブレーション施行　c：最終造影

d：電顕写真のシェーマ

図3 LADの機能的完全閉塞の症例

症例：回旋枝入口部の高度狭窄（図4）

- 次に近位部でのワイヤー離断の症例を紹介します。回旋枝入口部の石灰化を伴う高度狭窄の症例です（図4a）。バルーンが全く拡張しないためロータブレータを施行する判断とし，カリーナ対側のdeep cutを危惧してフロッピーワイヤーを選択しました。1.5mmが通過せず1.25mmに変更しています。デバルキング中バーの先端がLAD側に偏位したため直ちに中止しましたが（図4b），やはりワイヤーは離断しており，最終的にスネアとエクステンションカテーテルを用いて回収しました。本症例から得た教訓は多岐にわたります。最終造影を図4cに示します。

①ロータブレータの適応

- 高度な屈曲を伴う回旋枝入口部のロータブレータは極めて高い確率で合併症を引き起こします。灌流域や虚血の有無を含めて治療の適応そのものを慎重に判断する必要があります。また，治療適応と判断されても安易にロータブレータに飛びつかないことも肝要です。
- マイクロカテーテルが通過しなくてもTornusが通過し小径バルーンが通過，拡張可能になることもあります。特に石灰化プラークが偏心性のときには拡張してルーメンができることでワイヤーのルートがわずかながらも直線化することがあります。そこでロータブレータのリスクが低くなった段階で，その必要性を再評価することも可能です。

②屈曲病変でのバーの操作と離断の前兆

- 本症例では術者は屈曲に少しずつ追従する丁寧な操作を行っていたため，バーの向きの偏位に直ちに気づき中止しました。もしこのまま操作を継続した場合，激しい血管穿孔に至ったと思われます。屈曲を意識して操作することも重要なので，これを直線化してしまうviewではなく屈曲を屈曲として描出するviewの選択も重要です。
- また，術者はアブレーション中に屈曲部で石灰化の感触を感じていなかったとのことでした。バーが進まないとき大抵は石灰化プラークがこれを阻んでいますが，この場合は術者の手に感触が伴うはずです（図4d上段）。本症例では恐らく図のようにワイヤーがLADに少し逸脱して屈曲を生じ，ここでバーが進まないために術者は感触を感じなかったと推測されます。この場合，ワイヤーの一点にheat injuryが持続的に加わっている状況と推測されます（図4d下段）。現に回収後の断裂したワイヤーを解析したところ，これが示唆される所見でした。
- バーが進まないのにもかかわらず感触を感じないことはワイヤーが屈曲の大彎側や分岐に逸脱していることを示唆するサインである可能性があります。

③屈曲病変でのデバルキングの範囲

- 本症例ではこの合併症が起きたことで結局入口部のみのデバルキングとなりましたが，その後同じバルーンであっさり拡張しました。恐らくパウチ詰めの食品に素手で開封しやすいためにつけられているノッチと同じ原理で（図4e），近位部の石灰を菲薄化すればバルーンで亀裂が入り，そのまま遠位部まで拡張可能になったものと思われます。屈曲病変は屈曲すべてを通過しなくても，近位部の石灰化のみデバルキングすることで石灰化病変全長が拡張可能になることがあることは多いです。屈曲全長を通過するリスクとの兼ね合いでデバルキングの範囲を適宜フレキシブルに検討しながら手技を進めることが望ましいと考えます。

④回収手技におけるエクステンションカテーテルの有用性

- 離断したワイヤーの回収時スネアを引いてくる際に若干の抵抗を感じました。恐らく近位部断端が病変に引っかかっているために起きた現象です(図4f)。このまま強く引くと近位部断端がプラーク内に埋没し，回収が困難になることがあります。無理をせずにIVUSで近位部断端の位置を確認し，その直前までエクステンションカテーテルを挿入することでワイヤー断端を「包む」ことができ，回収に成功しました(図4g,h)。

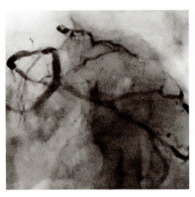

a：術前造影所見

b：バーの先端がLAD側に偏位

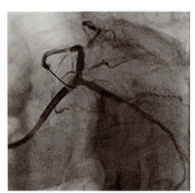

c：最終造影

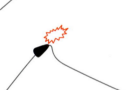

d：バーが進まないにもかかわらず感触を感じない

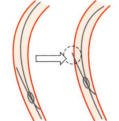

e：パウチ詰め食品にある開封用ノッチ

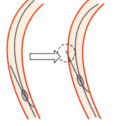

f

g：エクステンションカテーテルでワイヤー断端を「包む」

h：回収したワイヤー

図4 回旋枝入口部の石灰化を伴う高度狭窄症例

flow complication

- びまん性の石灰化病変，屈曲病変，マイクロカテーテルも通過しないようなtightな病変などdebrisが多くなることが予想される場合，および末梢の灌流域が小さい，あるいは高度狭窄があるなどの理由でrun offが悪いような場合は，特に注意が必要です。当院ではニトロプルシドなどの薬剤に不応なslow flowを合併した場合は，それ以上のアブレーションの継続は基本的に禁忌と考えて対応しています。先述したようにロータブレータの継続に固執しなくてもこれまでのアブレーションの効果でバルーン拡張などが可能になることも多いです。

症例：LCXの機能的完全閉塞（図5）

- LCXの機能的完全閉塞症例を示します(図5a)。XT-Rが通過後ロープロファイルなマイクロカテーテルが通過しないため，これを押し付けてロータワイヤーフロッピーをbareの状態で通過した症例です。造影上も完全閉塞でした。図5bのように1.25mmバーでデバルキングを行っていたところ心室細動(Vf)となり，造影するとLMT bodyに透亮像を認めました(LAO cranial view，図5c)。この透亮像は一過性で直ちに消失しました(RAO caudal view，図5d)。

- 血行動態が不安定であったためPCPSも留置しましたが，術後直ちに離脱可能でした．断定はできませんが，完全閉塞で末梢のrun offがない状況で生じたdebrisが近位部に停滞して生じたflow complicationと考えています

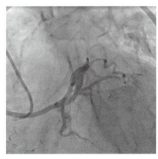
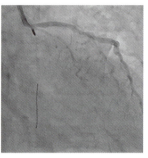
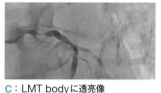

a：術前造影　　b：1.25mmバーでデバルキング　　c：LMT bodyに透亮像　　d：透亮像は消失

図5 LCXの機能的完全閉塞症例

症例：RCAのびまん性高度石灰化を伴う病変（図6）

- 最後にRCAの近位部および遠位部のびまん性高度石灰化を伴う症例を示します（図6a）．特に遠位部の石灰化はtightでこの症例もワイヤー通過後ロープロファイルなマイクロカテーテルが通過しないためこれを押し付けてロータワイヤーフロッピーをbareの状態で通過させた症例です（図6b,c）．
- 近位部の石灰化は問題なくアブレーション可能でしたが，遠位部の石灰化をアブレーション中にno reflowを生じました（図6d,e）．遷延したためここでアブレーションは中止し，近位部を拡張したうえで遠位部の石灰化をTornus Proで通過後1.0mmバルーンを開大したところflowは改善しました（図6f〜h）．2.5mmバルーンも良好に開大し（rotation angiogramで確認）ステントも良好に開大しました（図6i,j）．
- 前述のように当院ではno reflowが生じてこれが遷延した場合は基本的にロータブレータの継続は禁忌と考えており，代替の方法で石灰化を処理する方針としています．

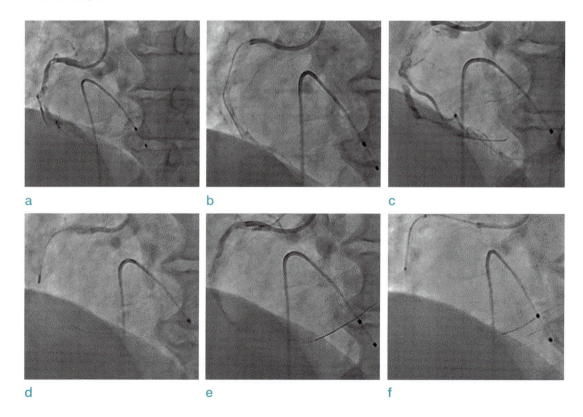

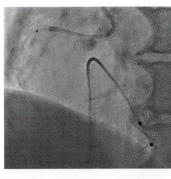
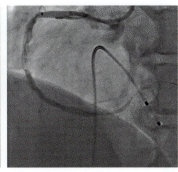
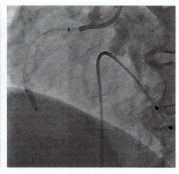

g　　　　　　　　　　h　　　　　　　　　　i

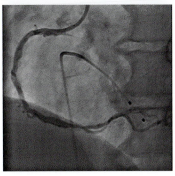

a：術前造影
b：ロープロファイルなマイクロカテーテル非通過
c：ロータワイヤーフロッピーがbareで通過
d, e：遠位部をデバルキング中にno flow
f：Tornus Proで通過
g, h：小径（1.0mm）バルーンで開大したところ，flow再開
i：バルーンのindentationの解除を確認
j：最終造影

j

図6　RCAのびまん性高度石灰化を伴う症例

アブレーション前に確認する点

- これらのことを踏まえて当院ではアブレーション前に以下のことに注意しています（図7）。

> ①ワイヤーがガイディングカテーテルから出たところでループになっていないか？
> ※ワイヤーシャフトの視認性が悪いため特にワイヤー交換後にガイディングカテーテルを操作した場合にループになっていることに気付かないことがある。このままデバルキングを開始するとワイヤー断裂をきたす危険性があるため必ず確認する。
> ②Platformでバーの周辺に十分なスペースがあるかどうか？
> ※バースタックや血管穿孔のリスクになるため十分なスペースがあるところをまずはplatformとする。
> ③ワイヤーバイアス（Wire bias）が適正かどうか？
> ④ワイヤーの先端がsmall branchに迷入してないか？

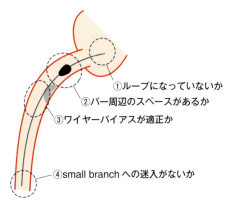

①ループになっていないか
②バー周辺のスペースがあるか
③ワイヤーバイアスが適正か
④small branchへの迷入がないか

図7　アブレーション前に確認するポイント

入口部病変

- 入口部病変では特殊なストラテジーをとることがあります。

症例：LCX入口部病変（図8）

- LCXの入口部病変でステント留置を前提としないロータブレータを施行した例です（図8a）。
- カッティングバルーンの低圧拡張でindentation（凹み）が取れず（図8b），高圧拡張では解離を生じる可能性があるため，そのまま1.75mm→2.0mmバーでのデバルキングを行いました（図8c）。この際，無理に押さずに入口部でバーを止めるくらいのつもりでスペースを作る操作を心がけました。その後，低圧でindentationが解除され（図8d），DCBを使用し良好な最終造影を得ました（図8e）。
- エンドポイントはiFRで決定しました。確認造影でもiFRは0.97まで改善していました。治療前iFRは0.86から0.95まで改善したため，ここで終了としました。
- 労作性狭心症での治療でしたが治療後に症状は消失し，術後1年の時点で再狭窄はきたしていません。

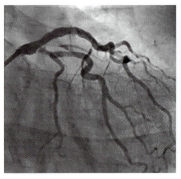
a：術前造影

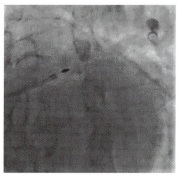
b：indentation取れず

c：2.0mmバーでデバルキング施行

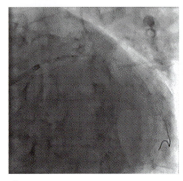
d：indentation解除

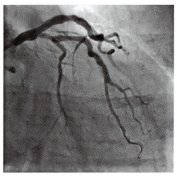
e：最終造影

図8 LCX入口部病変でステント留置を前提としない症例

症例：Severe ASを合併したLMT入口部中等度狭窄とmid LAD高度狭窄（図9）

- RCA，LMT入口部病変のデバルキングにおいてはガイディングカテーテルを浮かせた状態でデバルキングを行う必要があるため，一般的にエクストラサポートワイヤーを用います。
- 重症大動脈弁狭窄症（Severe AS）を合併したLMT入口部の中等度狭窄とmid LADの高度狭窄病変の症例です。患者背景からTAVI＋PCIの方針となりました（図9a）。
- 前述したように入口部の中等度狭窄を見落とさないことが重要で，この病変を例えばダイナグライドモードで「素通り」するとスタックの原因になりえます。このためエクストラサポートワイヤーを選択し，floatingで入口部からまずデバルキングする方針としました。
- 1.75mmで開始しましたが，案の定入口部病変で回転数も落ち，術者の感覚的にも有効に石灰を切削でき，2.0mmバーにサイズアップしました（図9b）。バルーン拡張で良好な拡張を得て手技を終了（図9c），バルーン大動脈弁拡張術（balloon aortic valvuloplasty：BAV）ののちに待機的に経カテーテル大動脈弁留置術（transcatheter aortic valve implantation：TAVI）を行いました。

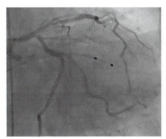
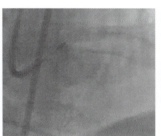
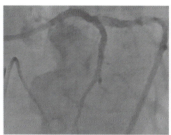
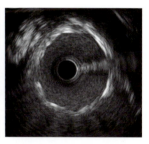

a：術前造影　　b：1.75mm→2.0mmバーで切削　　c：最終造影　　d：最終IVUS像

図9 Severe ASを合併したLMT入口部中等度狭窄とmid LAD高度狭窄病変の症例

症例：RCA入口部病変（図10）

- RCA入口部病変も通常はエクストラサポートワイヤーを選択して手技を行います（図10a）。
- POBAでindentationが解除できないためロータブレータの方針としました。IVUSや術前CTで「天井側」に石灰の偏在があることを確認しました（図10b）。IVUSと血管造影のリンクは通常のCTOやDCAで行われる方法と同様にプローブとワイヤーの位置関係を用いますが，本項では割愛します。
- 有効なデバルキングが得られないためバイアスを石灰にかけるためにややガイディングカテーテルを引き上げながらデバルキングを行ったところ有効に切削でき（図10c,d），良好な拡張を得ました（図10e）。
- ちなみに心室側に偏在する場合は反時計回り（counterclockwise），心房側に偏在する場合は時計回り（clockwise）に操作することでバイアスの調整が可能です。バーが石灰を「通り過ぎて」スタックした場合も，石灰と逆方向にバイアスを外して簡単に抜去できた経験があります。いずれにしても石灰の偏在を理解しておくことは有用だと思われます。

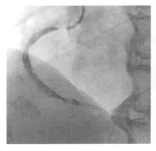
a：術前造影

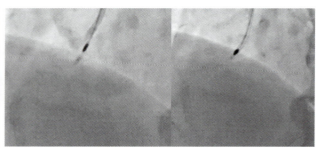
b：術前IVUS　　　c：1.5mm→2.0mmバーでデバルキング

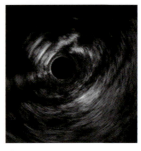
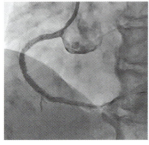

d：デバルキング後IVUS　　e：最終造影

図10 RCA入口部病変の症例

側枝保護目的でのアブレーション

- 側枝保護を目的としてロータブレータを施行した症例を示します（図11）。
- 灌流域の大きい対角枝の対側（やや心外膜側）に分布した石灰であり（図11a～c），POBAによる側枝閉塞を懸念してカリーナへの負荷を軽減する目的でロータブレータ施行の方針としました。
- 1.5mmバーから開始し，OFDIを参照しながら2.0mmにサイズアップ（図11d），良好なデバルキング効果を得てPOBA後OFDIを確認（図11e），ステント留置後も対角枝は良好に開存していました（図11f）。

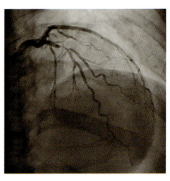
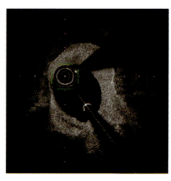

a：術前造影　　b：術前CT（6時が対角枝）　　c：デバルキング前

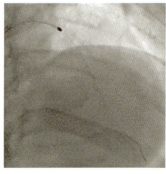
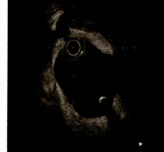
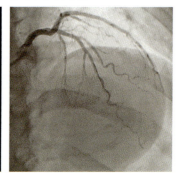

d：2.0mmバーでデバルキング　　e：デバルキング後　　f：最終造影

図11 側枝保護目的でロータブレータを施行した症例

最後に

- ロータブレータがなければ治療できない病変は決して大多数ではないものの確実に存在し，Complex PCIを完遂するうえでは習得しなければならないデバイスのうち一つです。
- その一方で同じデバルキングデバイスであるDCAとは異なり術者が自分でコントロールできない部分も多く，経験数の多い術者でも合併症は起こりえます。これを肝に銘じて，常に最悪の事態を想定しながら注意深く手技を進めることが重要です。
- ロータブレータの手技はCTOやDCAほどは標準化されていないように感じます。本項では主に当院で行われているロータブレータの手技を概説しました。この中には合併症から学んだこともありますし，数々のワークショップ，ライブデモンストレーションなどから学んだこともあります。本項で述べたことはあくまで現時点において当院にて行われている手技であり，これが唯一の正解ということではなく，今後改善されていく部分も多いと考えています。
- Complex PCIはただ漫然と数をこなしながら手技を行うようでは安全性も手技の向上も見込めません。手技一つ一つを振り返り，うまくいってもその理由を常に考え再現性のある手技を目指すべきで，逆にうまくいかなかった場合もその原因を掘り下げて次は確実に成功するよう常に考察に考察を重ねることが肝要だと筆者は考えています。本項の内容が手技の振り返りや術前のストラテジー構築の一助となれば幸いです。

X

血栓吸引デバイスおよび末梢保護デバイス

1 血栓吸引デバイスおよび末梢保護デバイス

桐ヶ谷英邦, 日比 潔　横浜市立大学附属市民総合医療センター心臓血管センター

インターベンションの際には, 病変部位の拡張によってslow flow/no reflowを起こすことがありますが, その予防として血栓吸引デバイス, 末梢保護デバイスが有効な場合があります。ここではデバイスの使用法, また適応となる病変について解説します。

まずはこれだけ押さえよう

Point

1. 血栓性病変に対するデバイスを用いた対応としては, 血栓吸引と末梢保護の2種類があります。
2. 血栓吸引にはバックアップのよいガイディングカテーテルを使用しましょう。
3. 血栓吸引は, できるだけ病変部位に近づけてから開始しましょう。
4. 末梢保護デバイスのメリットとデメリットを考慮し, 適応をよく検討しましょう。

血栓吸引デバイス

- 血栓性の病変やソフトプラークが大量にある病変では, 病変部位の拡張によって, プラーク内のさまざまな成分が冠動脈内に放出され, 2次的に血栓を形成し, その血栓が塞栓として末梢の微小血管を障害することでslow flow/no reflow現象を起こすことがあります。
- 血栓吸引デバイスは文字通り吸引のみで, 血栓やプラークを減少させて末梢塞栓を予防するだけでなく, 血栓除去によって病態の形態や末梢の情報を得やすくする効果もあります。
- 血栓吸引デバイスは, 一般的に血栓を吸引する吸引ルーメンとガイドワイヤーを通すモノレールルーメンからなっています (図1)。
- 吸引方法には, シリンジタイプのものとポンプによる持続吸引タイプのものがあります。持続吸引タイプの方が高い吸引圧を維持することが可能です (図2)。

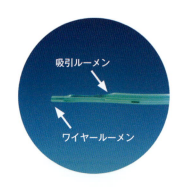

図1 吸引デバイスの構造

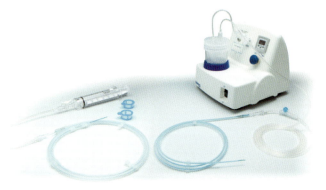

図2 吸引方法（ニプロ社より提供）

血栓吸引デバイスの基本手技

- 血栓吸引デバイスはモノレールタイプのカテーテルであり，病変部位にガイドワイヤーをクロスさせた後にデバイスを進めていきます(図3)。
- 血栓吸引デバイスには6Fr対応のものと7Fr対応のものがあります。いずれの血栓吸引も通過性がよいとは言い難く，バックアップのよいガイディングカテーテルを使用することが勧められます。
- 血栓吸引デバイスを挿入する際には，カテーテルのキンクに注意してデリバーするようにします。
- できるだけ病変部位に近づけてから血栓吸引を開始しましょう。

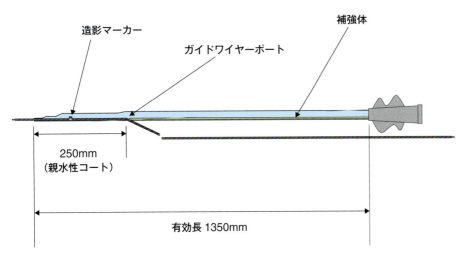

図3 ガイドワイヤーに沿ってデバイスを進める

血栓吸引デバイス使用におけるtips and tricks

デバイスが通過しない場合

- まず適応をよく検討しましょう。血栓吸引デバイスは現場において有用性を実感しうるものですが，血栓吸引単独での十分なエビデンスが確立されているわけではありません。冠動脈造影や血管内イメージングで血栓が多量に存在する場合に適応を考慮します。手技が煩雑になり，再疎通時間が長くなってしまうようであれば血栓吸引を中止することが必要な場合もあります。
- 通過が困難な場合，2.0mm程度の小径のバルーンを用いて前拡張を行ってからデバイスを通過させる方法も検討をします。
- スタイレット付きのデバイスであれば，再度血栓吸引する際にスタイレットを入れ直すとデリバーしやすくなります。

吸引の要点

- 吸引デバイスを病変部位の前後で急激に出し入れするのではなく，できるだけゆっくり進めてはもどす動作にしましょう。
- 吸引の血液がゆっくり引けているときの方が，血栓が吸引されていると考えられ，十分な時間をかけて吸引することが重要です。
- 病変部で血液の吸引が止まる場合は，血管壁にデバイスが当たっているか，吸引物がデバイス内で閉塞している可能性があります。そのときは陰圧を持続した状態で病変近位部までデバイスを引きます。それでも血液が吸引できない場合はデバイス内の閉塞の可能性が高く，いったん体外で血栓をフラッシュする必要があります。

- 血栓吸引デバイスをカテーテル内にもどすときに吸引していた血栓を落下させる可能性があり，脳梗塞を防ぐために，ガイディングカテーテルがきちんと冠動脈にエンゲージされていることを確認する必要があります．また，左前下行枝や左回旋枝に対して血栓吸引を行う場合は，血栓を落下させることにより他枝閉塞を起こし致命的になる可能性があります．より深くエンゲージすることで予防することもできますが，ガイディングカテーテルによる血管損傷に気を付ける必要があります（図4）．
- 血栓吸引デバイスを体外に取り出した後に，ガイディングカテーテル内に血栓が残存している可能性もあり，十分な逆血が重要です．
- シリンジを用いて吸引する場合は，吸引ポンプと違い吸引する血液量が多くなるにつれて吸引圧は低下します．例えば20mLのシリンジで吸引を行う場合10mLを超えたあたりから急激に吸引圧は低下していきます．

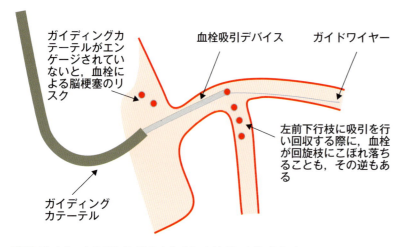

図4 デバイスを体外に取り出すときに血栓がこぼれ落ちる

末梢保護デバイス

- 末梢保護デバイスは，血栓や粥腫成分がPCI時に末梢に流れて微小循環障害を起こすのを防ぐことを目的としたデバイスです．
- 今まで伏在静脈グラフトに対しての使用を除いて，有効性に対する確立されたエビデンスはありませんでしたが，2018年に，筆者らはVAMPIRE Ⅲ試験においてIVUSでattenuated plaqueが5mm以上認められる病変に対しての末梢保護デバイスの使用の有効性を示しました．
- 以前はオクルージョンバルーンタイプのデバイスがありましたが，手技が煩雑で有効性についてもエビデンスを示せず，現在ではフィルター型のFILTRAP®（ニプロ社製）とParachute（トライメド社製）の2種類が使用可能で，VAMPIRE Ⅲ試験ではFILTRAP®を用いています（図5）．

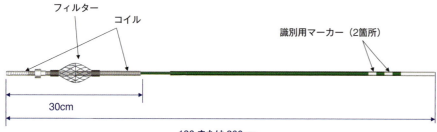

図5 FILTRAP®

FILTRAP®の基本手技

- FILTRAP®はフィルターがついたワイヤーとデリバリーカテーテルのセットで病変末梢までデリバーするデバイスです。血管径に応じてフィルターの大きさを選びましょう（図6）。
- デリバリーカテーテルを保持しながらワイヤーを引きフィルターを収納します。フィルターワイヤーの先端に曲げを付けます。ガイドワイヤーが枝に入らないよう，曲げは少なめの方が，コントロール性が向上します（図7）。
- まず病変部に別のガイドワイヤーを通過させます。付属の専用インサーターを用いてYコネクターにフィルターワイヤーとデリバリーカテーテルのセットを挿入します。その際に専用インサーターはピールアウトすることができます。
- FILTRAP®をデリバーする際はワイヤーを回転させながら方向を変更し，左手でデリバリーカテーテルとワイヤーを保持しながら最初のワイヤーに沿って進めます（図8）。最初のワイヤーにフィルターワイヤーの先端が重なるように進めることがポイントです。
- 病変を通過させた後に，フィルターワイヤーを固定しデリバリーカテーテルのみ引いてくることでフィルターを拡張させます（図9）。
- 回収する際は，回収用カテーテルをデリバーさせフィルターの近位部半分を収納したあとワイヤーとカテーテルをセットで引いてきます。

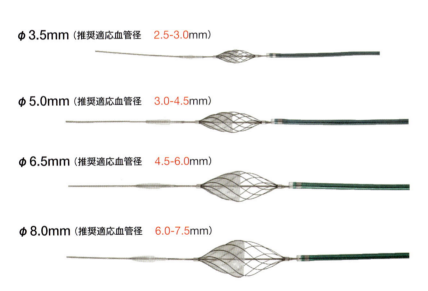

図6 サイズバリエーション（ニプロ社より提供）

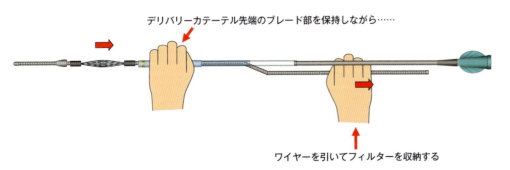

図7 フィルターの収納

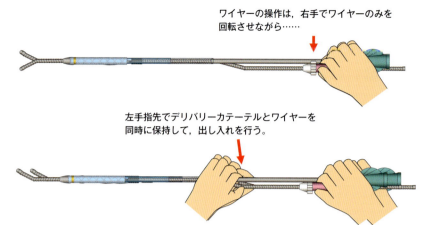

図8 挿入操作

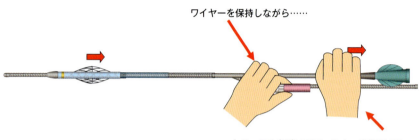

図9 フィルターの拡張

FILTRAP®使用におけるtips and tricks

- ステント留置する前に，フィルターワイヤーとは別に通過させたワイヤーは必ず抜去しましょう。ステントは必ずフィルターワイヤーに乗せてデリバーします。フィルターワイヤーとは別のワイヤーにステントを乗せて拡張すると，フィルターワイヤーがトラップされて抜去できなくなることがあり，手術による抜去が必要になることがあります。
- 透視で見えるフィルターから数ミリ近位部の場所までしかステントは進められません。そのためフィルターは病変より遠位部に少し進めた状態で展開しましょう（図10）。
- ステント拡張後に可能な限り速やかに（可能であれば造影前に），血栓吸引カテーテルを用いて吸引を行うことが大事です。VAMPIRE ⅢのFILTRAP群ではこの吸引を強く推奨しました。
- 血栓や塞栓が多いとフィルターが回収用カテーテルに収納できない場合もあります。回収用カテーテルがフィルターまで到達できず，収納できないときはフィルターを引いて慎重に回収しましょう。その際ステントにトラップされることがあり，無理に引くとステント変形のリスクが生じます。これを防ぐためには，ステントを血管壁に密着させることが重要です。

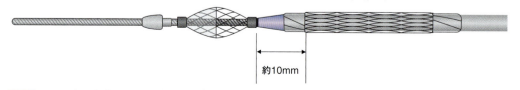

図10 フィルターからステントまでの距離

XI

さまざまなテクニック

XI-1 マイクロカテーテル抜去（南都法，トラッピングテクニック，エクステンションワイヤー）

船田竜一　北関東循環器病院循環器科

慣れないうちは，透視画面をよく見ながら，ワイヤーが前後しないようにゆっくり行いましょう。

今回は，南都法，トラッピングテクニック，エクステンションワイヤーの3通りについて説明します。

まずはこれだけ押さえよう

Point

1. ワイヤー抜去時には，ワイヤー先端をその場に留めることが大切です。
2. ワイヤー先端が深く入りすぎると冠穿孔など冠動脈損傷をきたす可能性があります。
3. 親水性コーティングワイヤーや先端荷重のワイヤー交換は細心の注意を払いましょう。
4. トラッピングテクニックが最も確実で安全です。
5. トラッピングテクニックを使う際には，ガイディングカテーテル内やYコネクター内への空気の混入に注意しましょう。

- ガイドワイヤー単独ではワイヤー通過が困難な場合，マイクロカテーテルを用いるとサポート性が増して，ワイヤー操作性が向上したり，別のワイヤーに交換したりすることが容易となります。

南都法（南都抜き）

インデフレータを用いた方法

- マイクロカテーテルを用いてワイヤークロスした状態です（図1）。
- マイクロカーテルが不要となった段階で，透視で見ながらワイヤー先端の位置はそのままにしてマイクロカテーテルを引き抜いてきます。
- 特に慣れないうちは，マイクロカテーテルを引き抜いてくる際に，ワイヤーの位置が冠動脈内で前後してしまうことがあります。ワイヤー先端が冠動脈末梢に進みすぎると冠穿孔などの冠動脈損傷をきたすことがあります。逆にワイヤーが手前に引けてくるとせっかく苦労して入れたワイヤーが抜けてしまうことになります。
- マイクロカテーテルを引いてくる前に，ガイドワイヤーは十分に濡れガーゼで拭いて血栓を除去しておくと，抵抗がなくなりスムーズにマイクロカテーテルを引き抜いてくることが可能となります（図2）。
- ガイドワイヤーの端の部分を，指を使って適切にマイクロカテーテル内に十分に押し込みます。

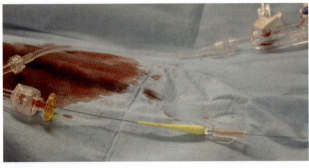

図1 マイクロカテーテルを用いてワイヤークロスした状態

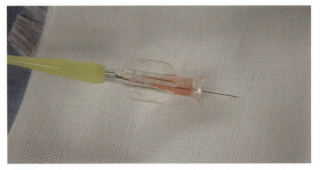

図2 マイクロカテーテルをワイヤー先端までもってきた状態

- マイクロカテーテルの端を上に向け，助手にインデフレータ内のハーフ造影剤を少しずつ押してもらいながら，マイクロカテーテル内を液体で満たして余分な空気が入らないようにし，インデフレータと接続します（図3）。
- このとき，ワイヤーの端がうまくインデフレータの中央のチューブ内に収まっていることを確認しておきます。そうでなければ，ワイヤーがインデフレータ接続部にトラップされ，マイクロカテーテルとワイヤーが離れない事態となってしまいます。
- 空気は極力入れないように接続します（図3）。
- インデフレータにうまく装着できたら，10〜12気圧程度で圧をかけ続けます（図4）。このとき，同時にYコネクターの止血弁を解放しましょう。

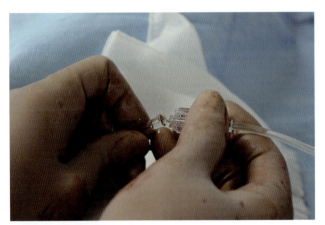

図3 マイクロカテーテルとインデフレータの接続

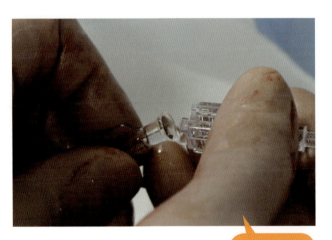

図3を拡大

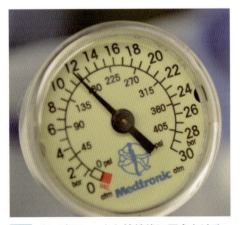

図4 インデフレータと接続後に圧をかける

ここがポイント　インデフレータに加圧

- インデフレータに圧をかけ続けなければ自然に減圧してしまい，マイクロカテーテルは吐き出されません。このためマイクロカテーテルがうまくYコネクターの外に出てくるまで，10～12気圧をキープするように加圧し続けることが大切です。

- インデフレータに加圧中，Yコネクターを解放することで自然にマイクロカテーテルは吐き出されてきます。このとき，自分でマイクロカテーテルを同時に引き抜こうとして引っ張るとワイヤーも抜けてしまうので注意が必要です。
- 親水性コーティングワイヤーではインデフレータによる加圧の際にワイヤーが冠動脈末梢方向に進み，冠穿孔をきたすこともあります。特に，Yコネクターの止血弁が閉まった状態だと起こりやすいので十分に注意してください。先端荷重の重いワイヤーも同様です。

2.5ccシリンジを用いた方法

- インデフレータの代わりに2.5ccのロック付きシリンジを用いて南都法を行ってもよいでしょう（図5a）。
- 空気が入らないように接続しましょう（図5b）。
- 左手でマイクロカテーテルとシリンジ外套をしっかりと固定し，右手で加圧すると自然にマイクロカテーテルが抜けてきます（図5c）。インデフレータ内には造影剤が入っていますが，この方法ですとシリンジ内は生食ですので，造影剤不要な点が大きなメリットです。

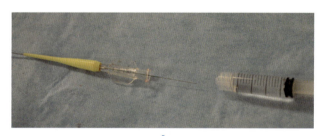

a：生食の入った2.5ccのロック付きシリンジ

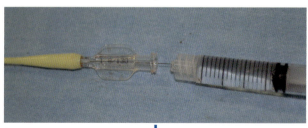

b：接続

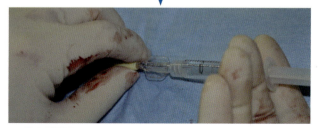

c：しっかり固定して加圧

図5　2.5ccシリンジを接続しているところ

One Point Advice

マイクロカテーテルは，活水が遠位部へ流れる反動で抜けてきます。このため，マイクロカテーテルを抜くのではなく，自然に吐き出されてくる感覚で操作してください。最初にしっかりと圧をかけて，動き出せば後はそれほど圧は必要ではないはずなので，少し力を緩めてもよいでしょう。

トラッピングテクニック

- バルーンや交換用カテーテルで直接ワイヤーを固定（トラップ）して，マイクロカテーテルを抜去する方法です．南都法と比較してワイヤーが前後してしまう確率が少なく，最も確実なマイクロカテーテルの抜去方法です．この確実性から，慢性完全閉塞（CTO）病変の治療の際には好んで用いられます．
ワイヤーを固定する方法は以下の2つの方法があります．

①バルーンで直接ワイヤーを固定（トラップ）する方法
②交換用カテーテルを用いる方法

現在は，ほとんどの症例で②の方法をとるのが主流ですが，どちらも知っておくとよいでしょう．

①バルーンで直接ワイヤーを固定（トラップ）する方法

- バルーン径は2.0〜3.0mmのものであれば大丈夫ですが，8Frガイディングカテーテルの場合には2.0mmのバルーンでは不十分なこともありますので，2.5mm径のバルーンが一般的に使用されていることが多いです（図6,7）．
- バルーンをワイヤーに通すわけでなく，直接ガイディングカテーテル内に挿入するため，Yコネクター部分でバルーンが入りにくいことがあります（図7）．乱暴に押し込むとバルーンシャフトが変形して使用できなくなることもありますので，丁寧にガイディングカテーテル内に挿入しましょう．

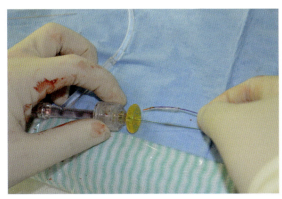

図6 バルーンを直接ガイディングカテーテル内に挿入するところ

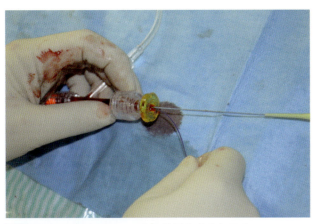

図7 2.5mm径のバルーンを直接挿入するところ

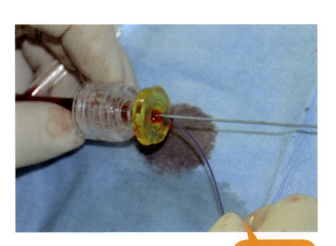

図7を拡大

- マイクロカテーテルをゆっくりと引き抜いてきます。このとき前述したようにガイドワイヤーは十分に濡れガーゼで拭いておくことが大切です。
- バルーンをガイディングカテーテル先端から出てこない程度で留め（できればガイディングカテーテルのサイドホール部分は避ける），バルーンがガイディングカテーテル先端とマイクロカテーテルの先端部分の間（図8）にあることを確認します。
- バルーンとインデフレータを接続します（図9）。
- バルーンを8〜12気圧で拡張することで，ワイヤーのみトラップします（図10）。
- バルーンでワイヤーをトラップした状態で，マイクロカテーテルを右手で引っ張り抜去します（図11）。
- 最終的にバルーンを抜去後，空気がYコネクターやガイディングカテーテル内に相当量混入してしまうことが多いです。このため，バルーン抜去後は，Yコネクターを上向きに自然解放して，十分に空気を抜くことを忘れないようにしましょう。これを怠ると重大な空気塞栓を合併するので注意が必要です。
- 最近は，トラッピング専用に開発されたバルーンも登場しました。

One Point Advice

バルーンを用いることでのトラッピングの欠点
- バルーン先端チップが柔らかいとYコネに挿入する際にバルーン変形をきたす可能性があります。
- ガイディング内でバルーンを拡張したときに，シャフト内のワイヤールーメンにワイヤーが入っていないため，自身のバルーンによりワイヤールーメンを押しつぶしてしまい，その後にバルーンが使用不能となる可能性があります。

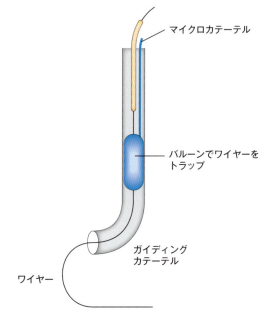

図8 ガイディングカテーテル内でバルーンを拡張

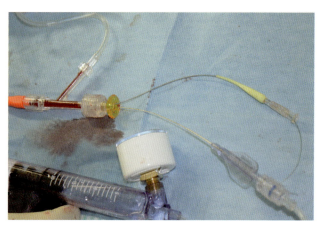

図9 バルーンとインデフレータを接続

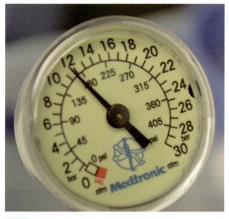

図10 バルーンを8〜12気圧で拡張

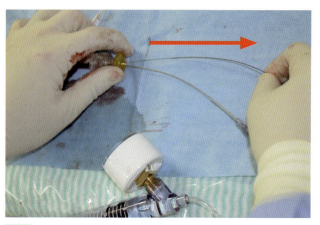

図11 マイクロカテーテルの抜去

②交換用カテーテル（KUSABI）を用いる方法

- トラッピング専用のデバイスであるKUSABI（カネカメディックス社製の冠動脈カテーテル交換用カテーテル）を用いた方法が主流となっています。まさに「ガイディングカテーテル内で楔（くさび）をうつ」というコンセプトのもとで開発されたデバイスで、安全かつ容易にトラッピングができるようになっています（図12）。
- 構造的には、PCIで用いるバルーンのモノレールルーメンがない形状で、先端は盲端のチップです。そして、ガイドワイヤーを使用せずに、単独でガイディングカテーテル内に挿入します。
- KUSABIは、透視なしで最後までデバイスを進めても、ガイディングカテーテル先端から出ないような長さで設計されています。ただし、90cmガイディングカテーテルの際には、シャフト手元部の最後にある色付きマーカーを超えて挿入しないように注意します（図12）。
- KUSABIの最大のメリットは、6Frのガイディングカテーテルに入っているダブルルーメンカテーテル（Crusade®やSASUKE）を抜去するときにも使用できることです。これは従来のバルーンでのトラッピングではできないテクニックで、今のところKUSABIにしかできない手技となります（表1）。
- KUSABIは、8atm＝約2.75mm、14atm＝約3.0mmで拡張するように設計されています。トラッピングをする際には、6～7Frガイディングカテーテルでは8～10atm、8Frガイディングカテーテルでは10atm以上で圧をかける必要がありますが、毎回必ずKUSABIを広げた後に、ワイヤーがしっかりとトラップされているか確認する癖をつけましょう。
- 基本原理はバルーンでのトラッピングと何も変わらないので、KUSABI使用後のガイディングカテーテル内のエア抜きは細心の注意を払って行うことが大切です（図13）。
- Yコネクター出口を上に向けて、ボタンを押して自然にエアを抜いてみるようにするときれいにエア抜きができるでしょう。
- 保険区分もバルーンに属さず、「冠動脈カテーテル交換用カテーテル」という保険区分となっています。このため、保険償還価は19,100円とエクステンションワイヤーと同等で、この点においてもコストにやさしいデバイスです。

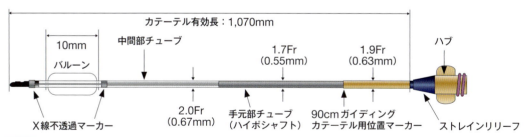

図12 KUSABIの外観

	ガイディングカテーテル内径	併用可能デバイス外径	使用可能交換用カテーテル（カタログ値参照）
6Frガイディングカテーテル内径	0.070inch (1.78mm)	1.09mm (3.3Fr)	例) Crusade®：3.2Fr SORTANA FX（カネカメディックス社製）：2.5Fr ASAHI Corsair（朝日インテック社製）：2.8Fr FINECROSS® MG（テルモ社製）：2.6Fr Prominent（東海メディカルプロダクツ社製）：2.6Fr Mogul（グッドマン社製）：2.5Fr 上記すべての貫通用カテーテル、マイクロカテーテルが6Frで併用可能
	0.071inch (1.80mm)	1.11mm (3.3Fr)	
	0.072inch (1.83mm)	1.13mm (3.4Fr)	
7Frガイディングカテーテル内径	0.080inch (2.03mm)	1.34mm (4.0Fr)	
	0.081inch (2.06mm)	1.37mm (4.1Fr)	
	0.082inch (2.08mm)	1.39mm (4.2Fr)	

[KUSABI外径：0.67mm]

＊5Frのガイディングカテーテルでは、先端から100cmまで2.4Fr以下のカテーテルであれば、規格上ではKUSABIで抜去が可能。

表1 ガイディングカテーテルサイズと使用可能な交換用カテーテル

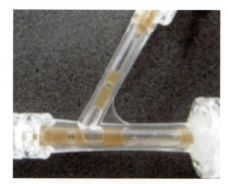

図13 Yコネクターとガイディングカテーテル内に入ったエア

ここがポイント　トラッピングテクニック

- トラッピングテクニックは，マイクロカテーテル抜去のみに使うものではありません。ワイヤーをトラップすることによって，マイクロカテーテルをワイヤーに沿って逆に挿入したいときにも役立ちます。また，CTOのレトログレードアプローチの際には，逆行性からきたワイヤーを順行性のガイディングカテーテル内にトラップして，バックアップを高める際にも用いられます。このため，Complex PCIの際には，さまざまな用途があるので，しっかりとマスターしましょう。

 ここに注意

KUSABIとKUSABI long type

KUSABIよりも10cm長いKUSABI long typeがあります（図14a,b）。施設にこの2種類が使用できる環境にあるケースでは，特に注意が必要で，90cmのショートガイディングを使用している際には，KUSABI long typeを使用すると，長さを誤ってガイディング先端からKUSABIが飛び出して冠動脈に思わぬ合併症をきたすことがあります。

KUSABI発売当初はKUSABIのみでしたが，もう少し長いKUSABIの需要が高まり販売されました。

KUSABI long typeの外観は図14aのように，手元側がオレンジとピンクに色分けされています。オレンジが90cmガイディング固定用，ピンクが100cmガイディング固定用のマーカーです。KUSABI long typeの使用時には，特に注意して，透視下に色付きマーカーを確認しながら先端を進めることが大切です。

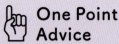 **One Point Advice**

KUABI long typeを使用する場面

KUSABIで長さが足りないと感じたときやCTOのレトログレードアプローチで，逆行性からCTOを抜けたワイヤーを順行性のガイディング内でトラップしたいときなどのケースで有効です。

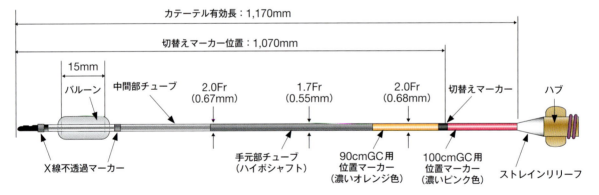

推奨拡張圧／最大拡張圧	8atm/14atm
推奨GC	6Fr，7Fr
抜去カテーテル最大サイズ	3.3Fr/6Fr GC，4.0Fr/7Fr GC
有効長／シャフト径	117cm/Dis 2.0Fr，Mid. 1.7Fr，Pro. 2.0F
位置マーカー	90cmGC用位置マーカー（オレンジ色部分）100cmGC用位置マーカー（ピンク色部分）＊KUSABI Long typeの先端の位置に注意し，ガイディングカテーテルの先端からKUSABI Long typeが出ないように，必ずX線透視下で確認して挿入すること。

a：KUSABI long typeの外観

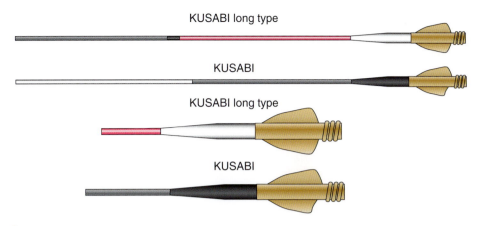

b：KUSABIとKUSABI long typeの比較

図14 KUSABIとKUSABI long type

New exchange device!　Trapper™

- ボストンサイエンティフィック社より近日中にTrapper™が発売予定となっています。これはKUSABIと同等に冠動脈交換用カテーテルです（図15）。
- ガイディングカテーテルから先端が冠動脈内に飛び出さないように「テレスコープ」というストッパーが前後に動かせるようになっていて，Trapper™ 1本で90cmガイドと100cmガイドに安全に対応しようというコンセプトです（図16）。

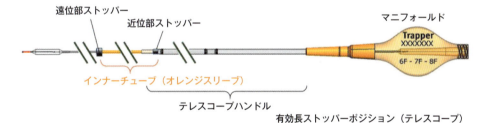

図15 Trapper™の外観

（ボストン・サイエンティフィック社より提供）

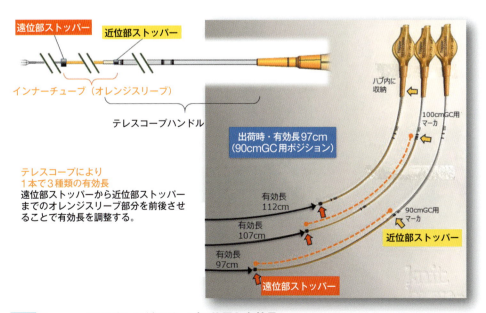

図16 Trapper™のオレンジスリーブの位置と有効長

（ボストン・サイエンティフィック社より提供）

- 出荷時にはオレンジスリーブ近位部ストッパーは90cmガイド用マーカー（有効長97cm）に位置されているので，使用目的により適宜オレンジスリーブを移動させて使用します（図17）。
- 安全面に配慮して，遠位部ストッパーはYコネから約1cm程度離れた位置で止めてください（図18）。

テレスコープの取扱い方
出荷時はオレンジスリーブ近位部ストッパーは90cmGC用マーカ（有効長97cm）に位置されています。

有効長107cmへの変更
①左手でオレンジスリーブ近位部を，右手で透明チューブ遠位部を持ちオレンジスリーブを透明チューブの中へ押し込む。

②オレンジスリーブ近位部ストッパーを100cmGC用マーカ位置で固定する。

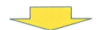

有効長112cmへの変更
③オレンジスリーブを最後まで押し込む。

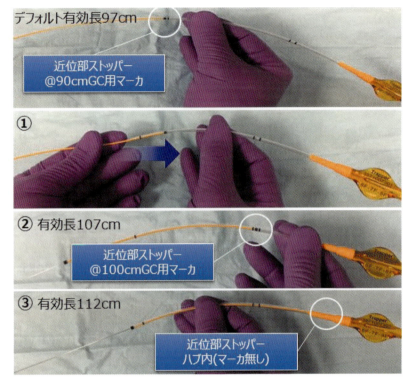

図17 Trapper™のテレスコープの取り扱い方

（ボストン・サイエンティフィック社より提供）

遠位部ストパーの適正位置
安全面に配慮して印位部ストッパーはYコネから約1cm程度離れた位置で止めてください。

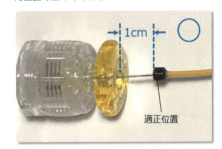
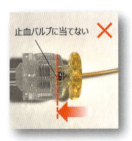

図18 Trapper™の遠位部ストッパーの適正位置

（ボストン・サイエンティフィック社より提供）

エクステンションワイヤー

- 単純にワイヤーを倍に延長して，マイクロカテーテルを抜去しようとする方法です。
- ワイヤーの近位端と延長用ワイヤーの遠位端を接続します（図19）。このとき，しっかりと奥まで接続することが大切ですが，力を入れすぎるとワイヤーが曲がってしまい，その後のデバイスの挿入などが困難になることがあるので注意が必要です。
- 接続後に両方のワイヤーをしっかりと引っ張ってみて，確実に接続されていることを確認します（図20）。
- 透視にてワイヤーの先端位置を保ちながらマイクロカテーテルを抜去していきます。このとき前述したようにガイドワイヤーは十分に濡れガーゼで拭いておくことが大切です。

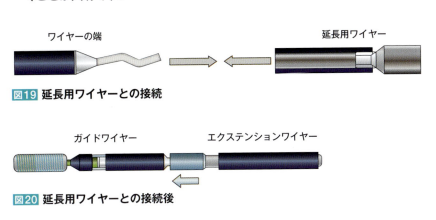

図19 延長用ワイヤーとの接続

図20 延長用ワイヤーとの接続後

> **⚠ ここに注意**
>
> 使用するワイヤーによって延長するための対応ワイヤーが異なることがあるので注意が必要です。
> 例えば，
>
> | | |
> |---|---|
> | 朝日インテック社 | Neo's Extension |
> | テルモ社 | Runthrough Extension wire |
> | アボット社 | DOC Extension（図22） |
> | ボストン・サイエンティフィック社 | AddWire™ |
>
> などの種類が存在します。

- マイクロカテーテルが抜去されたら，ワイヤーと延長用ワイヤーを同一直線上でしっかりと引っ張り接続を外します。
- ボストン・サイエンティフィック社製の延長用ワイヤーにはAddWire™が必要となります。AddWire™は図21のように延長用ワイヤーの遠位端がネジ式になっています。このため2本のワイヤーを接続する際には，AddWire™をガイドワイヤーに対して時計回り方向に回転させて接続します。
- 取り外す際には，反時計回りに回転させます。

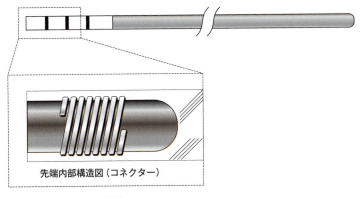

図21 AddWire™の構造

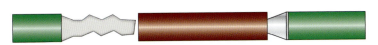

図22 DOC Extensionの外観

2 デバイス挿入困難回避法 ①ガイドエクステンションの紹介および使用方法

堤 孝樹　佐賀県医療センター好生館循環器内科

ワイヤーは通ったものの、ステント通過が困難な症例にしばしば遭遇します。本項では、ガイドエクステンションについて説明します。ポイントを押さえながら、手技を身につけましょう。

Point

1. ガイドエクステンションは、ステント挿入困難時に簡便に使用できるデバイスです。
2. バルーンアンカーを用いた挿入方法に習熟しましょう。
3. ガイドエクステンションを冠動脈末梢まで持ち込んだ際、安易な造影は冠動脈解離を引き起こすので十分に注意しましょう。

ガイドエクステンションとは

- 文字通り、ガイディングカテーテル（GC）を冠動脈内に延長するデバイスです。Rapid exchange型とover the wire型の双方を含めた総称で、「子カテ」ともよびます。蛇行した冠動脈や高度石灰化病変で病変近く、もしくは病変を超えて冠動脈内に深く挿入することにより、ステントやデバイスの損傷を防ぎながら容易に通過させることができます。
- また、親カテガイディングの中に子カテが入ることで、ガイディングカテーテルの剛性が増して、より強いバックアップを得ることができます。

ステント通過困難時の対処

- ステント通過困難時の対処方法を列挙します。本項では、⑤⑥について述べます。

①ガイディングカテーテルをパワーポジションに変更
②病変の追加拡張（スコアリングバルーン）/ ロータブレータなどのデバルキングデバイスの使用
③buddy wire法
④アンカーバルーンテクニック
⑤ガイドエクステンション（rapid exchange型）：GuidezillaⅡ（ボストン・サイエンティフィック社製）, GuideLiner（日本ライフライン社製）, GUIDE PLUS（ニプロ社製）の使用
⑥ガイドエクステンション（over the wire型）：4Fr Kiwami（テルモ社製）, 5Fr ST01（テルモ社製）, Dio（グッドマン社製）, Cokatte（朝日インテック社製）の使用

ガイドエクステンションの種類

- ガイドエクステンションにはrapid exchange型と，over the wire型とがあります。2018年10月現在，国内で使用可能なガイドエクステンションを表1に提示します。

ガイドエクステンションの名称	タイプ	内径	GCとの互換性
Kiwami（テルモ社）	OTW	0.050 inch	5Fr
i-Works（メディキット社）	OTW	0.050 inch	5Fr
Cokatte（朝日インテック社）	OTW	0.050 inch	6Fr
Heartrail ST01（テルモ社）	OTW	0.059 inch	6Fr
Dio（グッドマン社）	OTW	0.059 inch	6Fr
GUIDE PLUS（ニプロ社）	RE	0.051 inch	6Fr
GuideLiner VG3 5.5Fr（日本ライフライン社）	RE	0.051 inch	6Fr
GuideLiner VG3 6Fr（日本ライフライン社）	RE	0.056 inch	6Fr
GuideLiner VG3 7Fr（日本ライフライン社）	RE	0.062 inch	7Fr
GuideLiner VG3 8Fr（日本ライフライン社）	RE	0.071 inch	8Fr
Guidezilla II 6Fr（ボストン・サイエンティフィック社）	RE	0.057 inch	6Fr
Guidezilla II 6Fr long（ボストン・サイエンティフィック社）	RE	0.057 inch	6Fr
Guidezilla II 7Fr（ボストン・サイエンティフィック社）	RE	0.063 inch	7Fr
Guidezilla II 8Fr（ボストン・サイエンティフィック社）	RE	0.072 inch	8Fr

OTW：over the wire type，RE：rapid exchange type

表1 ガイドエクステンションの種類

rapid exchange型

- Rapid exchange型のため挿入は簡便です。ガイドエクステンションを選択する場面では第1選択です（図1～3）。
- バルーンを持ち込む要領でワイヤーに乗せて冠動脈の入口部まで進めます。冠動脈内に進める際は，子カテだけでなく親カテの先端も確認しましょう。抵抗が強くて進まない場合に押し続けると，親カテが冠動脈から離れてシステム破綻をきたすことがあるので，注意しましょう。
- 単独で冠動脈内に進まない場合，バルーンアンカーに切り替えます。子カテよりも先にバルーンを進めインフレーションします。デフレーションと同時に，バルーンを引きながら，子カテを押し込むと少しずつ冠動脈内に進めることができます。
- しかし，over the wire型ほどの挿入剛性がないため，バルーンアンカーでも挿入困難な場合は，追加のデバルキング処置（バルーン拡張やロータブレータなど）や，プッシャビリティーの強いover the wire型ガイドエクステンションに交換すると奏功することがあります。

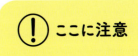

ここに注意

- エグジットポート部でステントが引っかかり，ステントのめくれや変形が生じることがあります。挿入中に抵抗を感じたときは無理に押さないようにしましょう。
- ガイドエクステンションを冠動脈末梢まで持ち込んだ際に，安易な造影は冠動脈解離を引き起こすので十分に注意しましょう。

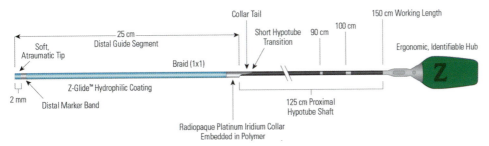

図1 Guidezilla II 6Frの特徴

（ボストン・サイエンティフィック社より提供）

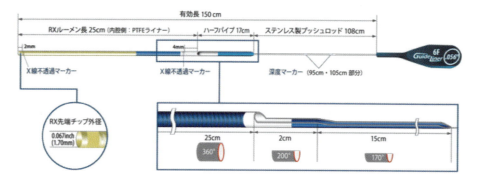

図2 GuideLiner VG3 6Frの特徴

(日本ライフライン社より提供)

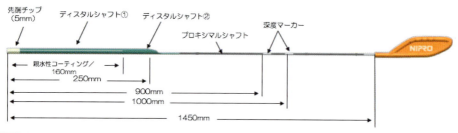

図3 GUIDE PLUS 6Frの特徴

(ニプロ社より提供)

rapid exchange型(応用編)

①造影効率を上げる・サイドホールつきGCでの使用

- サイドホールつきガイディングカテーテルを使用する際,造影が充満しないことがあります。その際,ガイドエクステンションを冠動脈内に挿入し造影すると,サイドホールからの造影剤の流出が減るため,撮像が改善します。ただし,その時は冠動脈解離に十分に注意し,ウェッジ圧波形になっていないことを確認しましょう。

②OCTでの使用

- OCTで入口部病変の観察をする際,造影剤による血液除去が不十分で観察困難なことがあります。GuideLiner VG3は,カテーテル内部のブレードの構造が同心円状のため,カテーテル越しにOCTの観察が可能です。①と同様,造影時は注意を要しますが,有用な手段です。

③慢性完全閉塞病変に対するPCIでの使用

- CTO病変に対するレトログレードアプローチ併用PCIにおいて,reverse CART手技中に,逆行性ワイヤーが近位部腔に進まないとき,順行からガイドエクステンションをCTO内部に進め,逆行性ワイヤーを導く際にも有用なことがあります。

over the wire型

- Rapid exchange型が考案される前の古典的な「子カテ」です。挿入時はやや煩雑な手技を要しますが、手元まで連続しているため、rapid exchange型に比べて通過時の安定感に優れています。Kiwami 4Frの挿入方法を図4で解説します。

挿入方法

①ガイドワイヤーが冠動脈にすでに挿入され、ステントのデリバリーが困難な状況での手技を説明します。
②バルーンやステントなどのカテーテルをいったんワイヤーから撤去します。
③親カテのYコネクターを外し、止血弁に交換します。その際、あらかじめ止血弁にwire insertion toolを挿入しワイヤーを通す必要があります（図4b）。
④冠動脈に挿入されたワイヤーをエクステンションワイヤーで延長します。
⑤子カテをワイヤーに乗せて進めます。Kiwamiの後ろにYコネクターを付ける場合と付けない場合があります。つける場合はショートYコネクターを選択する方がよいでしょう（図4c）。
⑥冠動脈まで到達したら、バルーンを先行させ、Mother and Child法の要領で冠動脈内に進めていきます。

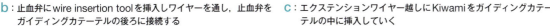

✓ Inner Diameter ：1.27mm（0.050inch）
✓ Outer Diameter ：1.43mm（0.056inch）
✓ Length ：120cm

a：Kiwami 4Frの特徴

（テルモ社より提供）

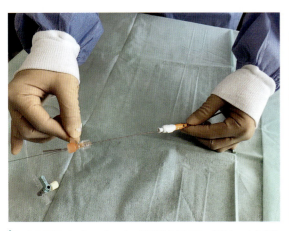
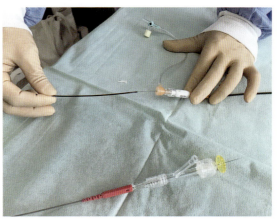

b：止血弁にwire insertion toolを挿入しワイヤーを通し、止血弁をガイディングカテーテルの後ろに接続する

c：エクステンションワイヤー越しにKiwamiをガイディングカテーテルの中に挿入していく

図4 Kiwamiの特徴と挿入方法

症例：回旋枝 #11-13狭窄による心不全症例（図5）

- 本症例は、冠動脈バイパスグラフト閉塞を有する心不全の症例です。心筋虚血の残る回旋枝#11-13の狭窄に対するPCIを、橈骨動脈アプローチ、7Fr Amplatz left（AL）1.0のシステムで開始しました（図5a）。
- 狭窄部をバルーン拡張していますが、バルーン挿入時は石灰化による強い抵抗感を感じます。IVUSは挿入困難でした（図5b,c）。

- ステントが病変を通過できないため，rapid exchange型のガイドエクステンションを，バルーンアンカーおよびバルーンデフレーション時のスリッピング効果で冠動脈奥に進めていきます（図5d〜f）。
- ガイドエクステンションが末梢側の病変まで到達でき，ステントは病変を通過し（図5g〜i），ステント留置後の最終造影です（図5j）。

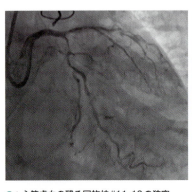
a：心筋虚血の残る回旋枝 #11-13 の狭窄

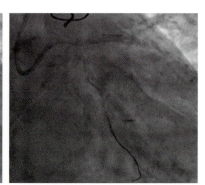
b：石灰化のためバルーンはこれ以上進まず

c：IVUSも通過せず

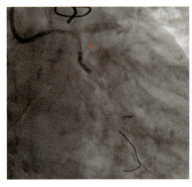
d：バルーンアンカーおよびスリッピング効果による通過。⇐はガイドエクステンションの先端

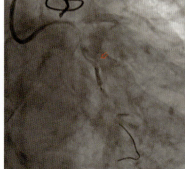
e：ガイドエクステンションは少しずつ進む

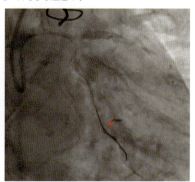
f：病変末梢まで到達

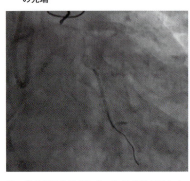
g：ガイドエクステンションによりステントが病変を通過

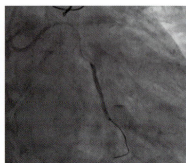
h：ステント留置

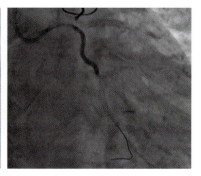
i：ステント留置

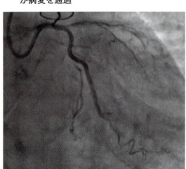
j：ステント通過後の最終造影

図5 回旋枝 #11-13 狭窄による心不全症例

症例：右冠動脈の急性心筋梗塞症例（図6）

- 冠動脈の急性心筋梗塞 STEMI 症例です．右冠動脈は屈曲が高度で，#2にて閉塞していました．緊急血行再建を，橈骨動脈アプローチ，6FrのAmplatz left（AL）1.0のシステムで開始しました（図6a）．
- ワイヤーは閉塞部を通過しましたが，閉塞部より末梢側の冠動脈も屈曲していることがわかります（図6b）．
- バルーンによる拡張で再灌流が得られましたが，ステントが通過せずガイドエクステンションをアンカーバルーン法で冠動脈奥に進めていきます（図6c）．
- ガイドエクステンションは病変近傍まで進み，ステントが病変を通過しました（図6d, e）．
- ガイドエクステンションを親カテまで引きもどし，最終造影です（図6h）．

> **⚠ ここに注意**
>
> - ガイドエクステンションを冠動脈深く挿入した状態での造影は避けた方が良いと考えています．特にパワーインジェクター使用では，思わぬ冠動脈解離を生じるリスクがあるので，造影時にはいったん親カテまで引きもどして造影しましょう．
> - ガイドエクステンションを深く挿入した時間が長くなると心筋虚血によって，低血圧や心室性不整脈が生じることがあります．ガイドエクステンション挿入時は，症状・心電図変化・血圧などの血行動態に注意しましょう．術者が手技に集中しているときは，カテ室スタッフ全員で患者さんの血行動態に配慮し，合併症を未然に防ぐことも大切です．血行動態に異常をきたした時は，子カテが目的部に到達できていなくとも，いったん親カテまで引きもどして冠血流を再開させましょう．
> - ガイドエクステンションが必要な病変では，IVUSも施行困難な場合があります．無理にIVUSを挿入するとさらなる合併症を起こすリスクもあるため，IVUSなしでシンプルに目視でステンティングする技量も必要になります．

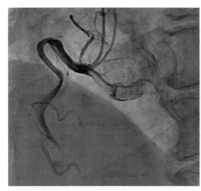

a：右冠動脈の屈曲が高度で #2 にて閉塞

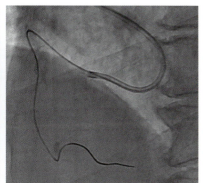

b：閉塞部より末梢側の冠動脈も高度に屈曲

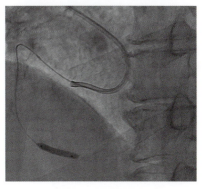

c：アンカーバルーン法でガイドエクステンションを冠動脈奥へ

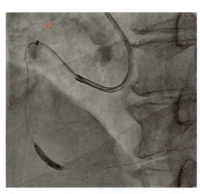

d：バルーンアンカーによるガイドエクステンションの挿入．⇐はガイドエクステンションの先端

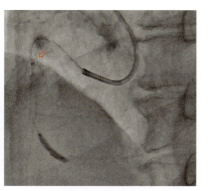

e：バルーンアンカーによるガイドエクステンションの挿入．⇐はガイドエクステンションの先端

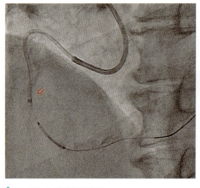
f：ステントが病変を通過

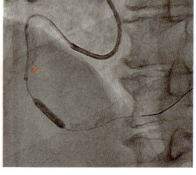
g：ステント留置

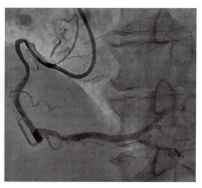
h：最終造影

図6 右冠動脈の急性心筋梗塞症例

症例：右冠動脈#3狭窄による狭心症でover the wire型ガイドエクステンションが奏功した症例（図7）

- 右冠動脈#3狭窄による狭心症の症例です。標的病変は#3の高度石灰化病変です。橈骨動脈アプローチ，7Fr JR4.0（SH）のシステムで開始しました（図7a）。
- ワイヤーはなんとか閉塞部を通過しましたが，高度石灰化病変のためロタブレータを施行しました（図7b,c）。
- バルーン拡張後，ステントを留置したいのですが病変まで持ち込むことができないため，rapid exchange型ガイドエクステンションをアンカーバルーン法にて進めますが，図7d,e⇒の箇所より先に進みませんでした。

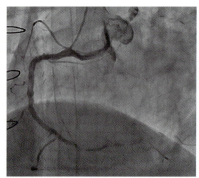
a：右冠動脈#3の狭窄（高度石灰化病変）

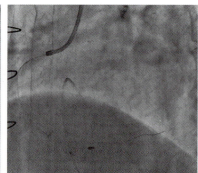
b：ロタブレータを施行

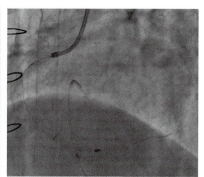
c：ロタブレータを施行

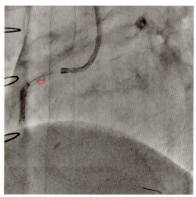
d：rapid exchange型ガイドエクステンションをバルーンアンカーとスリッピング効果で挿入を試みる。⇐はガイドエクステンションの先端

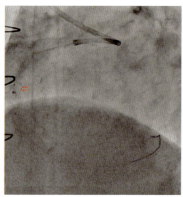
e：rapid exchange型ガイドエクステンションは⇐箇所以上は進まず

- そのため，over the wire型ガイドエクステンションのKiwamiに変更したところ，病変近傍まで進めることができました(図7f, g)。ステントは病変を通過し，無事に留置することができました(図7h)。
- ガイドエクステンションを親カテまで引きもどし，最終造影です(図7i)。

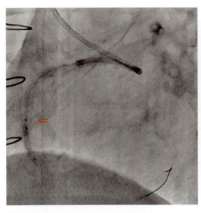

f：変更したover the wire型ガイドエクステンションを進める。⇐はガイドエクステンションの先端

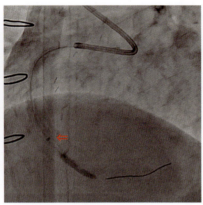

g：病変近傍まで到達

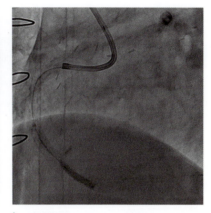

h：病変を通過したステントを留置

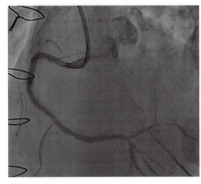

i：最終造影

図7 右冠動脈#3狭窄による狭心症の症例

XI-2 デバイス挿入困難回避法 ②Tornus

國井浩行　福島県立医科大学附属病院循環器内科

Tornusは高い病変貫通性能を備えたカテーテルです。
ここではTornusの基本的構造，使用方法について解説します。

まずはこれだけ押さえよう

Point

1. 太さ，構造が異なる2種類のTornus（朝日インテック社製）があり，病変によって使い分けをする必要があります。
2. Tornusを挿入，抜去する際にはトルカーを使用し，ガイドワイヤーが動かないように手元でしっかり固定しましょう。
3. 20～40回転ごとに回転トルクを解放する必要があります。
4. 高度石灰化病変では抜けなくなることもあり，注意が必要です。抵抗が強すぎる場合には，抜いてシステムを確認しましょう。
5. 使用するガイドワイヤーとの相性のよしあしがあるため，ポリマーコーティングガイドワイヤーを使用する際には注意が必要です。

Tornusとは

- ステンレススチールの細い線をらせん状に編み上げる構造からなる貫通用カテーテルです（図1）。
- 反時計方向に手動回転させることにより，先端までトルクが伝わり，高い病変貫通性能を備えています。
- その表面構造から一度病変内に食い込むとカテーテルが抜けにくくなり，強いバックアップを得ることができます。
- TornusにはTornus ProとTornus 88Flexの2種類があり，それぞれの太さは2.1Frと2.6Frです。
- より貫通力を必要とする場合にはTornus 88Flexを，蛇行の強い血管や末梢血管に用いる場合にはTornus Proを使いましょう。

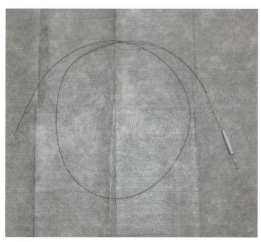

図1 Tornus Proの全体像
一見マイクロカテーテルのようにみえるが，細いステンレスの線をらせん状に編み上げた構造からできている。

ここがポイント

- Tornus ProとTornus 88Flexの特徴を理解して，使い分ける必要があります。

Tornusの構造

Tornusの構造

- φ0.10mmのステンレスワイヤーを10本撚り合わせたらせん構造からできています（図2）。
- 規定制限回転数は40回です。
- 先端チップの非鏡面加工と非研磨シャフトにより，貫通・通過性が向上します。
- Tornus 88Flexよりも柔軟性が高く，蛇行の強い血管にも追従しやすいです。

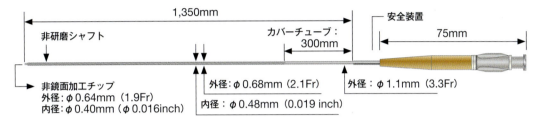

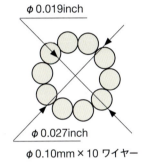

図2 Tornus Proの構造

Tornus 88Flexの構造

- φ0.12mmのステンレスワイヤーを8本撚り合わせたらせん構造からできています（図3）。
- Tornus Proよりも貫通力が強いです。

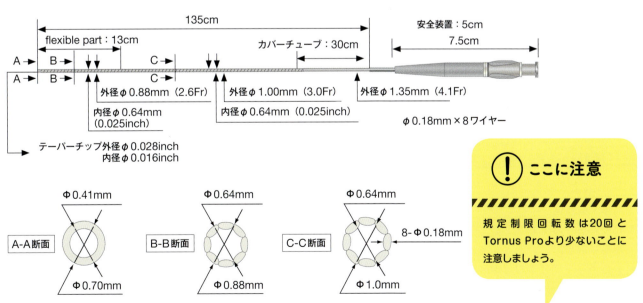

図3 Tornus 88Flexの構造

ここに注意

規定制限回転数は20回とTornus Proより少ないことに注意しましょう。

Tornus Proとマイクロカテーテルの比較

- 通常のマイクロカテーテルは先端チップを細くしたり，シャフトを強化することなどで通過性を高める構造ですが，Tornus Proはステンレスの細い線をらせん状に編み上げた構造をしています (図4)。
- シャフトのステンレス線の間に切れ込みがあるため，反時計方向に回転させることにより，先端までトルクが伝わり強い貫通力が発生します (図5)。

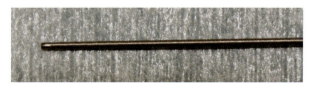

a：Tornus Pro

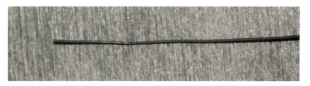

b：マイクロカテーテル

図4 Tornus Proとマイクロカテーテルの先端（比較）

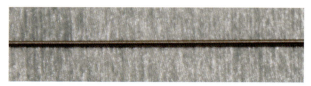

a：Tornus Pro

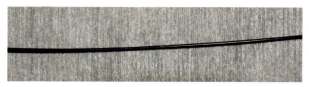

b：マイクロカテーテル

図5 Tornus Proとマイクロカテーテルのシャフト（比較）

Tornus Proの安全装置

- Tornus Proを一方向に回転し続けるとシャフトが破壊されるため，手前の部分に安全装置がついています (図6)。

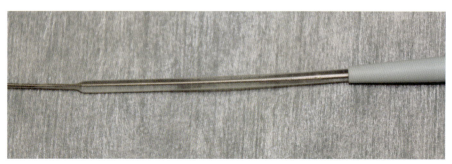

図6 Tornus Proの安全装置

Tornusの進め方

- Tornusを進めるには，カテーテルを反時計方向に回転させながら押します。引き抜くときは，この逆で時計方向に回転させながら抜去します。
- このとき，ガイドワイヤーが進んだり抜けないようにしっかりと固定する必要があります。
- トルカーをガイドワイヤーに固定し，右手第3，4，5指でトルカーを把持し，右手第1，2指で回転させながら，左手で押し引きを行います (図7)。

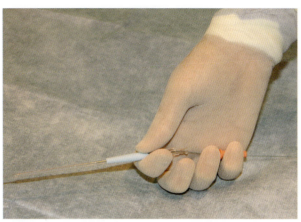

図7 Tornusの進め方

Tornus使用上の注意点

- Tornusを一方向に回転し続けるとシャフトが破壊されます(図8,9)。体外の最近位部にある安全装置が先に破壊されるようになっていますが,完全ではありません。
- Tornusの先端がトラップされているように見える場合は,途中で蓄積した回転を解放する必要があります。

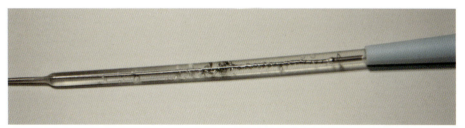

図8 Tornus先端がトラップされた状態で回転し続け,安全装置内で破壊された状態

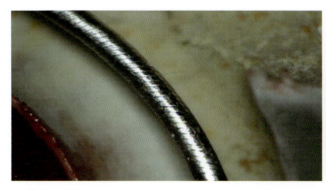

a:使用前の状態

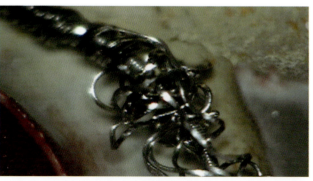

b:反時計方向に回転し,シャフトが破壊された状態

図9 シャフトの破壊

症例 標的病変：#1 CTO（#1 近位部〜#3 遠位部）（図10）

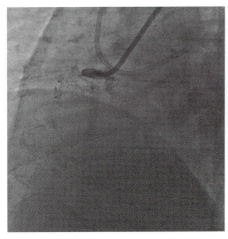
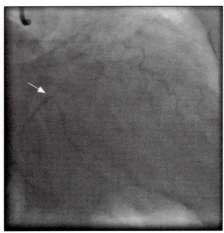

a：コントロール造影
#1 近位部から#3 までの長い慢性完全閉塞（CTO）病変であったため，レトログレードアプローチができるように，あらかじめLCAにもガイディングカテーテルを挿入した。
⇨はLCAの側副血行路を介して造影されたCTO遠位部（#3 遠位部）。

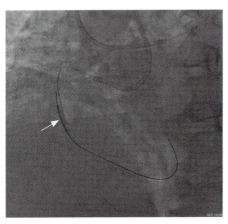
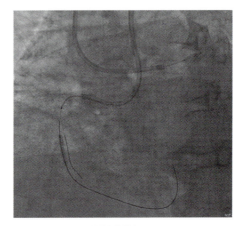

b：マイクロカテーテル，バルーンはCTO不通過
ガイドワイヤーはCTO内に刺入できたが，順行性にマイクロカテーテルやASAHI Corsair（朝日インテック社製），小径バルーンを進めようとしたところ，CTO入口部が硬く，CTO内に入り込むことはできなかった。
⇨は順行性のガイドワイヤーをアンカーするために，逆行性に挿入し拡張しているバルーン。

c：Tornus ProのCTO内挿入
Tornus ProがCTO内に入り込むことができた。

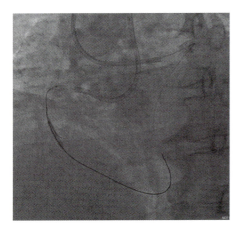
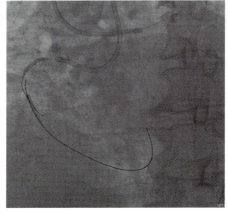

d：バルーン通過
Tornus Proが通過後，1.2mmバルーンが通過できるようになった。

e：バルーン拡張
2.0mmバルーンで拡張後，順次バルーンサイズを拡大。

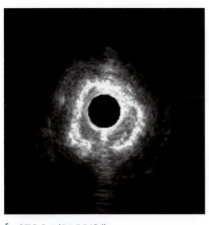

f：CTO入口部のIVUS像
2.0mmバルーンで拡張後，IVUSを通過することができた。マイクロカテーテルが通過できなかった部分は360°の高度石灰化病変だった。

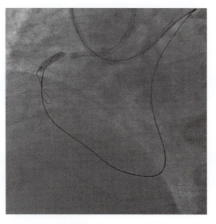

g：reverse CART
順行性に入れたバルーンに向けてレトログレードアプローチのガイドワイヤーを操作。

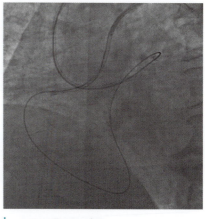

h：externalization完了
レトログレードアプローチのガイドワイヤーをRCAのガイディングカテーテル内に挿入し，externalizationが完了した。

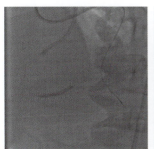
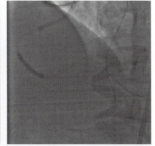
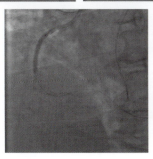
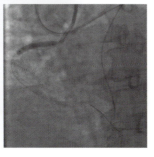

j：最終造影
このように高度石灰化のため従来のデバイスでは通過困難であると思われた病変でも，Tornusの強い貫通力により通過することができた。

i：薬剤溶出ステントの留置
薬剤溶出ステントを#3遠位部から#1まで計4本留置した。

図10 CTO（#1近位部〜#3遠位部）の症例

まとめ

- らせん状にステンレス線を編み上げた独自の構造であることから，回転トルクを推進力に変え高い病変貫通力を備えているユニークなカテーテルです。Tornusが上市された時代と比較し，最近はバルーン自体の通過性が向上しており，またガイドエクステンションの登場など新たなデバイス開発により，以前より使用頻度は減少しているようですが，使いこなせれば強力な武器になるデバイスです。

2 デバイス挿入困難回避法 ③ buddy wire

芹川 威　福岡和白病院循環器内科

ここではbuddy wireテクニックによるデバイス挿入法を概説します。
ポイントを押さえながら，手技を身に付けていきましょう。

まずはこれだけ押さえよう

Point

1. buddy wireはデバイス挿入困難時に試みるシンプルで特別な技術を必要としない手技です。
2. バルーンやステント挿入時のみならずIVUSやOCT挿入時などでも応用可能です。
3. 病変に応じて水溶性のコーティングワイヤーやサポート力の強いワイヤーを使い分けます。
4. アコーディオン現象に気をつけましょう。
5. ワイヤーの絡みによる運搬困難に注意しましょう。

用語解説

アコーディオン現象
屈曲部にワイヤー通過後，狭小化したアコーディオンのような蛇腹様の冠動脈造影像が出現すること。

屈曲病変に対する冠動脈伸展

- 図1は回旋枝遠位部における屈曲病変です。
- 1本目のワイヤー挿入時は回旋枝の角度と蛇行の改善は認めず，ステント運搬は困難でした（図2）。
- 2本目のワイヤーを挿入することで回旋枝入口部の角度が矯正され，さらに近位部の蛇行も伸展され（図3），ステント留置可能となりました。

Tips and Tricks

- 強い屈曲病変において特に強い伸展効果を目的とするときには，サポート力の強いワイヤーを選択したほうがよい場合があります。サポート力の強いワイヤーとしては，Grand Slam（朝日インテック社製）などが用いられます。
- 逆にスリップ効果を期待する場合には親水性コーティングワイヤーを使用します。
- 屈曲病変のワイヤー操作時には冠動脈解離を形成することがあります。丁寧なワイヤー操作が重要です。必要であればマイクロカテーテルを用いて慎重にワイヤー操作を行ってください。

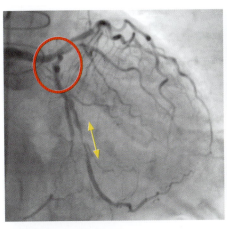 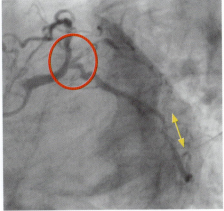

a：straight caudal view　　b：LAO caudal view

図1 回旋枝遠位部の治療
左主幹部から回旋枝にかけての急峻な角度（a）および左回旋枝近位部の蛇行（b）が認められる。

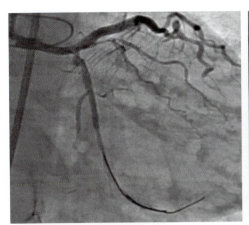 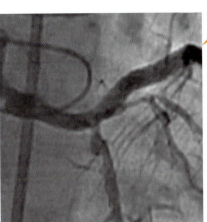

図2を拡大

図2 single wire時の血管伸展

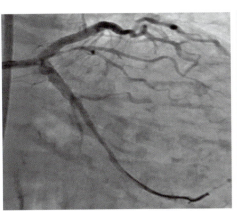 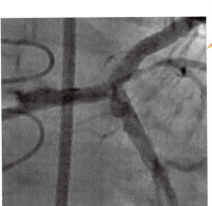

図3を拡大

図3 buddy wireテクニック時の血管伸展

石灰化病変に対するスリップ効果

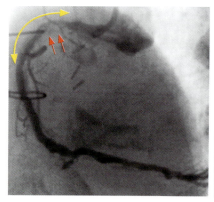

a：診断造影　　　　b：透視のみの石灰化所見

図4 右冠動脈近位部石灰化を伴う狭窄病変への治療
a：病変は右冠動脈中位から近位部にかけての高度狭窄➡で，#1の肩の部分は屈曲➡も伴っている。
b：造影剤のない状態で透視下に石灰化が認められる。

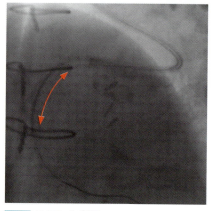

図5 ステント留置
single wireにて十分な前拡張を行ったがステント運搬困難であったため，いわゆるスリップ効果を期待してbuddy wireテクニックを使用したところ，ステント運搬⬌が可能となった。

バイアスの変更効果

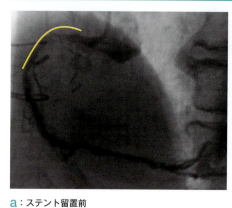

a：ステント留置前　　　　b：ステント留置後

図6 ステント留置後の血管性状の変化
本症例において#1遠位部にステント留置----後，ちょうどステント近位部の留置ポイントが右冠動脈の肩の部分にかかったため，角度━━が急峻━━となっている。

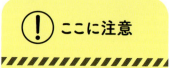

> **!ここに注意**
>
> 屈曲病変においてbuddy wireにて複数のステント留置を行う場合，2本目のステント留置時は，ステントを乗せていないワイヤーの抜去が必要です。ステントとステントでワイヤーが挟まれると抜去困難になることがあるので気をつけましょう。

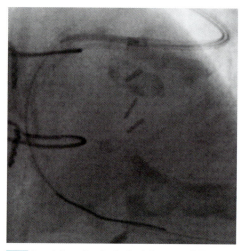

図7 buddy wireによるバイアスの変更

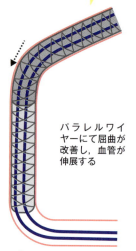

a：single wire　　b：buddy wire

図8 buddy wireによるバイアスの変更
複数のステント留置において遠位部のステント留置後，血管の伸展によりステント近位端にスタックして挿入困難となるが……，buddy wireにすることで血管のバイアスが変わり……▶ステントを重ねて留置することが可能となる。

buddy wireによるステント留置のpitfall

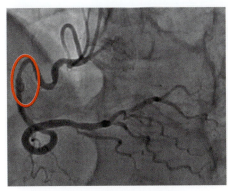

a：高度屈曲病変右冠動脈近位部75％狭窄

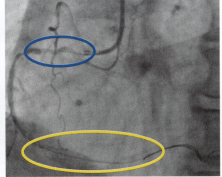

b：アコーディオン現象を認める

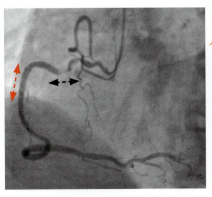

c：ワイヤー抜去後遷延するアコーディオン現象

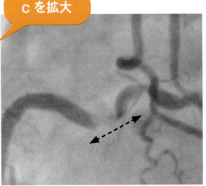

cを拡大

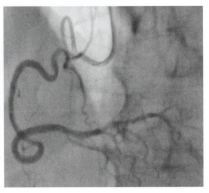

d：最終造影

図9 高度屈曲病変右冠動脈近位部75％狭窄（a）に対するPCI
parallel wireにすると近位部◯と遠位部◯の屈曲部はアコーディオン現象（b）により血流が低下し，胸痛と心電図変化を認めた。

- 図9の症例では，速やかにステント留置しました。ワイヤー抜去後に遠位部のアコーディオン現象は消失しましたが，近位部に狭窄は残存（図9c ◀--▶）しました。
- ステント留置部（図9c ◀--▶）から距離があり解離とは考えにくく，冠攣縮やアコーディオン現象の残存と判断し，ワイヤーを抜去したまま硝酸薬を投与し約5分間待機しました。
- 高度の屈曲に対してbuddy wireにすることでアコーディオン現象による虚血が生じたり，その後遷延することがあります。
- アコーディオン現象時は血管の性状が著しく変化することがあるので，IVUSを使用したりあらかじめ血管造影上で留置部位を想定しておくことが重要です。

> **⚠ ここに注意**
>
> 冠動脈解離かアコーディオン現象かの区別がつきにくい場合，ワイヤー抜去は危険です。その際はフレキシブルなマイクロカテーテルを挿入し，いったんワイヤーを抜去してマイクロカテーテルのみにします。するとアコーディオン現象が解除されるので解離か否かの判断が可能となります。

2 デバイス挿入困難回避法 ④アンカーテクニック

加藤大雅　福井県立病院脳心臓血管センター循環器内科

安全かつ確実性の高いPCIを施行するためには，治療システムの安定化が重要となります。アンカーテクニックはシステムのバックアップを強化する最も有効な手段の一つです。ここではアンカーテクニックの機序から実際の主義について概説し，同テクニックを安全かつ有効に使用できるようになることを目指します。

まずはこれだけ押さえよう

Point

1. アンカーテクニックとは，バルーンカテーテルなどを用いてガイディングカテーテルを固定し，システムのバックアップを強化する方法です。
2. 各種デバイスを治療部位まで導入する際にアンカーテクニックを用いることが多いです。
3. 慢性完全閉塞病変や石灰化病変などの複雑病変に対するPCIにおいては，同テクニックの理解・習得が必須と考えます。
4. 同テクニックによる重大な合併症を予防するためには，デバイス間に生じる作用・反作用をしっかりと理解する必要があります。

アンカーテクニックとは

- アンカーとは「錨」のことであり，船舶等を水上の一定範囲に止めておくために使用するものです。
- PCIにおけるアンカーテクニックとは，バルーンカテーテルなどを用いてガイディングカテーテルを固定することで，治療システム全体のバックアップを強化する手法です。

アンカーテクニックの機序

- PCI治療においてデバイス間の作用・反作用を理解することはとても重要です。
- バルーンカテーテルなどのデバイスを冠動脈内に挿入する際には，ガイディングカテーテルの先端には反作用が生じ，大動脈側に逸脱しようとする挙動を呈します（図1a）。
- 逆にバルーンカテーテルなどのデバイスを冠動脈から回収する際には，ガイディングカテーテルの先端に冠動脈内へ引き込まれる方向の反作用が生じます（図1b）。
- この冠動脈内に引き込まれようとする反作用を治療システムの安定化・バックアップ強化に利用したものがアンカーテクニックです。

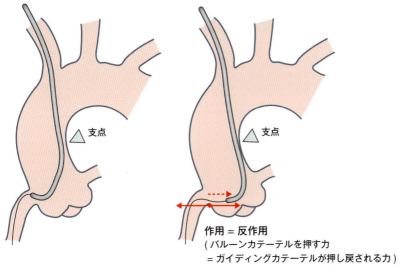

a：デバイスを導入する際に生じる作用・反作用

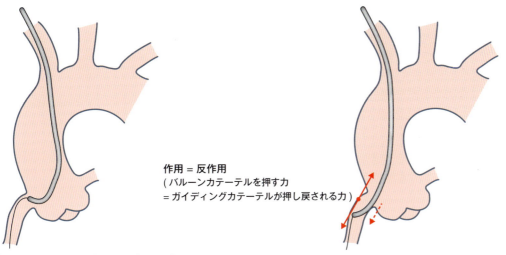

b：デバイスを回収する際に生じる作用・反作用

図1 アンカーテクニックの機序

どのようなシチュエーションで使用するか

- ガイドワイヤーは病変を通過したが，その後にいかなるデバイスも病変を通過しない場合（高度石灰化病変・高度蛇行血管など）
- ステントジェイルされた側枝に対してステントストラット越しにバルーンカテーテルを導入する場合
- ガイディングカテーテルをバックアップポジションに変形させる場合やdeep seatingする場合
- 小口径カテーテルやエクステンションカテーテルを標的冠動脈内にdeep seatingする（Mother and Child法）場合
- 慢性完全閉塞（CTO）病変に対するPCIにおいて，CTO病変へのワイヤー穿通・操作を行う際にシステムを安定化させる場合

用語解説

deep seating
治療対象の冠動脈内にガイディングカテーテルを深く挿入すること。ディープエンゲージ（deep engage）とほぼ同義。

アンカーテクニックの方法

バルーンカテーテルを用いた方法①：側枝内でのアンカリング（図2）

- 治療対象病変の近位部または遠位部からアンカー可能な血管が分岐している場合，同枝内で至適サイズのバルーンカテーテルを拡張します。
- 既にステントが留置されている側枝を有する場合，同枝にてアンカリングを行えば冠動脈解離や血腫形成のリスクを低減させることができます。
- 使用するバルーンサイズは血管内超音波（IVUS）を用いて決定し，血管径と同等サイズのバルーンを選択する方が安全です。
- バルーン長の長いものを選択した方が血管との摩擦抵抗が増加し，アンカリング効果も増強します（一般的には15mm長前後のバルーンカテーテルが用いられます）。
- アンカリングを行う側枝に屈曲がある場合，屈曲の遠位部でバルーン拡張をしたほうが一般的にはアンカリング効果が増強します。
- バルーン拡張圧はバルーンが血管に固定される最少圧とします。バルーン拡張後にバルーンカテーテルを引っ張っても抜けてこず，ガイディングカテーテルが引き込まれる挙動を確認することが大切です。
- さらに強いアンカー効果を求める場合，側枝に2本のガイドワイヤーを挿入し，もう1本のワイヤーを挟んでアンカリングする事で血管壁との抵抗が増し，強力なバックアップが得られます（図3）。
- 実際の手技では，左手でアンカーバルーンのシャフトを軽く引っ張りながら，右手で導入したいバルーンやステントを押し込みます。その際，左手の第3, 4指または第4, 5指間にてガイドワイヤーを挟んで把持します（図4）。
- 一人で上記の手技が難しい場合，助手にアンカーバルーンを軽く引っ張ってもらい，術者はワイヤーを把持しながら導入したいデバイスを押し込みます（図5）。

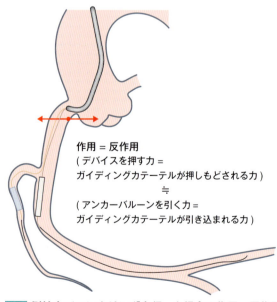

図2 側枝内でアンカリングを行った場合の作用・反作用

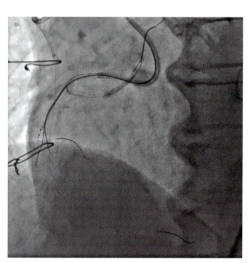

図3 ガイドワイヤーを2本用いた側枝内アンカリング

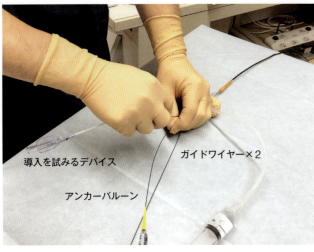
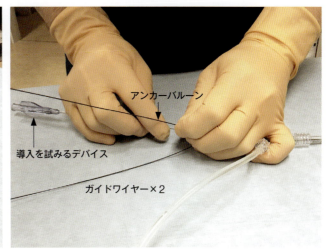

体外実験での手元

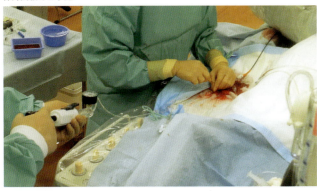
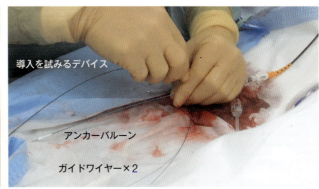

実際の手技における術者の立ち位置および手元

図4 アンカーバルーンテクニックの実際
左手第3, 4指でガイドワイヤーを把持し, 左手第1, 2指でアンカーバルーンを軽く引っ張りながら, 右手でデバイスを挿入する。

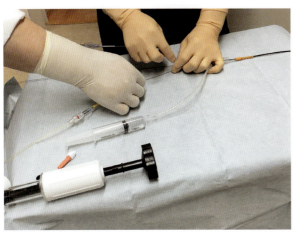

図5 助手にアンカーバルーンを引っ張ってもらう場合

症例：右冠動脈近位部〜中間部の高度石灰化を伴った亜閉塞病変（図6）

- 治療対象：右冠動脈近位部〜中間部の高度石灰化を伴った亜閉塞病変
- ガイドワイヤーは右冠動脈末梢まで通過しましたが，いかなるマイクロカテーテルおよびバルーンカテーテルも病変を通過できませんでした。
- 病変手前より分岐していた右室枝内でφ2.0mmバルーンをアンカリングすることで，Tornus 88Flexカテーテル（朝日インテック社製）が病変を通過可能となりました。

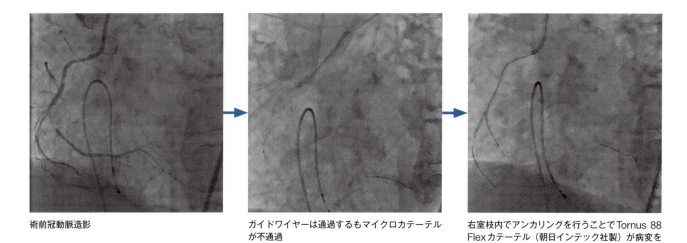

術前冠動脈造影 / ガイドワイヤーは通過するもマイクロカテーテルが不通過 / 右室枝内でアンカリングを行うことでTornus 88 Flexカテーテル（朝日インテック社製）が病変を通過

図6 右冠動脈近位部～中間部の高度石灰化を伴った亜閉塞病変

症例：ステントジェイルされている左回旋枝起始部の高度狭窄病変（図7）

- 治療対象：ステントジェイルされている左回旋枝起始部の高度狭窄病変
- いかなる小径バルーンやマイクロカテーテルも，ステントストラット越しの病変には導入できませんでした。
- 左主幹部～左前下行枝近位部までステントが植込まれていたため，左前下行枝近位部でφ3.0mmバルーンを拡張しアンカリングすることで，左回旋枝にバルーンカテーテルを導入することが可能となりました。

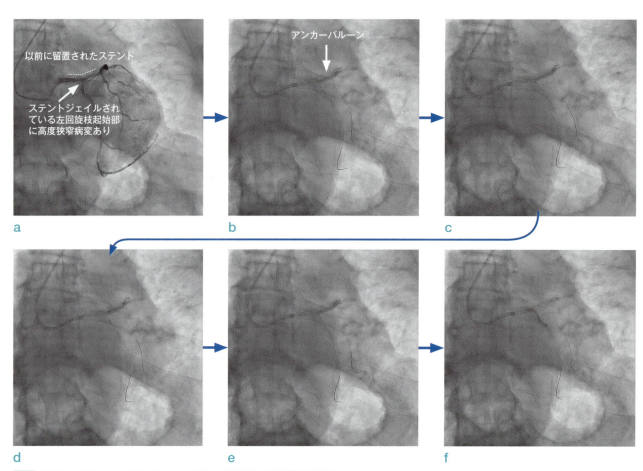

図7 ステントジェイルされている左回旋枝起始部の高度狭窄病変
a：術前冠動脈造影
b-e：左前下行枝近位部でアンカリングを行うことでバルーンカテーテルがステントストラットを介して左回旋枝内に進行
f：左主幹部～回旋枝にかけてバルーン拡張

バルーンカテーテルを用いた方法②：治療対象血管内でのアンカリング（同軸アンカリング）

- 一般的には小口径カテーテルやエクステンションカテーテルを標的冠動脈内にdeep seatingする際に用いられます。
- 標的部位までバルーンカテーテルを導入できれば，同部位でバルーンを拡張し，バルーンカテーテルを軽く引っ張りながらdeep seatingするカテーテルを冠動脈内に進めます（図8）。
- アンカリングせずにdeep seatingするカテーテルのみを強引に冠動脈内に押し進めたり，アンカーバルーンとカテーテル先端が非常に離れた状態でdeep seatingを行ったりすると，冠動脈の大弯側をカテーテル先端で損傷させ冠動脈解離や血腫形成の原因となります（図9）。
- カテーテルのdeep seating中に抵抗を感じた場合は，それ以上無理にカテーテル押し込んでしまうと冠動脈損傷の合併につながるため，一度カテーテルを引いて血管壁との当たりを変える，アンカリングの位置を変えるなど，条件を適宜変更して対処する必要があります。
- アンカーバルーンはdeep seatingするカテーテルの先端から20mm程度遠位部で拡張し，その状態でカテーテルを挿入します。カテーテルが進んだら，アンカーバルーンをデフレーションし，やや遠位部に進め，再びアンカリングの

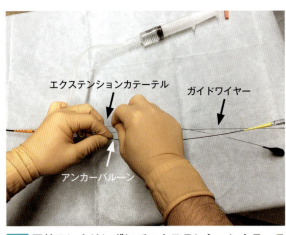

図8 同軸アンカリングにてエクステンションカテーテルを冠動脈内に導入する際の術者の手元
左手第3，4指でガイドワイヤーを把持し，左手第1，2指でアンカーバルーンを軽く引っ張りながら，右手でエクステンションカテーテルを挿入する。

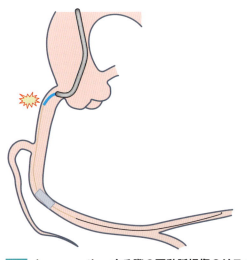 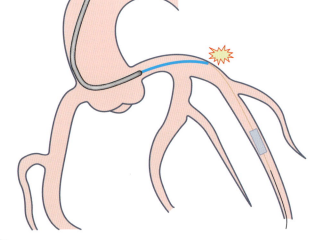

図9 deep seatingする際の冠動脈損傷のリスク

ために拡張します。その状態でさらにカテーテルを遠位部に進めて行く，といったようにstep by stepでカテーテルを進めていくことが，本手技を安全に行うためのコツと考えます（図10）。

- アンカーバルーンをデフレーションすると同時にdeep seatingするカテーテルを押し込むと，バルーンに沿う形で血管壁へのストレスなくさらにカテーテルが進んでくれることが多いです。
- バルーンカテーテルは病変まで通過するも，ステントが病変まで到達できない場合，buddy wireとし，一方のワイヤーに乗せたバルーンを病変で拡張しアンカリングしながら，もう一方のワイヤーにステントを乗せて病変近位部まで導入します。病変手前までステントが到達したら，アンカーバルーンをデフレーションすると同時にステントを押し込むと病変を通過します（slip throughテクニック）（図11）。

用語解説

buddy wire
同じ対象血管内に2本のガイドワイヤーを挿入すること。詳細は前項参照。

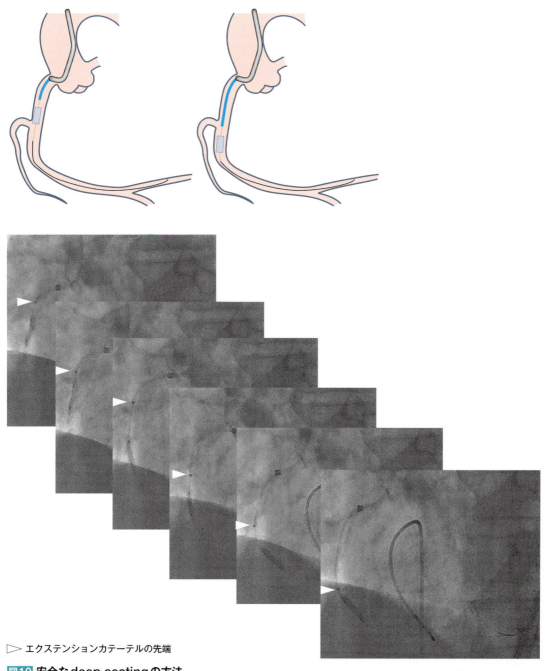

▷ エクステンションカテーテルの先端

図10 安全なdeep seatingの方法

- 過去に対象病変よりも遠位部にステントが留置されていれば，buddy wireとし，一方のワイヤーに乗せたバルーンをステント内でアンカリングしながら，もう一方のワイヤーに新規留置するステントを乗せて病変まで導入させることが可能です。その際にはステントを乗せているガイドワイヤーをやや引きながらステントを導入することで，冠動脈大弯側とデバイス先端チップとの干渉を緩和することができます（図12）。

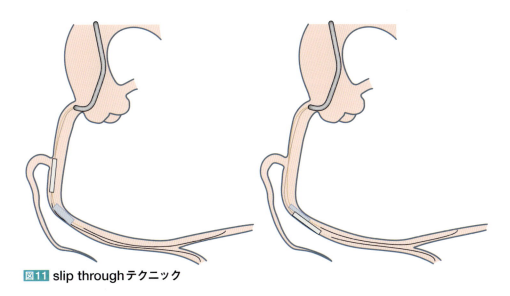

図11 slip throughテクニック

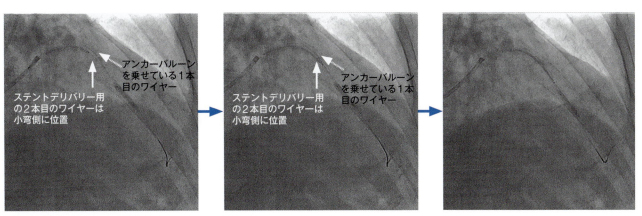

図12 同軸アンカリング下でのステントデリバリー
ステントデリバリー用の2本目のワイヤーはアンカーバルーンに固定されているため，同ワイヤーを軽く引きながらステントを導入することで，デバイス先端と冠動脈大弯側との干渉が緩和される。

バルーンカテーテル以外を用いた方法

- ステントジェイルされた側枝ガイドワイヤーを残したまま手技を継続することで，バルーンアンカリングと同様の効果を得ることが可能となります。
- バルーンアンカリング程のバックアップサポートは得られませんが，血管壁とステント間の抵抗が強い病変であれば追加ステント等のデリバリーに有効であることが多いです。
- ステントをオーバーラップさせて追加留置する際には，ステントを留置する前にジェイルされている側枝ワイヤーを抜くことを忘れてはいけません。そのまま留置した場合，長区間にわたりガイドワイヤーがステントと血管壁間で挟まれることで，ワイヤーの抜去困難や，最悪の場合ワイヤー断裂につながることがあります。特に石灰化の強い病変ではそのリスクが高いです。

逆アンカーテクニック：アンカーテクニックを応用した安全な側枝ワイヤーの抜去法

- ステントジェイルされた側枝のガイドワイヤーを抜去する際には，上述のごとく反作用にてガイディングカテーテルが冠動脈内に引き込まれます。
- 留置された本幹ステントの遠位端とジェイルされた側枝との距離が十分にあれば，側枝分岐部より遠位側の本幹ステント内で短いバルーンを拡張し，同バルーンを押しながらジェイルされたワイヤーを引っ張ることで，ガイディングカテーテルの冠動脈内への引き込み，さらにはガイディングカテーテル先端による冠動脈損傷を予防しながらワイヤーを抜去することができます。図の矢印はガイディングカテーテルの先端位置を示していますが，ガイドワイヤーを抜去している最中でもガイディングカテーテルの先端の引き込みは認められません（図13）。

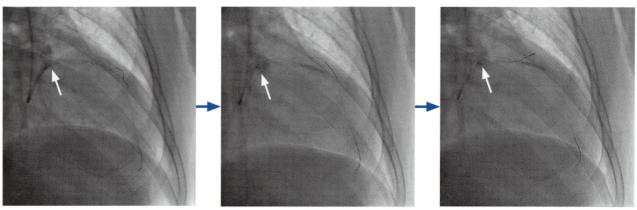

図13 アンカーテクニックを応用した安全な側枝ワイヤーの抜去法
ガイドワイヤー抜去の最中でも，⇒で示したガイディングカテーテルの先端は引き込まれず安定している。

特殊なアンカーテクニック

バルーンスクリーンテクニック

- 側枝との分岐角度が急峻である場合や本幹の血管径が大きい時などは，側枝へのワイヤリングやデバイスのデリバリーが困難となることが多く経験されます。その理由は，側枝を選択するガイドワイヤーやデバイスが本幹方向に逸脱してしまい，側枝方向に力が伝わらなくなることが主因と考えます。
- この状況を解決する1つの方法としてバルーンスクリーンテクニックがあります。ガイドワイヤーが逸脱してしまう方向の血管に至適サイズのバルーンカテーテルを導入し，ワイヤリングを行いたい側枝の分岐部直後で同バルーンを拡張します。
- 同バルーン拡張によるアンカリング効果にて治療システムが安定化するばかりでなく，逸脱しやすい方向の血管内腔をバルーンで占拠することで，ガイドワイヤー等のデバイス逸脱を防ぎ，かつバルーンショルダーにデバイスが当たることでデバイスに伝わる力を側枝方向に向けることが可能となります（図14）。

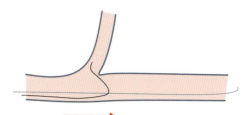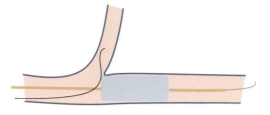

ガイドワイヤーの遠位側への逸脱

ガイドワイヤーは遠位側へ逸脱し，側枝への導入が困難

側枝分岐部の直後でバルーン拡張することで，システムの安定化およびガイドワイヤーの遠位側への逸脱防止が可能となる

図14 バルーンスクリーンテクニック

症例：右冠動脈#2-3のCTO病変（図15）

- 対象病変：右冠動脈#2-3のCTO病変
- 伏在静脈グラフト（saphenous vein graft：SVG）経由の逆行性アプローチを併用してCTO病変に対するPCIを試みました。
- しかし，SVGと右冠動脈の吻合部の角度が急峻であるため，ガイドワイヤーは遠位側に逸脱してしまい，右冠動脈近位部へ導入することができませんでした。
- そこで吻合部直後の右冠動脈遠位部にてバルーンを拡張することで，ガイドワイヤーの逸脱を防ぎ近位側へのワイヤー導入が可能となりました。同様の方法にてマイクロカテーテルを近位側へ導入することにも成功しました。

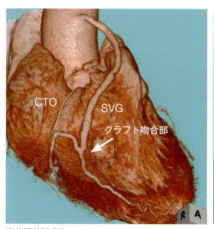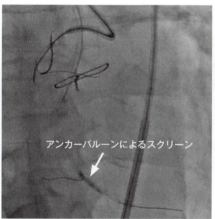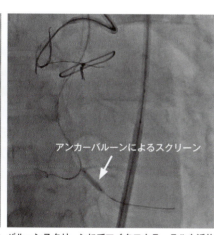

術前冠動脈CT
CTO：chronic total occlusion
SVG：saphenous vein graft

グラフト吻合部直後でバルーン拡張することで，遠位部へのガイドワイヤーの逸脱を防ぎ，近位側へのワイヤー導入が可能となった

バルーンスクリーンにてマイクロカテーテルも近位側に導入成功

図15 右冠動脈のCTO病変に対する大伏在静脈グラフトを介した逆行性アプローチ

Torpedo（魚雷）テクニック

- アンカリングとは少し意味合いの異なる手技となりますが，バルーンカテーテルを用いた同軸アンカリングの一亜型ともいえます。
- エクステンションカテーテルなどを冠動脈内にdeep seatingする際に一番の問題となるのは，血管内腔の大弯側や分岐部のカリーナまたはステントストラットに同カテーテルが当たってしまい進まなくなることです。
- 同状況を改善する一つの方向が魚雷テクニックです。

- 2.0〜2.5mmのバルーンの先端を，deep seatingするカテーテルから約1/4〜1/3突出させます。その状態で同バルーンを拡張させ，そのままバルーンカテーテルおよびエクステンションカテーテルを一塊にして進めることで，血管大弯側との段差をなくし滑らかに血管内腔に追従してくれるようになります（図16）。

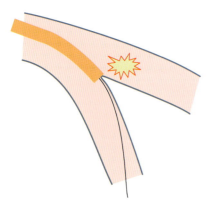
エクステンションカテーテル単体でのdeep seatingでは，冠動脈大弯側や分岐部カリーナ側との干渉が生じる

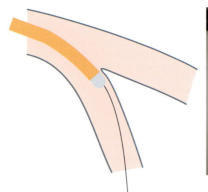
Torpedoテクニックを用いることで上記干渉が緩和される

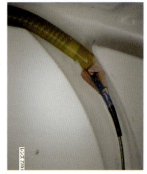

図16 Torpedo（魚雷）テクニック

症例：以前に留置されているステントより遠位部の有意狭窄病変（図17）

- 対象病変：以前に留置されているステントより遠位部の有意狭窄病変
- 以前，右冠動脈近位部にステントが留置されましたが，その遠位部に新規有意狭窄病変が出現したためPCIを施行しました。
- ガイドワイヤーは病変遠位部まで通過しましたが，その他のデバイスは以前に留置されているステントのストラットと干渉し全く導入できませんでした。
- そこで6Frエクステンションカテーテルからφ2.25mmのバルーンを1/3程度突出させ，その状態でバルーンを拡張したままバルーンカテーテルとエクステンションカテーテルを一塊にして進めたところ，何の抵抗もなく右冠動脈中間部まで同システムを導入することが可能となりました。

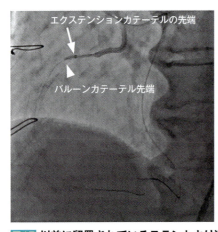
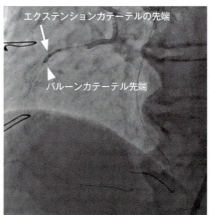
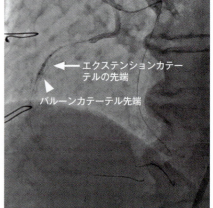

図17 以前に留置されているステントより遠位部の有意狭窄病変に対するPCI
Torpedoテクニックを用いることでステントストラットとの干渉が緩和され，エクステンションカテーテルを病変近位部までdeep seatingすることに成功。

アンカーテクニックを安全に行うために

- 常に作用・反作用を意識し，ガイディングカテーテルが過剰に冠動脈内に引き込まれないよう気を付ける必要があります。
- アンカリングを行う血管の大半には病変が存在しないため，アンカーバルーンによる同枝の損傷をきたす可能性は常に念頭に置いておく必要があります。アンカリングによる血管損傷の可能性を最小限にするために，至適なサイズのバルーンを至適な圧で拡張することが重要です。
- アンカリングを行う血管は一般的に灌流域も大きくないことが大半ですが，バルーン拡張により長時間血流を遮断するため，血行動態に影響をきたすような虚血が生じないよう気を付ける必要があります。
- 万が一許容できない虚血症状が出現する場合，同枝でのアンカリングは断念し，別枝でのアンカリングを検討しましょう。

XI-3 分岐部病変に対するステント留置法

舩津篤史, 中村 茂　京都桂病院心臓血管センター・内科

分岐部病変にはさまざまなステント留置テクニックおよび手順があり，それぞれのメリット，デメリットを熟知し適応していきます。
ここでは各種ステンティングについて解説します。

まずはこれだけ押さえよう

Point

1. 分岐部病変の治療はsingle stent techniqueを基本とし，最低限の目標は本幹に再狭窄をきたさないようにすることです。
2. IVUSを用いてステント長とサイズを決めましょう。
3. 各種ステントの構造（セルタイプ，リンク数，ストラット最大拡張径など）を理解し，それぞれの病変に適したステントを選択しましょう。
4. 本幹へのステント留置後はまずProximal Optimization Technique（POT）を行い，本幹中枢側のステントを圧着させましょう。
5. 側枝の血管径が2.5mm以上あれば，ステント留置後にキッシングバルーンテクニック（kissing balloon technique：KBT）を行います。

分岐部病変とは

- 分岐部病変とは，冠動脈本幹と側枝に分岐する部位の周辺に狭窄病変を認める病変です。主に左冠動脈主幹部病変（LMT病変）と非LMT病変（LADとDX，CXとOM，RCA 4PLと4PD）に分けられます。LMT病変においては，同部位のステント再狭窄やステント血栓症は致命的になることもあるため，PCI自体の適応についても十分考慮する必要があります。
- 分岐部病変にはいくつかの分類がありますが，図1のMedina分類がよく用いられ，分岐部近位部，本幹入口部，側枝入口部に病変があるかないかを（1，0）で示して分類します。それぞれに病変があれば，（1，1，1）であり，近位部と本幹入口部にのみ病変を認め，側枝入口部に病変がなければ，（1，1，0）と示されます。

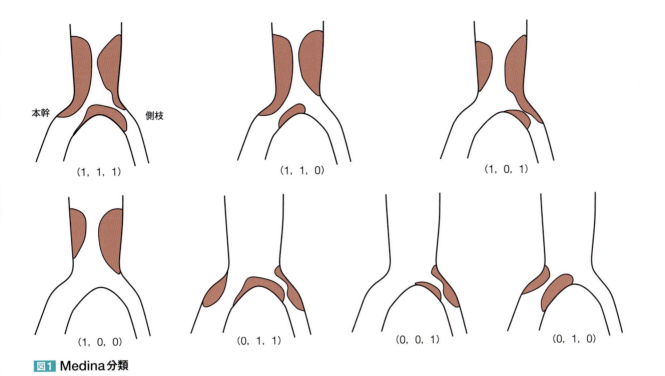

図1 Medina分類

分岐部病変におけるステント留置の流れ

single stent technique
- 分岐部病変のステント留置は，本幹へ1本のステントのみを使用したsingle stent techniqueを基本とします．double stent techniqueでは血栓症のリスクが上昇することから，2枝同時閉塞をきたした場合は致命的です．
- 必ず確保したい側枝はステント留置前にワイヤーを挿入しプロテクションを行いましょう．
- ステントを留置する方向は灌流域の広い本幹に向けて留置しますが，RCAの4PL，PD分岐部のように血管径が同等サイズの場合には，病変の分布によりステント留置方向を決定します．分岐角度の強い方向にまずステントを留置すると，側枝へのガイドワイヤーの再選択（ワイヤーリクロス）がしやすくなります．
- ステント側枝の拡張については議論もありますが，2.5mm径以上であれば最終KBT（本幹と側枝を同時にバルーンで拡張する方法）を行います．
- 側枝を拡張していないと将来側枝の新規病変に治療が必要になったとき，ジェイル部〔側枝入口部は本幹のステントで塞がれており，側枝からみると牢屋（jail）の柵のように見えるため，こうよばれています〕から拡張が必要となり，手技が煩雑になります．
- KBT後も側枝入口部に高度狭窄が残存する場合には，側枝へのステント留置も考慮しましょう（後述するprovisional T stentingがこれに当たります）．

double stent technique
- LMT病変でLADとLCXの両方とも灌流域が広く，ともに入口部に病変を認める場合はCX入口部が不十分拡張に終わる可能性があり，その際は最初からdouble stent techniqueを考慮します．

 One Point Advice

側枝入口部に狭窄病変がある場合でも方向性冠動脈粥腫切除術（DCA）やロータブレータによりプラークを減少させることでsingle stent techniqueで終わることが可能になってきています．また，側枝入口部病変に対しバルーンで狭窄解除できた場合は，薬剤溶出バルーンを追加することで慢性期の再狭窄率を低下させることもできます．

IVUSの活用

- 分岐部ステントの治療戦略はIVUSの情報を元に組み立てていきます。治療前のプラークの評価を行い，distal protectionを行うかどうか決定します。
- 高度石灰化であればロータブレータの使用，スコアリングバルーンのやや小径のものを用いて前拡張を行い，拡張可能であるか判断します。
- 再度IVUSで観察を行い，解離形成によるステント必要長の延長がないかを評価し，中枢側と末梢側のステントランディングポイントを決定し，造影でマーキングを行います。
- ステント植え込み後は末梢側に解離がないか確認します。解離がない場合は本幹のワイヤーを引きもどし，ストラットを通して側枝に入れ，側枝のワイヤーを引き抜いて本幹に入れ直します（ワイヤーリクロス）。複雑病変では3本目のワイヤーを用いてください。
- その後，再度IVUSでワイヤーがストラットの後ろを通過していないことを確認してから追加拡張を行いましょう。

透視の角度

- 側枝にガイドワイヤーを通過させる場合は，透視で側枝の入口部がきれいに分離できる角度で行います。術前の造影でどの角度が分離できるか確認しておく必要があります。特に側枝にステント留置を考えているときは，側枝入口部の分離は必須です。

ステント治療の手順

- それぞれのステント留置の手順を図2〜8に示します。

single stent technique（図2）

①本幹と側枝にそれぞれガイドワイヤーを通過させ，ステントを留置する血管の前拡張を行います。前拡張を行い造影性をよくすることで，側枝入口部に高度狭窄がある場合は解離が起こらない程度に側枝も前拡張し，ステント留置後に閉塞しないように入口を確保しておきます（図2①）。

②本幹にステントを留置すると側枝のワイヤーは本幹のステントと血管壁に挟まれた状態になります（図2②）。

③側枝のガイドワイヤーを置いたまま，別のガイドワイヤーをステントストラット越しに側枝に通過させます（ワイヤーリクロス）（図2③）。ガイドワイヤーを節約するため，ステント末梢側に解離がなければ本幹へのリクロスは容易であり，本幹のガイドワイヤーを引きもどして利用することが多いです。ストラット内から側枝にワイヤーが通過したら，側枝のワイヤーをステント手前まで引きもどし，本幹ステント内から末梢に通過させます。

④ステント部へワイヤーリクロスした後は，ワイヤーがストラットを拾っていることがあるため，IVUSで確認します。ワイヤー通過部位が正しいことを確認したら，ステント内を後拡張し，側枝が2.5mm以上のサイズがあればKBTを行いましょう（図2④）。2.5mm未満でも血流障害を認めるようなら小径バルーンで拡張し，KBTを行います。側枝を単独で拡張した場合は，ステントストラットが本幹側に押され，狭窄を生じる場合があるので最後に本幹を拡張し整えます。

⑤-1 最後に本幹からIVUSで評価します（図2⑤-1）。

ここに注意

本幹にステントを留置するときの注意点は，側枝のガイドワイヤーはX線不透過部位が直接ステントに挟まれないように末梢まで十分挿入しておくことです。X線不透過部位と透過部位ではコイル素材が変わるため，そこでコイルが壊れやすいです（アンコイル）。特に石灰化病変でステントを高圧拡張すると側枝に挟まれたガイドワイヤーが抜去できなくなったり，無理に引っ張ると断裂することがあります。ASAHI Corsair（朝日インテック社製）を持ち込むか，小径バルーンの拡張，どうしても入らない場合はTornus（朝日インテック社製）を用いて抜去します。

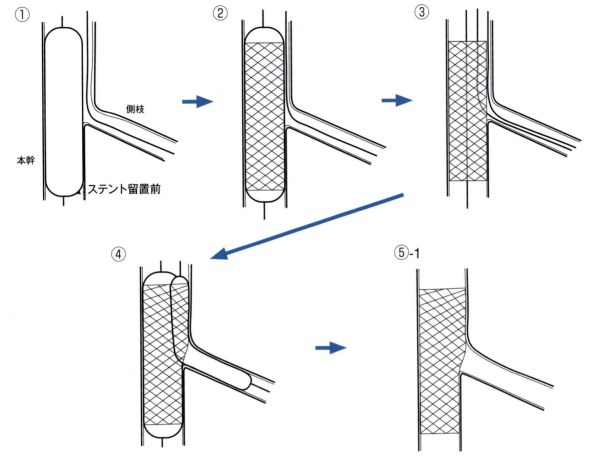

図2 single stent technique

provisional T stenting

- single stent techniqueで終わる予定であっても，側枝入口部に高度狭窄が残ったり，解離による血流障害を認め，胸部症状や心電図変化を伴う場合は，側枝にステントを追加します。これをprovisional stentingといいます。通常，側枝入口部にあわせてステントを留置するため，provisional T stentingといいます (図3)。
- 追加するステントはストラット越しの高度屈曲となるため，側枝の拡張が不十分でステントが中途半端に通過すると引きもどすときに脱落するリスクがあります。側枝のバルーン挿入時の抵抗を調べ，抵抗が強い場合は子カテシステムを用いるかmultiple wireとして通過しやすくしておきましょう。

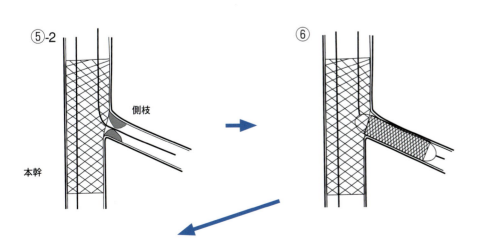

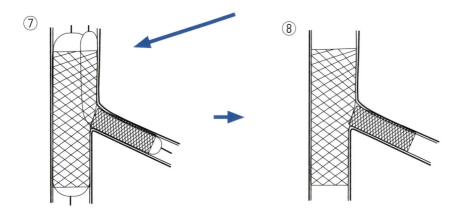

図3 provisional T stenting

⑤-2 側枝に高度狭窄が残存し，血流障害を伴っています（図3⑤-2）。
⑥ 側枝入口部にあわせてステントを追加留置します（図3⑥）。
⑦ 後拡張，KBTを行いましょう。（図3⑦）
⑧ 側枝ステントによる本幹ステントストラットの変形がないかIVUSで観察し終了します（図3⑧）。

Proximal Optimization Technique（POT）

- 分岐部中枢側と末梢側で血管径が大きく異なる場合，ステント留置は末梢側の血管径に合わせて留置されます。そのため，留置直後は分岐部中枢側ではステントが十分圧着していないため，その後の側枝へのワイヤーリクロスの際にワイヤーがステントストラットを拾ってしまったり，LMTではガイディングカテーテルによりステントを変形させてしまうリスクがあります。それを防ぐために行われるのがProximal Optimization Techniqueです（図4）。

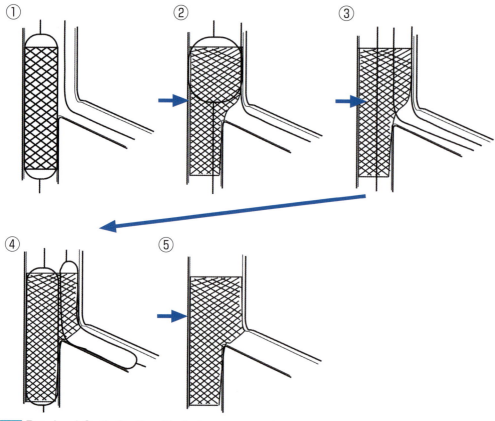

図4 Proximal Optimization Technique

①まず本幹末梢サイズに合わせてステント留置（図4①）。
②ステント留置後，側枝へのワイヤーリクロスする前に分岐部中枢側を適応サイズのバルーンで拡張し，ステントを圧着させます（図4②）。
③側枝へのワイヤーリクロスを行います。POTを行ったことで分岐部遠位側のストラットをねらいやすくなります。POT用のバルーンは，末梢側は分岐部を超えないように，中枢側はステント中枢端を超えないように短いものを選択します（図4③）。
④ワイヤーリクロス後，KBTを行います（図4④）。
⑤IVUSでステント拡張を確認します（図4⑤）。

ここがポイント 💡 側枝へのワイヤーリクロスポイント

- 小さな側枝であれば，それほどワイヤーリクロス部位にこだわることはありませんが，LMT分岐部やLADと大きな対角枝，CXと大きなOM，RCA4PLとPD分岐部ではリクロスさせるポイントにも注意しましょう。第1世代の薬剤溶出ステントはクローズドセルであったため，分岐部末梢側のストラットを通過させ拡張すると，本幹のステントストラットを手前に引き寄せてしまいます。そうすると本幹側のストラットが変形し，粗になることで本幹入口部に再狭窄をきたす原因となっていました。そのため，側枝中心部をねらって通過させていました。しかし，昨今の薬剤溶出ステントはオープンセルでリンクも2-3リンクと少ないため，広がりやすい構造になっています。そのため，分岐部末梢側を通過させ拡張させても本幹入口部のストラットを変形させにくく，また，遠位側を通過させることで側枝拡張時に分岐部内側にストラットのしわ寄せをきたさず，かつ側枝外側をストラットでカバーでき側枝入口部を大きく拡張できるため，分岐部末梢側を通過させるようにします（図5）。

- ステント末梢側に解離を形成し，本幹のガイドワイヤーを引き抜くことにリスクがある場合や，ステント中枢側が十分拡張できていないときにステントの外側をガイドワイヤーが通過してしまう場合は，側枝のワイヤーリクロスを行う際に，ダブルルーメンカテーテル（Crusade®やSASUKE）を用います。
- 本幹のガイドワイヤーをモノレールルーメンに通して分岐部に進め，ガイドワイヤールーメンから側枝用のガイドワイヤーを通過させ操作します。操作性も改善されます〔Crusade®の詳細はⅧ-1「マイクロカテーテル」（p.122）を参照〕。

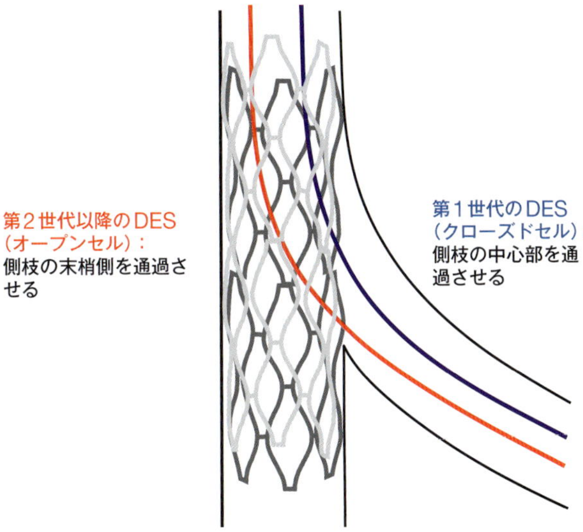

第2世代以降のDES（オープンセル）：側枝の末梢側を通過させる

第1世代のDES（クローズドセル）：側枝の中心部を通過させる

図5 側枝へのワイヤーリクロスポイント

double stent technique

- 始めからdouble stent techniqueを行う方法はculotte stenting，T stenting，kissing stenting，crush stentingがあり，同時あるいは先に側枝にステントを留置します。

culotte stenting（Y stenting）（図6）

- 側枝から本幹中枢に向かいステント留置した後，ストラット内から本幹側をバルーンで拡張し，本幹中枢から側枝をまたいでステントを留置します。本幹中枢側でステントストラットが二重になるため，LMT病変などの血管径の大きな病変で使用されます。
- 側枝のステントストラットを本幹のステントにより拡張するため，側枝のステントは側枝最大拡張径の大きなステント（少なくとも本幹の血管サイズにまで拡張できる必要がある）を用いなければなりません。したがって，側枝もある程度のサイズのステントが留置できる血管径でなければなりません。

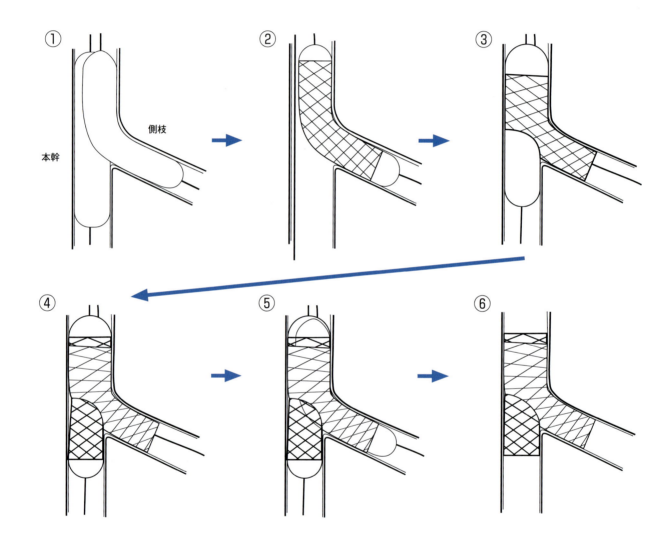

図6 culotte stenting（Y stenting）

①大きな解離を形成しないように至適サイズのバルーンで前拡張を行います（図6①）。
②本幹中枢側から側枝にかけてステントを留置します（図6②）。
③ジェイルされている本幹末梢に向かってガイドワイヤーをリクロスさせ，本幹側をバルーンで拡張し，ストラットを広げます（図6③）。
④本幹末梢方向にステントを留置します（図6④）。
⑤ジェイルされた側枝に本幹のストラット内からガイドワイヤーをリクロスさせ，ステント内を後拡張，KBTを行います（図6⑤）。
⑥本幹中枢側はステントストラットが二重になるため，十分なステントストラットの圧着をIVUSで確認しましょう（図6⑥）。

modified T stenting(図7)

- 側枝の分岐角度がきつく,本幹中枢から側枝に向かってステントを留置したときにステントが折れ曲がりストラットの変形が危惧される場合に選択します。
- ステントストラットの重複する部分がなく,血管壁への不完全圧着のリスクが少ないため,LMT病変などでよく用いられています。しかし,側枝ステントを入口部にきちんと合わせる必要があります。カバーできなければ側枝再狭窄の原因になり,本幹に出すぎるとmini crush stentingになってしまうため,IVUSで側枝入口部を確認しておきましょう。

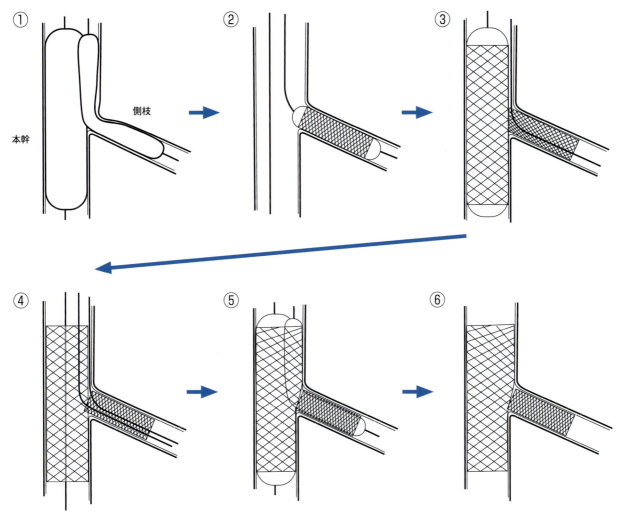

図7 modified T stenting

①大きな解離を形成しないように至適サイズのバルーンで前拡張を行います(図7①)。
②側枝のステントを入口部に合わせて留置します。このとき,透視で側枝入口部がきちんと分離できる角度で行う必要があります(図7②)。
③本幹へステント留置します(図7③)。
④側枝のガイドワイヤーを側枝ステントの中央にリクロスします(図7④)。
⑤ステント内を後拡張し,KBTを行います(図7⑤)。
⑥ステントストラットが二重になる部分はほとんどできませんが,側枝入口部に隙間ができるリスクはあります(図7⑥)。

kissing stenting, V stenting（図8）

- Shot gun stentingともいい，2つのステントを同時に拡張，留置する方法です。中枢側に2つのステントストラットによる隔壁ができてしまうため，ステント血栓症や再狭窄のリスクもあり，超緊急でLMT分岐部にステント留置をしなければならない場合を除いては，一般的に用いません。
- Short LMT病変やLAD，LCXの入口部病変でLMT本幹には病変を認めない場合に，LMTにステントを出さずに同時にステント留置する方法をV stentingといいます。ストラットによる隔壁形成がないため，血栓症の問題は少ないです。V stentingの手順を図8に示します。

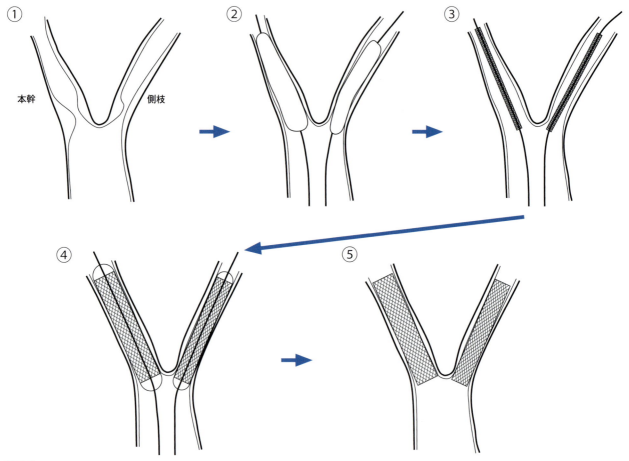

図8 V stenting

①ガイドワイヤーを通過させ，前拡張を行います（緊急時は省略可能）（図8①）。
②2本のステントの中枢側を分岐部に合わせて位置決めします（図8②）。
③同時にステントを拡張します。この場合，それぞれのステントに別々のインデフレータを用いたほうがよいでしょう（図8③）。
④中枢側にストラットが出ないため，ストラットによる隔壁もできず，血栓症や再狭窄のリスクも少ないです（図8④）。

crush stenting(図9)

- DES時代に入り,側枝と本幹との間にステントストラットの隙間ができないように,Colombo先生らによって考え出された方法です。
- 非常に斬新な方法でしたが,側枝へのワイヤーリクロスの成功率が低いこと,クラッシュされたストラットによりステントが三重になる場所もあり,カリーナへのステント圧着不良からステント血栓症のリスクが増大しました。
- そして慢性期の側枝入口部再狭窄率が20%以上と高かったことから,現在では使用されていません。

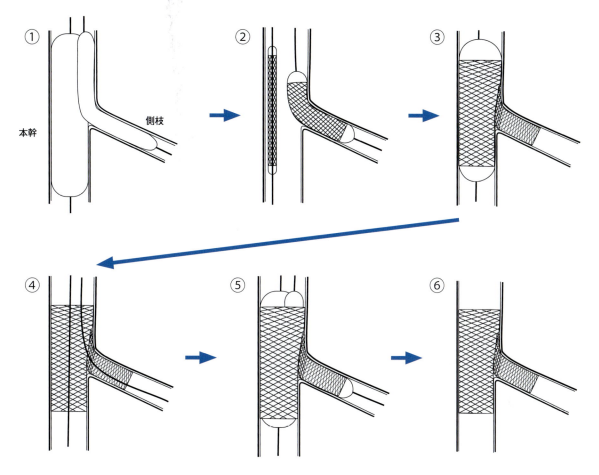

図9 crush stenting

①前拡張を行います(図9①)。
②本幹と側枝のステントを同時にデリバリーし,位置決めを行います。まず側枝のステントから拡張します(図9②)。
③側枝のステントバルーンとワイヤーを抜去し,本幹のステントを拡張し,側枝から本幹中枢側で拡張していたステントを押しつぶします(図9③)。
④側枝にガイドワイヤーをリクロスします(図9④)。
⑤ステント内を後拡張し,最後にKBTを行います(図9⑤)。
⑥クラッシュされた部分はステントストラットが三重に重複しています(図9⑥)。

tips and tricks

ストラットに挟まれた側枝のガイドワイヤーを抜去する場合

- 挟まれている距離が長ければ長いほど，または石灰化病変や高圧拡張した場合には側枝のガイドワイヤーを抜去する際に強い抵抗を感じます。その際，強く引くことによりガイディングカテーテルが引き込まれてきます。特にLMT病変ではそのガイディングカテーテルによりステント中枢側の変形をきたしてしまうこともあるため，必ずガイディングカテーテルの位置に注意を払いましょう。
- なかなか抜去できない場合は，抜去する側枝のガイドワイヤーにASAHI Corsairなどのマイクロカテーテルや，1.5mmの小径バルーンを被せてステント部まで導入し，ワイヤーを引くと抜去しやすくなります。
- ワイヤーが一度動き出したら一定のスピードで抜きます。途中でやめると抵抗が増し，断裂のリスクとなります。
- どうしても抜去できない場合は，Tornusをステント外側に潜り込ませると抜去できます。その際，ステントが血管壁から浮くため，必ずステント内の後拡張を行いましょう。
- また，ステントストラットに挟まれていたガイドワイヤーはときどき先端のコイル部分が剥がれていることがあります。再度使用する場合には，必ず先端の形状を確認し，破損していないかどうかチェックしましょう。

KBTの際，ワイヤーがツイストしていて病変までデリバリーできない場合

- バルーンやステント，IVUSカテーテルなどを出し入れしていると，2本のガイドワイヤーが絡まってしまい，追加拡張やKBTで用いるバルーンがデリバリーできないことがあります。
- ガイドワイヤーを手元で操作するだけでは通常解除できず，通過の容易な本幹のワイヤーをいったんバルーンの先端まで引き，通過させて直します。
- その後，バルーン挿入に抵抗を感じるようであれば，面倒でもIVUSでステント中枢側のストラットをガイドワイヤーが拾ってないか確認しましょう。

まとめ

- 分岐部ステントの基本はsingle stent techniqueであり，本幹に再狭窄や血栓性イベントをきたさないようにすることが重要です。側枝はバルーンのみで拡張し，再狭窄をきたした場合は，そのときにステント留置や薬剤溶出バルーンを考慮すればよいです。
- また，使用するステントの構造を理解しておく必要があります。各種ステントの本幹，側枝のストラット拡張限界がすぐにわかるようにメモを作っておくと便利です。
- 現在，方向性冠動脈粥腫切除術（directional coronary atherectomy：DCA）が再登場し，デバルキング効果により，さらに分岐部病変に対するステント治療の成績向上も期待されています。

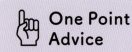

One Point Advice

最近の2ジョイントステントでは思わぬ変形（延長や短縮など）をきたすことがあるため，IVUSやOCTでの確認は大事です。
分岐部病変に対するステント留置は二兎を追う手技となりますが，本幹である一兎は必ず得ることを心がけてください。

XII

知っておくべき合併症およびその回避法

冠動脈穿孔

浜中一郎　洛和会丸太町病院・洛和会京都血管内治療センター心臓内科

冠動脈穿孔はPCIのまれな合併症ではありますが，対応を間違えると生命の危険にさらすことになりますので，的確なマネジメントができるよう普段からのイメージトレーニングが重要です。

まずはこれだけ押さえよう Point

1. 冠動脈穿孔にはワイヤーによる末梢冠動脈穿孔と，バルーン・ステント拡張時の穿孔があり，いずれも心タンポナーデにより血行動態の破綻をきたしえます。
2. 速やかに対処すれば心タンポナーデを回避できることから，冠動脈穿孔に対するマネジメントを熟知し，的確な対応が重要です。
3. ワイヤーによる穿孔の場合，マイクロカテーテルによる陰圧吸引や自家血栓，コイルによる止血を行います。
4. blow outタイプの穿孔をきたした場合は，パーフュージョンバルーンやカバードステントを使用し確実な止血を行いましょう。
5. 病変形態や患者背景などから冠動脈穿孔を予測し治療に臨みましょう。

冠動脈穿孔の種類

ガイドワイヤーによる冠動脈穿孔

- ハイドロフィリックコーティングポリマーワイヤーの使用によりワイヤーが冠動脈末梢の枝を超えて穿孔する場合（図1a）や，慢性完全閉塞（CTO）病変内でのスティッフワイヤーによる操作中にワイヤーが血管外へ穿孔する場合（図1b）があります。
- CTO病変内でのワイヤー穿孔の場合，ほとんどのケースでCTO治療により自然止血しますが，冠動脈末梢でのワイヤー穿孔の場合は通常自然止血することはありません。
- 造影上，造影剤の血管外への漏出を確認した場合には速やかな対応が必要です。

バルーンやステント拡張時，ロータブレータ使用時の冠動脈穿孔

- バルーンやステント拡張，さらにはロータブレータ使用中に冠動脈の穿孔をきたした場合，通常非常に強い胸痛とともに徐脈や血圧低下が出現します。
- 対照血管径に対し明らかに大きなサイズのデバイスを使用した場合はもちろんですが，そうでない場合でも，血管内プラークの偏在や偏心性の石灰化病変，屈曲病変においては通常サイズのデバイス使用下でも穿孔が起こりえます。
- 出血量も非常に多く，すぐに血行動態の破綻をきたすことから迅速かつ的確な対応が必要です。

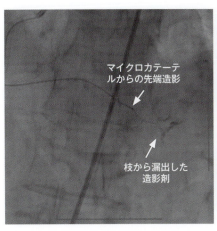 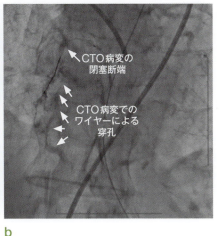

図1 ガイドワイヤーによる冠動脈穿孔
a：右冠動脈末梢の側枝から造影剤の漏出を認める。ハイドロフィリックコーティングポリマーワイヤーの使用により穿孔をきたした。
b：CTOに対するPCI施行中，CTO病変内でスティッフワイヤーが血管外へ迷入し穿孔をきたした。

ガイドワイヤーによる冠動脈穿孔（図2）

- 造影により冠動脈末梢からの造影剤の漏出を確認した場合には，まずそれが心室内への穿破か心嚢腔への穿破か心筋内への穿破かを確認します。心嚢腔への穿破の場合，直ちに以下の手順で止血手技を行います。
  ① まず穿孔した末梢の枝まで再度ワイヤリングし，マイクロカテーテルを進めます。
  ② 引き続きマイクロカテーテルで持続吸引し（陰圧をかけ），末梢への血流を遮断するか，それでも止血できない場合にはマイクロカテーテルを通して血栓塊，もしくはコイルを使用して止血を行います(図3)。
  ③ 使用する血栓塊は，自己血にトロンビンを混入し作製します。
  ④ 血栓を使用して止血を行った場合には慢性期に再疎通していることが多く，一方コイルにて塞栓を行った場合には再疎通は期待できませんが，確実な止血が可能です。

 ここに注意

血栓塊は，自己血にトロンビンを混注し体外で作製します。このとき造影剤を少々混入しておくと，注入時の血栓の状況が確認できます。

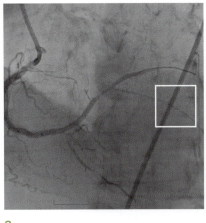 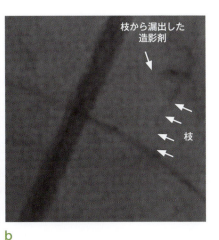

図2 ガイドワイヤーによる冠動脈穿孔例
a：右冠動脈CTO病変治療後の最終造影にて末梢での造影剤のプーリングを確認。
b：4PL枝までマイクロカテーテルを挿入し先端造影を行ったところ，枝から分岐するさらに小さな側枝の先端から造影剤の漏出を確認した。

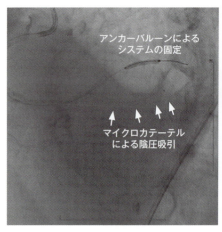
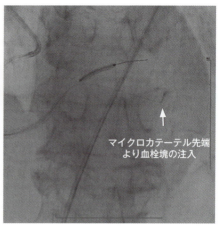

図3 ガイドワイヤーによる冠動脈穿孔時の対応

a：マイクロカテーテルをシリンジで吸引し，陰圧をかけることで末梢枝への血流を選択的に遮断し止血を試みているところ。マイクロカテーテルの位置を安定させるため，4PLの残存病変部位にてアンカーバルーンを行っている。
b：陰圧吸引のみでは止血ができなかったため，末梢枝までマイクロカテーテルを持ち込み，先端から自家血栓を注入しているところ。

バルーンやステント拡張時，ロータブレータ使用時の冠動脈穿孔

- バルーンやステント拡張時，ロータブレータ使用時の冠動脈穿孔では，血管外への造影剤のたまりの程度で経過観察可能なものから，blow outにより瞬時に血行動態が破綻するものまであり，的確な対応が要求されます（図4）。
- 冠動脈穿孔の予知因子としては，高齢の女性，高度石灰化を有する複雑病変，シュリンクした血管，偏心性病変，屈曲病変，elasticityの消失した血管などがあげられます。
- 以下ではblow outタイプの穿孔を例にあげ，step by stepの対応を示します。

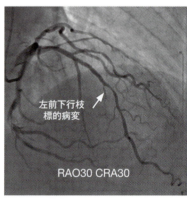
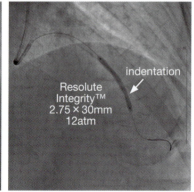
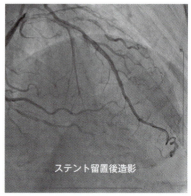
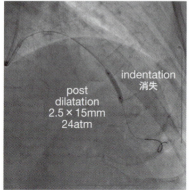

図4 blow outタイプの冠動脈穿孔例

a：労作性狭心症例のコントロール造影（RAO cranial像）。左前下行枝の中間部に狭窄病変を認めた。（FFR：0.77）
b：2.5mmバルーンで前拡張後，2.75mmのステント（Resolute Integrity™，メドトロニック社製）を12atmで留置。ステントの遠位部にindentationが残存した。
c：ステント留置直後の造影では造影剤の漏出を認めなかった。
d：拡張不良を改善するため，2.5mmノンコンプライアントバルーンにて高圧拡張（20atm）を行いindentationは消失した。同時に非常に強い胸痛を訴えた。

冠動脈穿孔（blow out rupture）への対応

初期対応（図5）

- バルーンやステントの拡張中に異常な胸痛を訴えた場合には，すぐにデフレートし，デフレーションしたバルーンを留置したまま軽く造影を行い，穿孔の有無を確認します。造影剤の血管外への漏出を確認したら，すぐに同バルーンを用いて低圧での圧迫止血を開始します。
- バルーン回収後もしくはロータブレータ施行後で，いったんバルーンを冠動脈から引き抜いた後に穿孔に気づいた場合には，すぐに適正なサイズ（穿孔を広げないでかつ止血が可能なサイズ）のバルーンにて止血を開始します。
- 止血開始と同時に，徐脈に対応するための中心静脈路の確保（一時ペースメーカの挿入），活性凝固時間（activated coagulation time：ACT）の測定，鎮痛薬投与，パーフュージョンバルーンの準備，心エコーによる心嚢水貯留（心タンポナーデ）の評価を同時並行で行います。
- 止血は，バルーン拡張による圧迫止血を基本とします。そのため，非可逆的な心筋障害を回避するためにパーフュージョンバルーンを使用します。初期の止血に用いたバルーンからパーフュージョンバルーンへの変更を速やかに行わなければなりませんが，パーフュージョンバルーンは通常deliverability（病変までの通過性）があまりよくありません。
- そのため，近位部に狭窄病変が残存している場合や，高度石灰化病変，屈曲病変などの場合には，カバードステントの挿入も視野に入れて初期バルーンを拡張したまま，ほかのアプローチ部位を穿刺し，2本目のガイディングシステムを構築・パーフュージョンバルーンへの交換を行います。

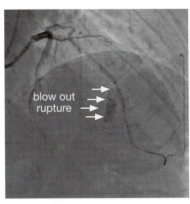
a

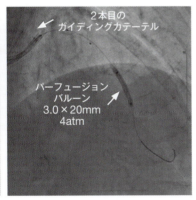
b

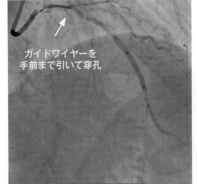
c

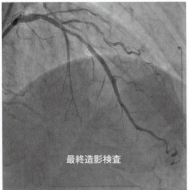
d

図5 blow outタイプの冠動脈穿孔時の対応

a：バルーン拡張時に強い胸痛を認めたため，デフレーションしたバルーンを病変に残したまま造影を行ったところ，穿孔を確認した。

b：そのままバルーンを低圧で再拡張。その間に大腿動脈アプローチにて2本目のガイディングシステムを構築。速やかにパーフュージョンバルーンへの入れ替えを行った。

c：パーフュージョンバルーンの血流取り込み側孔の手前までワイヤーを抜去し，止血を継続した。

d：30分の止血で血管外へのたまり程度まで減弱。バルーンのみの止血で可能と判断し，硫酸プロタミンにてヘパリンを中和後，さらに20分間止血。最終造影にて止血を確認した。

バルーン拡張による止血時の注意点

- 止血開始後，低圧でバルーンを拡張しながら造影を行い，止血されていること，末梢への血流が維持できていることを確認します。パーフュージョンバルーン（図6）では，ワイヤールーメンとパーフュージョンルーメンが共通しているため，ガイドワイヤーをプロキシマルマーカーまで引き抜くことで，より多くの血流が得られます。

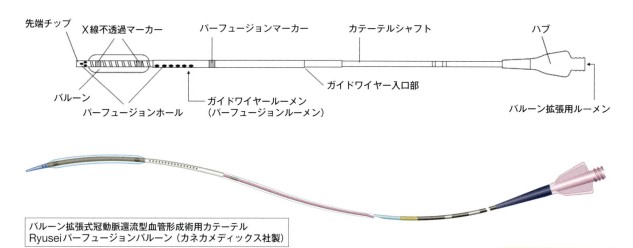

図6 Ryuseiパーフュージョンバルーンの構造
パーフュージョンマーカーの位置までワイヤーを引き抜くことで，より多くの血流が得られる。

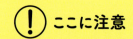

> プロタミンによるヘパリンの中和開始後は，ガイディングカテーテル内での血栓形成を予防するため，必ず3〜5分おきに生食によるカテーテルのフラッシュを行いましょう。

- バルーン拡張は15〜30分を目安とし，いったんバルーンをデフレーションし造影により止血効果を確認します。出血が持続していれば再度さらに長い時間で圧迫止血を持続します。
- 圧迫止血中のACTコントロールは重要です。バルーンによる止血をより確実にするためには，プロタミンによるヘパリンの中和が必要ですが，完全に中和するとガイディングカテーテル内や冠動脈内での血栓を誘発し，新たな合併症を引き起こしかねませんので，ACTコントロールは200〜250を目安にします。ただし，カバードステント挿入が予想される場合にはヘパリンの中和は行いません。
- 心タンポナーデにより血行動態の改善が得られない場合には，心嚢穿刺を行います。

カバードステントの使用（図7）

- バルーン拡張による止血を繰り返しても止血が得られない場合には，カバードステントの使用を考慮します。ただしカバードステントを使用する場合，構造上（図7）拡張不良が起こりやすく急性閉塞，慢性期再狭窄・再閉塞の原因となりますので，事前に病変部が十分拡張されていることが前提です。
- カバードステントは長軸方向も硬いためdeliverabilityは悪く，前頁の「冠動脈穿孔（blow out rupture）時の初期対応」で述べたのと同様，近位部に狭窄病変が残存している場合や，高度石灰化病変，屈曲病変などカバードステントの持ち込み困難が予想される場合には積極的に子カテを使用します。
- 穿孔部位の前後がしっかりと圧着するようにカバードステントを留置します。特にロータブレータで穿孔が起こった場合には，血管の長軸方向に裂孔が拡大していることがあり，穿孔部の同定が非常に重要になります。

- そのために止血するバルーンの位置を前後にずらしながら造影を行い，出血の有無を確認することにより，穿孔部の長軸方向の裂孔の位置を確実に同定します。
- 圧着不良があるとリークが残存しますので，造影所見やIVUSを用いて確実にシーリングされていることを確認します。
- カバードステント留置に際しては，ACTは通常の300前後でコントロールを行います。

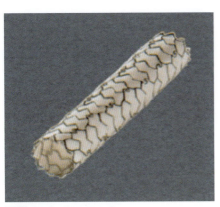 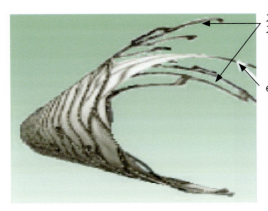

図7 カバードステント
ePTFE膜をステンレス・スチール製のステント2枚で内外を挟んだ人工血管。

血管穿孔の予測

- ここまで主に冠動脈穿孔が発生した際の対応について述べてきましたが，術前に予測を立てることが重要です。
- 一般的に，患者背景として高齢者・女性では冠動脈穿孔のハイリスク群です。さらに糖尿病やステロイドの長期投与症例もハイリスク群に当たります。
- 病変背景としては，びまん性でかつ偏心性病変，血管収縮(vessel shrinkage)をきたしている病変，さらに屈曲部位で心内膜側に偏心性の石灰化が伴っている場合などがあげられます。
- ロータブレータ使用時には屈曲の強い病変において，ガイドワイヤーバイアスやスパスムのため，プラーク対側の正常壁が過度にデバルキングされた場合や，大きなバーサイズでのデバルキング時に起こりえます。

- 図8は前述のステント留置後の穿孔例における治療前のIVUS所見ですが，内膜側に偏心性の石灰化組織があり，外膜側にはプラークがほとんどなく，これらの特徴をすべて兼ねた病変であることがわかります。
- これらのハイリスク因子がある場合には，クオーターからハーフサイズダウンしたステント治療を行うなどの対応をしますが，対照画像を十分に観察し適正なサイズに拡張することが大切です。

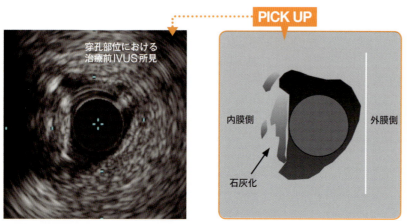

図8 冠動脈穿孔部位における治療前IVUS像
内膜側に石灰化組織があり，外膜側にはプラークがほとんど存在していないことがわかる。

血管穿孔の予後
- 血管穿孔を起こしても，いったん完全に止血を終えれば再破裂の危険性はなく，また拡張不全を残さなければ予後も良好です。

患者・家族への説明
- 冠動脈穿孔はPCIにおける合併症の1つであり，万全を期していても一定の確率で起こりえます。起こりえる合併症として術前に説明を要することはいうまでもありません。いったん穿孔が起こった場合，速やかに処置を行うことが重要であることは前述の通りですが，同様に本人や家族への説明も重要です。
- 患者は胸痛にさらされるだけでなく，周囲の雰囲気が変わったことによる強い不安感を感じていることを念頭に置き，バルーンによる止血処置が一段落した時点で落ち着いて現状や治療方針（カバードステントの使用や塞栓術の可能性など）を説明してください。
- 家族に対しても，穿孔が起こったこと，手技時間が長時間になること，確実な止血を行えば予後は良好であることについて丁寧な説明を行います。

2 no reflow / slow flow

安齋 均　SUBARU健康保険組合太田記念病院循環器内科

No reflow/slow flow現象は，PCI時に極めてよく遭遇する合併症の1つです．術者にとってその知識や対処法は必須といえます．ここではno reflow/slow flowの生じやすい病変，所見，またそれに対する処置について解説します．

Point

まずはこれだけ押さえよう

1. No reflow現象とはepicardial artery（心外膜動脈）の閉塞が解除されても心筋レベルの末梢循環が十分でない病態です．
2. No reflow現象はPCI施行時に比較的頻繁に遭遇する合併症であり，その対処法を熟知しておく必要があります．
3. 特に急性心筋梗塞の再灌流療法時には高い頻度で起こります（約10％）．
4. TIMI 3獲得率は心筋梗塞の急性期および遠隔期の予後に多大な影響を与えるため，最大限TIMI 3血流を得る努力をする必要があります．
5. 冠拡張薬のガイドカテーテルからの選択投与で改善する症例も多いですが，時にマイクロカテーテルや血栓吸引カテーテルを使用した冠動脈末梢への選択投与が有用です．
6. 末梢保護デバイスの有用性に関してはいまだcontroversialですが，患者背景，病変性状（造影およびIVUS所見）を参考に予防的に使用する意義は高いです．

no flowの重要性

- PCI時に遭遇するno reflowにはさまざまな状況がありますが，一般的には急性心筋梗塞などの急性冠症候群（ACS）に多く生じます（10％程度）．しかし，安定狭心症でも1％程度の発症率はあるといわれており，特にロータブレータなどの切削デバイス使用時には注意する必要があります．
- No reflowはPCI時によく遭遇する合併症の一つあり，PCI術者としてその知識や対処法の習得は"must"と言えます**（図1）**．

no reflowとは

- No reflowの定義はその診断法によってさまざまです．通常は狭窄解除後の造影上の冠血流がTIMI2以下の場合をいいます．しかし，no reflowとはepicardial arteryの閉塞が解除されても心筋レベルの末梢循環が不十分である病態と定義すると，心筋ブラッシュグレード（myocardial blush grade：MBG），ST上昇の消退（ST resolution：STR），MRIによる微小循環障害

用語解説

TIMI分類（表1）
冠動脈造影での冠血流の程度を評価する方法（Thrombolysis in Myocardial Infarction Trial：TIMI）．

3	素早く順行性に造影され，造影剤の消失速度も速い
2	末梢まで順向性に造影されるが造影遅延あり
1	冠動脈内に造影剤が停滞し，末梢まで造影されない
0	病変の末梢へ造影剤が入らない

表1 TIMI分類

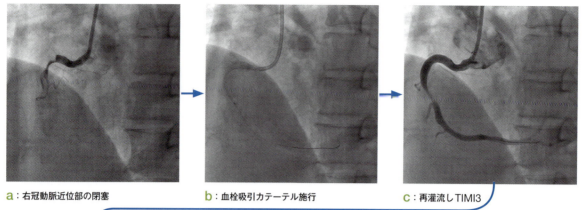

a：右冠動脈近位部の閉塞　　b：血栓吸引カテーテル施行　　c：再灌流しTIMI3

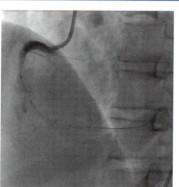

d：残存狭窄にバルーン拡張　　e：no reflowが生じた

図1 no reflowの典型的な症例

急性下壁心筋梗塞で右冠動脈近位の閉塞。造影上多量の血栓が疑われ，血栓吸引カテーテルにて吸引後TIMI3血流を得たが，バルーン拡張後にno reflowとなった。

用語解説

心筋ブラッシュグレード（myocardial blush grade：MBG）（表2）

造影所見による，再灌流療法後の末梢の心筋レベルでの血流評価法。

0	造影剤による心筋染影なし。もしくは心筋が濃染し長時間残存する場合（造影剤の血管外漏出）
1	造影剤による心筋染影がわずかにみられる
2	造影剤による心筋染影が中等度にみられるが，非梗塞血管領域染影よりは薄い
3	造影剤による心筋染影が正常にみられ非梗塞血管領域染影と同等である

表2 MBG

（microvascular obstruction：MO）と評価方法がより詳細になるにつれ，no reflowの頻度が増すことになります（図2）。しかし実際のカテーテル室での我々に課せられた使命は，いかにTIMI3の良好な血流を得てPCIを終了するかです。No reflowの状態で手技を終了した場合，患者の短期および長期予後に与えるネガティブなインパクトは明らかで，手技に際しては最大限TIMI3を得る努力をする必要があります。

用語解説

ST上昇の消退（ST resolution：STR）

ST上昇型の心筋梗塞で再灌流療法後にSTが基線に復する程度。再灌流療法施行後90分でST上昇が50-70%以上軽減すれば良好な心筋血流が得られたサインと考えられる。再灌流療法試験のsurrogate markerとしても用いられます。

用語解説

MO（microvascular obstruction）

MOは梗塞周辺部のみが造影され，その中心にコア状の非造影域（黒色）として描出されます。出血性梗塞を反映していると言われ，再灌流障害の存在を示唆します。

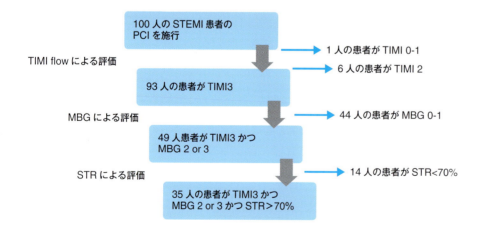

図2 no reflowの発生頻度

（JACC 2009; 54: 281-92より改変）

no reflowの機序

- No reflowの機序は多要因で，1）遠位塞栓，2）虚血障害，3）再灌流障害および個々人の合併リスク（血糖など）やpre-conditioningの有無などが同時多発的に生じ，最終的に心筋がどの程度救済（salvage）されるかで決定されると考えられます。再灌流障害とは，虚血中には可逆的障害にとどまっていた細胞が再灌流によって不可逆的な障害部位に転換されてしまう一見矛盾した現象と定義されますが，実際にこの再灌流障害の存在を同一個体において直接証明することはできません。図3に示すように再灌流によりsalvageされうる心筋のかなりの部分が再灌流障害により失なわれていると推定されています。

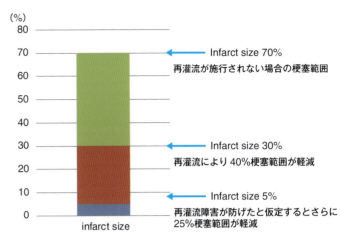

図3 再灌流障害（reperfusion injury）

- Infarct size 70% 再灌流が施行されない場合の梗塞範囲
- Infarct size 30% 再灌流により40%梗塞範囲が軽減
- Infarct size 5% 再灌流障害が防げたと仮定するとさらに25%梗塞範囲が軽減

no reflow？と思う前に（図4）

- 経験が浅い術者は緊急時などに病変拡張後に生じた造影遅延を直ちにno flowと判断してしまうことがあります。当然のことですが，まず病変部の狭窄が確実に解除されていることを確認します。疑わしい場合は角度を変えて撮影し，病変部をよく観察し，解離やリコイルによりflowが障害されていないか冷静に評価する必要があります。

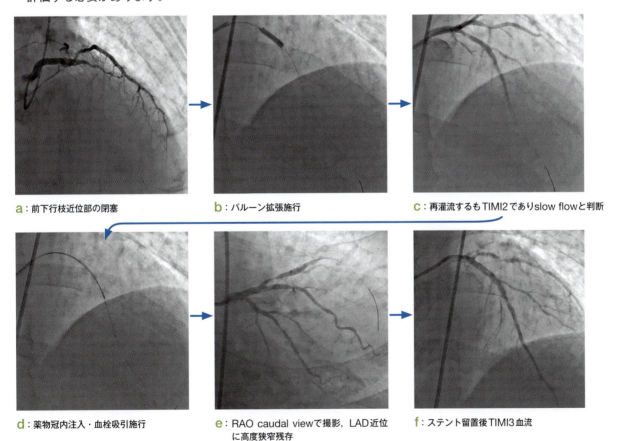

a：前下行枝近位部の閉塞
b：バルーン拡張施行
c：再灌流するもTIMI2でありslow flowと判断
d：薬物冠内注入・血栓吸引施行
e：RAO caudal viewで撮影，LAD近位に高度狭窄残存
f：ステント留置後TIMI3血流

図4 no flow？
急性前壁心筋梗塞で，前下行枝の近位の閉塞。
血栓吸引，バルーン拡張後にslow flowが生じたと判断し，冠動脈内への薬物注入や血栓吸引を再度行うも改善なし。角度を変えて造影すると病変部に高度残存狭窄が確認され，これによる造影遅延であった。ステント挿入にてslow flowは消失。

血管内イメージングによるno reflow発生予測

- No reflowの発症を予測することは可能なのか？と問われれば当然ながら100％予測する方法はありません。しかし臨床現場では個々の症例において，PCI術者は以下のことからno reflow発症リスクを推定しています。

  - 臨床，手技背景（急性冠症候群，SVGバイパスグラフト，ロータブレータ使用）
  - 造影所見（太い血管径，蟹爪様陰影欠損，透亮像などの血栓を疑う所見，潰瘍形成）
  - 血管内イメージング（IVUS，OCT / OFDI）

IVUS像からno reflowの発生リスクが高いと判断する所見

- 陽性リモデリング
- プラーク量が多い（プラークリッチ）
- 低輝度プラーク（echo lucent plaque）
- プラーク破裂（plaque rupture）像
- attenuation像

用語解説

陽性リモデリング（positive remodeling）
病変部の血管径が前後の正常部位に比較し拡大している所見。プラーク量が極めて多く，急性冠症候群の責任病変（いわゆるvulnerableプラーク）に観察されることが多い。

- なお，IVUS上血栓の存在を明確に診断することは実は困難です。しかし，浮動性のmassやモザイクパターンを呈するmassは血栓を強く疑います。上記の中でattenuation像は極めて特徴的な所見で，no reflow発生との高い相関性があります（図5）。

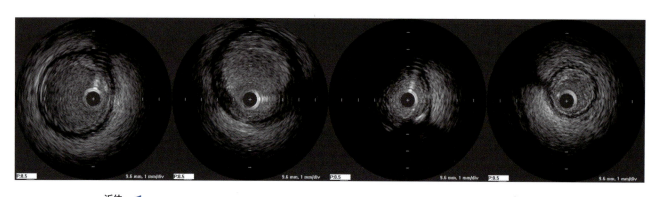

近位 ←→ 遠位

図5 IVUSにおけるattenuation像
陽性リモデリングと低輝度エコー，attenuation像が認められ，no reflowが生じる危険性が高いと判断できる。

用語解説

attenuation像
No reflowを発生する危険が高いと判断するIVUS所見の一つです。石灰化がないにもかかわらずエコー減衰が生じ血管外膜が同定できない所見。病理と対比した報告によると，大きなnecrotic core（壊死組織塊）を含んだfibroatheroma（線維性粥腫）であることが示されています。

- Hibiらはこのattenuation像が短軸像で180°以上，長軸像で5mm以上の場合に71％の高率でno reflowが生じることを示しました。また，Shionoらは急性心筋梗塞後の心臓MRIにおけるMOの発生とIVUSにおけるattenuation像との関係を検討しました（図6）。Attenuation像自体はMOあり，なしの両群で80％以上の高率に認め，群間差はありませんでした。しかし，180°以上，5mm以上のattenuated plaqueの存在はMO発生の唯一の予測因子であると報告しています。

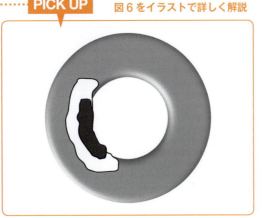

図6 MO（microvascular obstruction）
前下行枝の閉塞による急性前壁梗塞例。再灌流療法が成功し1週間後に造影MRIを施行。遅延造影MRIにて示される梗塞の壁進達度は心内膜にとどまっているが，白く描出される遅延造影に囲まれるようにMOが黒く描出されている。

> **用語解説**
>
> **遅延造影MRI**
> ガドリニウム造影剤投与約15分後に撮影します。遅延造影MRIでは梗塞巣の壊死心筋が造影効果により高信号（白色）を示します。核医学と比較して高い分解能を有し，梗塞巣の分布と局所の心筋バイアビリティの評価が可能です。

OCT/OFDI像からno reflowの発生リスクが高いと判断する所見

- No reflowを予測するOCT/OFDI所見としては，vulnerable plaqueであるTCFA（thin-cap fibroatheroma）があげられます（図7）。Tanakaらは，NSTEMI患者のOCT観察にてno reflowを生じた例に多くTCFAが認められ（50% vs 16%，p<0.005），脂質プラークの円周範囲（lipid arch）が大きくなればなるほどno reflowの発生率が増加することを示しました。

> **用語解説**
>
> **TCFA（thin-cap fibroatheroma）**
> 菲薄化線維性被膜（通常65um以下）に被覆された大きな脂質性コアを伴うプラークで，破裂の危険性を有する脆弱性プラークとして広く認識されています。

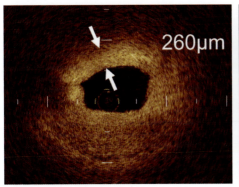 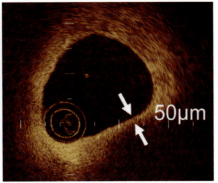

図7 TCFA（thin-cap fibroatheroma）
脂質成分を含むプラークであるが，右では線維性被膜の厚みが50umと薄く，TCFAと定義される。

no reflowの予防法と生じた場合の対処法

- 前述したように，no reflowの発生原因は複合的です。虚血障害の減少にはdoor to balloon time減少による虚血時間短縮やβ遮断薬による酸素需要減少が有効です。
- 再灌流障害に対してはpost-conditioningが提唱されました。カテーテル室にて介入可能な方法として期待されたものの，臨床効果にて関してはいまだcontroversialです（図8,9）。よって，現在我々がカテーテル室にて対処できる方法としては末梢塞栓への対処法が主体となります。

> **用語解説**
>
> **post-conditioning**
> これまでよく知られていた虚血前短時間心筋虚血による心筋保護効果であるpre-conditioningに対し，虚血後再灌流時に短時間虚血を繰り返すことで心筋保護を狙う方法です。再灌流障害を軽減し心筋保護効果を高める可能性がありますが，十分なエビデンスの裏付けはありません。

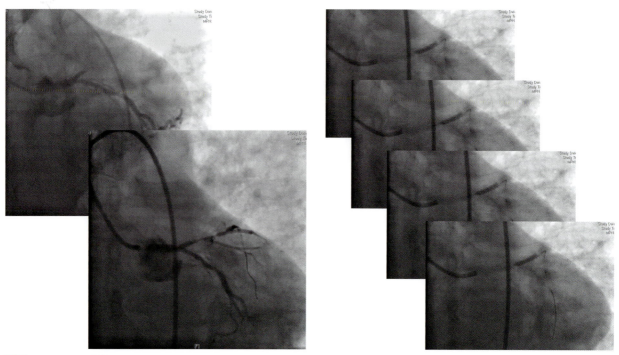

図8 post-conditioning

前下行枝の閉塞による急性前壁梗塞。ガイドワイヤー通過後，直ちにバルーンカテーテルを病変部に進め，1分間拡張と1分間の再灌流を繰り返した。

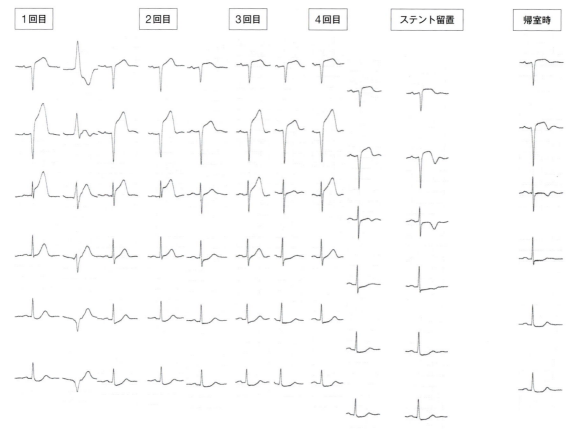

図9 post-conditioning（心電図変化）

1分間拡張と1分間の再灌流を繰り返しpost-conditioningを行った症例の継時的な心電図変化。継時的にST上昇が改善し，帰室時にはSTはほぼ基線に復し陰性T波も出現し始めている。

冠動脈内薬剤投与

- No reflow発生時にカテーテル室にて使用されている薬剤を示します（表3）。多くの施設においてはニコランジルやニトロプルシドを冠動脈内に投与しています。このような冠拡張薬が改善効果を示すということは，冠動脈末梢循環障害の一部は機能的，可逆的で，血管作動物質などによる冠スパスムが関与していると推察されます。また，多量血栓のため，血栓吸引カテーテルなどにても十分血栓の回収ができない場合には，血栓溶解薬（ウロキナーゼ，tPA）の投与も検討します。
- 投与法としては，ガイディングカテーテルから投与することが多いが，冠動脈末梢循環に直接投与できれば効果は高くなります。No reflowの改善が十分でない場合はマイクロカテーテルや血栓吸引カテーテル（後述）を使用し，選択的投与を考慮します。

薬剤名	規格	作用	投与方法
ニコランジル（シグマート®）	2mg/瓶 12mg/瓶 48mg/瓶	KATPチャネル開口作用と亜硝酸薬とのハイブリット	生食あるいは5％ブドウ糖で溶解し，1回2mg投与。心室細動予防のため1分かけてゆっくり投与
ニトロプルシド（ニトプロ®）	6mg/2cc 30mg/10cc	硝酸薬でNOのdirect donor	5％ブドウ糖で溶解し，1回60μgで投与
ベラパミル（ワソラン®）	5mg/2cc	Ca拮抗薬	生食あるいは5％ブドウ糖で溶解し，1回500μgを1分以上かけてゆっくり投与

表3 no reflow / slow flow発生時に通常使用されている薬剤

血栓吸引カテーテル

- 急性心筋梗塞の責任病変には血栓の関与があり，病変部の血栓を吸引し末梢塞栓を予防することは心筋salvageの観点から重要です。また，ときとしてプラーク内容物が吸引されることもあります。血栓吸引カテーテルは各社から販売されていますが，どのシステムも基本的には同様の構造です（図10, 11）。吸引中に吸引シリンジ内への吸引が停止することがあります。停止の原因としては先端の吸引口が病変部でスタックされたか，大きな血栓にて血栓吸引カテーテル先端が閉塞された可能性があります。前者の場合はカテーテルを手前に引き抜くと吸引が再開しますが，後者の場合は再開せず一度カテーテルを体外に取り出す必要があります。この際，陰圧吸引を継続し，血栓が先端から離れて体循環に流出したり冠動脈内に脱落しないよう注意が必要です。
- 血栓はときとして脳梗塞の原因となり，またLADの血栓回収時にLCXに血栓が脱落しショックになる可能性もあります。血栓吸引カテーテル回収時には陰圧を継続するとともに，ガイディングカテーテルをなるべく深く挿入しておくことが肝要です。
- 血栓吸引カテーテル抜去後には必ずガイディングカテーテル内を吸引し，脱落した血栓がないことを確認します。

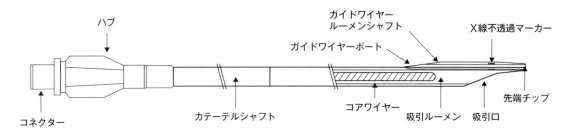

図10 血栓吸引カテーテルの構造

ガイドワイヤールーメンは短いモノレールタイプで先端チップに開口している。吸引ルーメンを使用し、選択的に末梢に薬剤投与をすることができる。

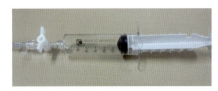

a：ストップコックを閉め陰圧状態にしておく

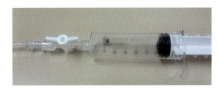

b：ストップコックを開放し、吸引

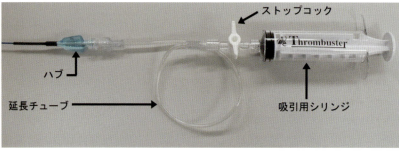

c：全体像

図11 血栓吸引カテーテル

a：吸引用シリンジをカテーテル手前のハブに接続し、ストップコックを閉めシリンジを引き陰圧にしておく。
b：病変手前にカテーテル先端を進めストップコックを解除し先端の吸引口から血栓を吸引する。
吸引されない場合は先端の吸引口が病変部でスタックされたか、大きな血栓を吸引し吸引口が閉塞された可能性がある。前者の場合はカテーテルを手前に引き抜くと吸引が再開するが、後者の場合は再開せず、一度カテーテルを体外に取り出す必要がある。この際、陰圧吸引を継続しておかないと血栓が先端から離れ体循環に流出したりガイディングカテーテル内に脱落するので注意が必要。

末梢保護デバイス

- No reflowの予防として末梢保護デバイスが期待されていましたが、現在ガイドライン上の推奨度は低く、血栓吸引カテーテル同様にルーチン使用はclass Ⅲ、つまり患者にとって有害だと考えられています。しかし、PCI術者がno reflow発生のリスクが高いと判断した場合、予防処置として血栓吸引カテーテルや末梢保護デバイスを選択的に使用することは有益であると考えています。
- 現在本邦において使用可能な末梢保護デバイスは、フィルター型であるFILTRAP™とParachute™の2種類があります（図12～14, 表4）。
- フィルター小孔はFILTRAP™の方が小さい反面詰まりやすく、filter no reflow（後述）の発生が多くなる可能性があります。また、FILTRAP™はフィルターワイヤー自身で病変を通過しなければならず、複雑病変の通過には難渋する場合がありますが、Parachute™は通常ガイドワイヤーで病変通過後にマイクロカテーテルにてParachute™に入れ替えて病変遠位に留置可能です。
- またFILTRAP™の場合、半収納型カテーテルがステント留置後、ステント近位端に引っ掛かり挿入できないという状態が時折生じます。ガイディングカテーテルの方向を変更したり、半収納型カテーテル先端にシェイピングを付けたりすることで解決できることが多いです。
- そのほかに注意すべき点としては、フィルターがステントの遠位ストラットにトラップされないように常にステントとの位置関係に留置します。場合によりステントが変形し回収不能となる可能性があります。また、FILTRAP™使用

の場合はconventionalガイドワイヤーでの手技後，セカンドワイヤーとしてFILTRAP™を冠動脈末梢に進めることが多いと思われますが，その際はじめのconventionalガイドワイヤーは抜去しておくことをお薦めします。間違ってはじめのワイヤーを使用してステントを留置してしまうとFILTRAP™のワイヤがステントではさまれた状態となり，回収不能となります。

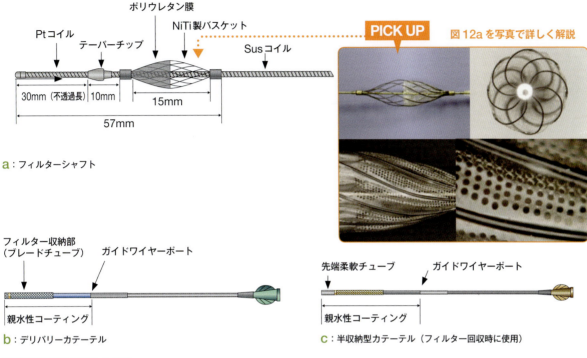

図12 FILTRAP™の構造
a：フィルターワイヤーの約半分にポリウレタンのフィルター膜が取り付けられている。
b, c：いずれもraid exchange型である。

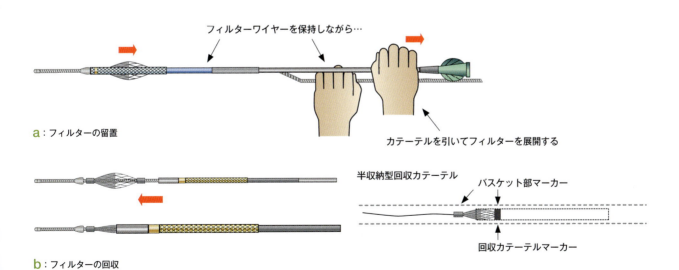

図13 FILTRAP™の操作方法
b：半収納型（回収専用）カテーテルを進め，カテーテル先端マーカーがフィルターの近位マーカーの位置に来るまでカテーテルを進める。これによりフィルターの近位半分がカテーテル内に収容された状態となる。

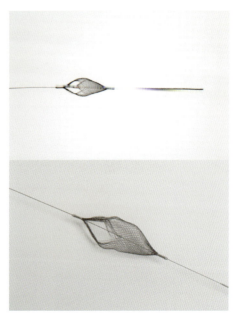
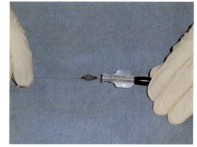
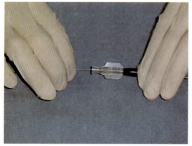

b：挿入時

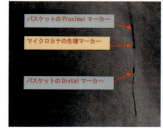
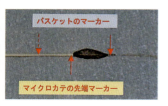

a：フィルター部分　　c：抜去時

図14 Parachute™

a：Parachute™のデリバリーおよび回収を行うためには，0.027inch以上の内腔をもつマイクロカテーテルを使用する必要がある。
b：マイクロカテーテル内にワイヤーを曲げないように慎重に挿入。
c：フィルターバスケットをマイクロカテーテル内に半分挿入後に回収。バスケットが開いた状態で引きもどすとステントに引っ掛かる可能性がある

	システム	フィルター構造	フィルター拡張径／長径	フィルター小孔	シャフト長
FILTRAP™	フィルターワイヤー，専用デリバリー用カテーテル，回収用カテーテルの3種類からなる	ナイチノール製バスケットにポリウレタン膜を張り付けてある	5／15mm 6.5／15mm 8／18mm	100um	180cm，300mm
Parachute™	単体で販売。デリバリーおよび回収には0.027inch以上の内腔をもつマイクロカテーテルを別途使用	細いワイヤーが編みこまれたバスケット構造	5／13mm 8／20mm	0〜250um	190cm，300cm

表4 FILTRAP™とParachute™の特徴

ケースカンファレンス

ステント挿入後冠血流が悪化（図15）

- 急性冠症候群に対するPCI時におけるステント留置後の高圧拡張には，陽の側面（急性ステント血栓症と再狭窄の減少）と陰の側面（no reflow/slow flowの発生リスクを高め心筋救済効果を減少）があり，両者はtrade offの関係にあります。ステント留置時にはいきなり高圧拡張は行わず，冠血流を確認しながら段階的に圧をあげることをお薦めします。IVUSなどを活用し，ステント拡張がある程度得られていれば無理な高圧拡張は行わないことも多いです。

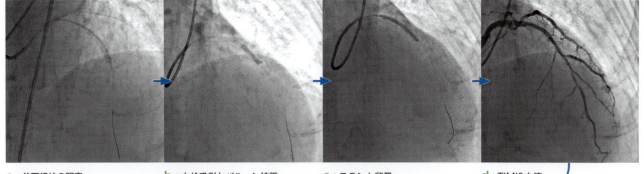

a：前下行枝の閉塞　　b：血栓吸引とバルーン拡張　　c：ステント留置　　d：TIMI3血流

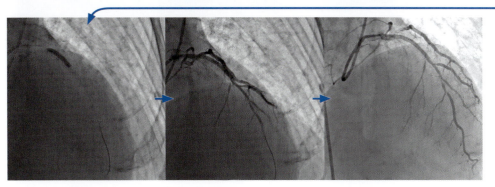

e：高圧拡張の追加　　f：TIMI2のslow flow　　g：最終造影

図15 ステント挿入後に冠血流が悪化した症例

a-c：前下行枝閉塞の急性心筋梗塞症例。血栓吸引カテーテルにて吸引後バルーン拡張施行。引き続きステントを9気圧で留置。

d-f：その後の造影でTIMI3血流が確保されたが，ステントの拡張が不十分と判断し，高圧拡張を追加したところ胸痛とST上昇が出現しTIMI2のslow flowとなった。

g：冠動脈拡張薬であるニコランジルを冠注したところ，slow flowは改善した。

ロータブレータによるslow flowとno reflowの症例（図16,17,18）

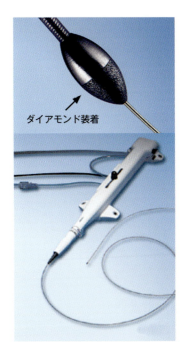

ダイアモンド装着

図16 ロータブレータ

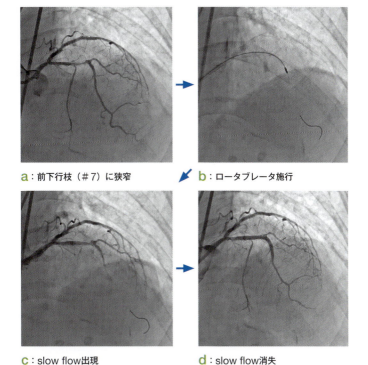

a：前下行枝（#7）に狭窄　　b：ロータブレータ施行

c：slow flow出現　　d：slow flow消失

図17 ロータブレータによるslow flowの症例

高圧のバルーン拡張でも広がらなかった前下行枝の狭窄にロータブレータを施行中に胸痛とST上昇が出現。造影でslow flowを確認。ニコランジルやニトロプルシドの冠注にてslow flowは軽減。ステントを留置し良好な拡張を得た。手技終了時にSTは基線に復しTIMI3血流であった。

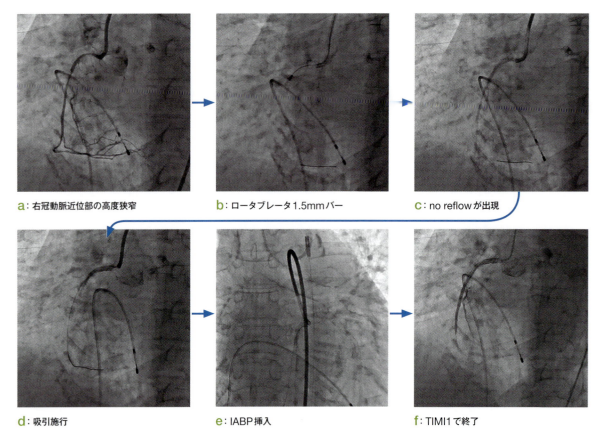

図18 ロータブレータによるno reflowの症例

a：高度石灰化を伴ったびまん性狭窄。
b-c：1.5mmバーで切削を施行したがST上昇とno reflowが出現。
d-f：ニコランジルの投与にてやや改善し，ステントを留置したがno reflowが悪化した。IABP挿入し，吸引カテにて吸引とニコランジル，ニトロプルシドの投与を行ったが，最終造影はTIMI1で終了となった。

- ダイアモンドチップをコーティングしたバーを高速回転（14から22万回転/分）させて動脈硬化病変を切削するため，血管のスパスム，破砕された微小組織や熱により発生した微小血栓による末梢塞栓が冠血流を悪化させます。
- 慎重なバーサイズの選択と切削時間や回転数の低下に注意して手技を行うことで発生を軽減できますが，10％前後にslow flowが発生します。近年大きめのバーサイズを選択する傾向にあり，大きなバーを使用する際には切削範囲をより限定し，切削時間を短くするよう心がけます。定期的にno reflowの発生を確認し，ST上昇がある程度改善するのを待って次の切削を行います。

血栓吸引カテーテルによる薬剤投与の2症例（図19,20）

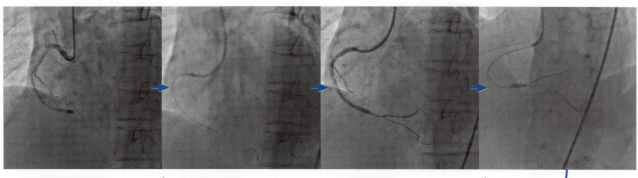

a：右冠動脈遠位部の閉塞　　b：血栓吸引を施行　　c：高度狭窄が残存　　d：バルーン拡張

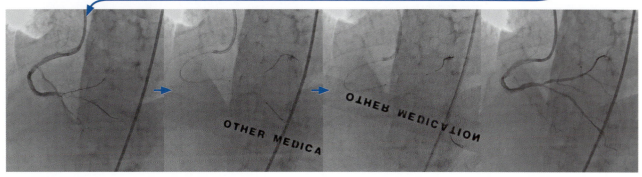

e：no reflow（TIMI1）　　f：4PDにルミネ®挿入　　g：4AVにルミネ®挿入　　h：TIMI3血流回復

図19 冠動脈末梢への薬剤注入カテーテル（症例1）
右冠動脈遠位部の閉塞による急性心筋梗塞患者。血栓吸引カテーテルにて吸引後血流はTIMI3に回復したが、高度残存狭窄あり。同部にバルーン拡張を追加したところ、TIMI1となった。4PDと4AV双方に血栓吸引カテーテルを進めニトロプルシドの選択的投与を行ったところ、冠血流は著明に改善した。

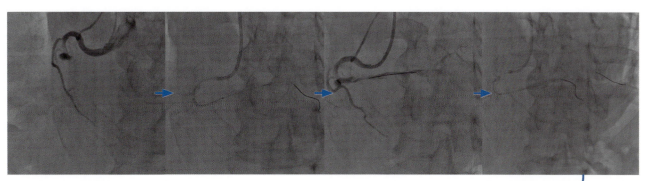

a：右冠動脈遠位部の閉塞　　b：血栓吸引施行　　c：小径バルーン施行　　d：血栓溶解薬を投与

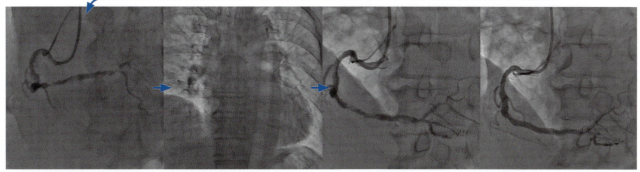

e：TIMI2血流回復　　f：IABP留置　　g：TIMI3血流回復　　h：最終造影

図20 冠動脈末梢への薬剤注入カテーテル（症例2）
a：右冠動脈遠位部の閉塞による急性心筋梗塞患者。病変部に大量の血栓を伴っていた。
b,c：血栓吸引カテーテルと小径バルーンを繰り返し行うも血流再開が得られず。
d,e：IVUSではculprit（責任）プラークから遠位に多量の血栓像を確認。このためカテーテル先端60mmに多数の側孔のついたルミネカテーテルを血栓部位に進め血栓溶解薬（ウロキナーゼ24万単位）を2回投与。これによりTIMI2血流が得られた。　f：再閉塞予防にIABPを留置。
g：翌日の造影ではculprit部以外の血栓は消失しTIMI3に改善。　h：同部にステント留置し良好な結果を得た。

- ガイディングカテーテルからの薬剤投与で十分なことも多いですが，no reflow の改善が乏しい場合はカテーテルを使用した選択的投与が有効な場合も多いです。吸引カテーテルを使用すればガイドワイヤーを抜去することなく薬剤投与が可能です。また，血栓が多量な場合は血栓溶解薬の選択投与も有効です。

末梢保護デバイス使用の2症例（図21,22）

- 前述したように，末梢保護デバイスをルーチンに使用することは許容されません。必要な症例に選択的に使用することで有効性が発揮されます。考慮すべき病状としては伏在静脈グラフト（SVG）に対するPCI，ACSのなかでIVUS上attenuation像が5mm以上連続している症例，大量の血栓を伴う症例は積極的に末梢保護デバイスを使用すべきです。

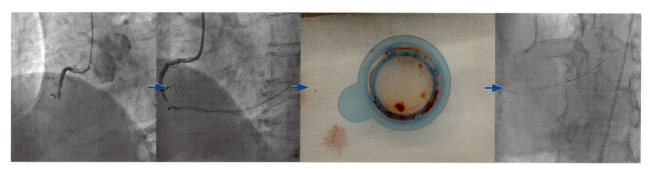

a：右冠動脈の閉塞　　b：血栓吸引後　　c：吸引された血栓　　d：FILTRAP™を留置

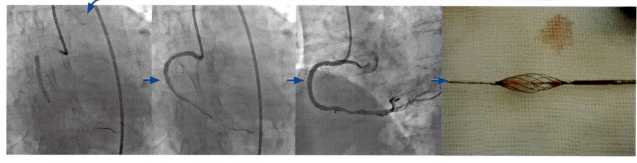

e：ステント留置　　f：フィルター部位で血流途絶　　g：フィルター抜去後TIMI3血流回復　　h：フィルターに捕捉された血栓

図21 filter no reflow（症例1）

a,b：右冠動脈の閉塞による急性心筋梗塞症例。血栓吸引カテーテルにて吸引施行後に血流がTIMI3に再開。

c：吸引された血栓。

e-g：IVUS画像からno reflowの発生が高いと判断し，FILTRAP™を病変遠位に進めた後ダイレクトにステントを留置。しかしその後FILTRAP™部位で血流が途絶した。FILTRAP™を抜去したところTIMI3血流が回復した。

h：FILTRAP™に補足された塞栓物が確認できる。

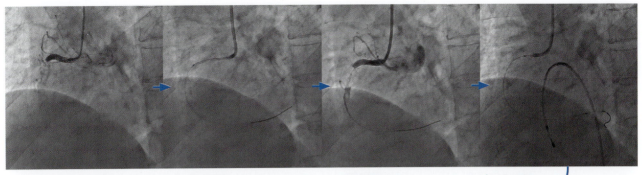

a：右冠動脈近位部の閉塞　　b：血栓吸引施行　　c：血栓吸引後　　d：IVUS施行

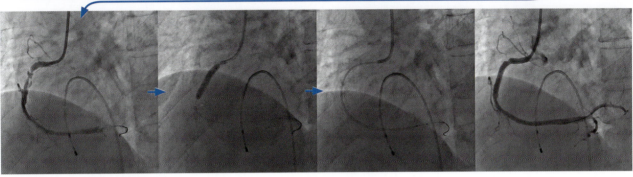

e：FILTRAP™をRCA#3に留置　　f：ステント留置　　g：再度吸引施行　　h：TIMI3血流回復

図22 filter no reflow（症例2）

a：右冠動脈近位部が閉塞した急性心筋梗塞患者。
b,c：血栓吸引カテーテルにて吸引施行後，近位病変から遠位にかけて多量の血栓像あり。
d：IVUSの観察にて血栓の分布を確認後，RCA分岐部やや近位にFILTRAP™を進め留置。
e,f：バルーン拡張後の造影でFILTRAP™内に多量の塞栓物が捕捉され，filter no reflowとなった。
g：病変部にステント留置後，再度吸引を行い，FILTRAP™を抜去した。
h：その後の造影では血栓は消失し，良好なTIMI3血流が得られた。

最後に

- No reflowを完全に予防するのは困難です。しかし，IVUSの読影に慣れ，手技中の患者の訴えや心電図変化に気を配り，早く手をうつことで重症化させない努力をすることが大事です。

3 異物回収法

柚本和彦　横浜労災病院循環器センター

冠動脈内でのステントの脱落やワイヤーの断裂遺残はまれな合併症ですが，残された異物は血栓症や血管損傷の原因となるため回収を必要とします。

Point

1. どのような状況でステント脱落，ワイヤー離断が発生しやすいかを常に意識して，未然に防ぐことが最重要です。
2. ステントが脱落した場合はワイヤーが抜けないように注意を払います。
3. まず異物の捕捉，次に冠動脈からの脱出，最後に体外への抜去が重要なポイントとなります。
4. 回収デバイス（スネア）は常備しておきましょう。
5. 無理に回収にこだわらずに安全な場所に置いてくる選択肢も必要です。
6. 外科的除去（開胸術）も考慮せねばなりません。

ステントの脱落を引き起こしやすい状況

- 近年のステントの進化により，冠動脈内でステントが脱落する例は非常に少なくなりました。
- ステント拡張前でデリバリーの際に脱落する例は石灰化病変，分岐角が急峻な血管，蛇行血管，以前留置したステントの縁で起こりやすいです。特に無理やり進めるも進まないため，引きもどそうとする際にステントが脱落することが多いです。脱落しそうであればその部位で拡張留置することを考慮しましょう（図1）。
- デリバリーが困難でガイディングカテーテル内に引きもどす際に，カテーテルの先端部に引っ掛かり脱落することがあります。
- ステント拡張後では，血管径の大きな入口部に短いステントを留置した際に拡張したステントが大動脈側に脱落する例があります。

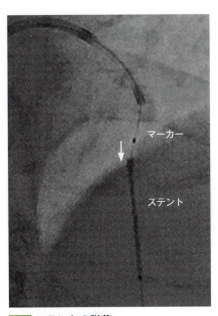

図1 ステントの脱落
石灰化病変で子カテを併用。
ステントの位置合わせ中に，透視でステントが脱落しかかっていることが判明。
完全に脱落する前に，そのまま同部位に拡張留置した。

ワイヤーが離断しやすい状況

- 石灰化を有する病変に側枝保護のために留置したワイヤーが拡張されたステントと石灰部位に挟まれた結果，抜去困難となり伸びて離断することが多いです（図2a）。特に先端のX線不透過部分は変形破損しやすく，注意が必要です。
- ワイヤーが抜去困難になった場合は無理に引き抜かない，回さない（伸びてひねり切れる）ことが重要です。
- ワイヤーを抜くのに抵抗が強いときは，バルーンを抜けなくなったワイヤーに通し，トラップされているところまで持ち込みます。その状態でワイヤーをゆっくりと回さずに抜きます（図2b）。その際はガイディングカテーテルが引き込まれないように注意しましょう。
- 離断したワイヤーが側枝内や末梢にとどまる場合は放置も可能です。しかし，断裂した近位端は，透視で確認できないこともあるので注意を要します。冠動脈近位部に浮遊している場合は，ステントで血管壁に圧着させます。しかし，左主幹部や大動脈内に近位端が浮遊している場合は回収を要します。

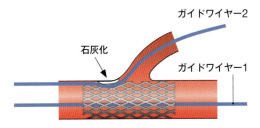

a：固い物同士で挟み込まれると離断しやすくなる

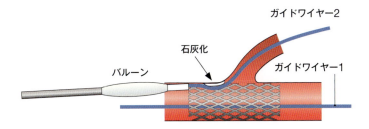

b：ステントのエッジに軽くバルーンチップを当てた状態でワイヤーをゆっくり引く

図2 ワイヤーが離断しやすい状況

脱落したステントへの対処

- 拡張前のステントの脱落でガイドワイヤーが抜けていない状態であれば，小口径のバルーンを脱落したステント内を通過させステントの遠位で拡張し，バルーンとステントを一体化させて一緒に引きもどします。不可能な場合は段階的にバルーンのサイズを大きくして脱落した場所に拡張留置します。
- ガイドワイヤーが脱落したステントから抜けてしまった場合は，脱落したステントを血管壁に圧排するように別途ステントを追加することもあります。

異物の捕捉

マルチプルガイドワイヤーテクニック（図3）

- 最も簡便な方法。数本のワイヤーを異物の脇を越えて末梢まで挿入し，それらをトルカーでひとまとめにして一方向にクルクルと回すことで，ワイヤー同士が異物と絡み合い捕捉可能となります。捕捉力は弱いので，子カテ（GuideLiner等）を併用することで，回収時の冠動脈内での脱落を防ぎます。

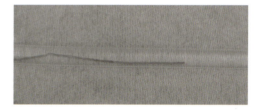

a

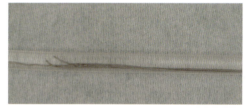

b

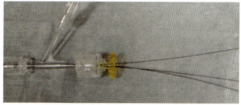

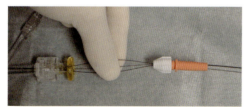

c

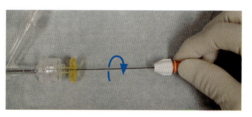

d

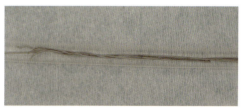

e

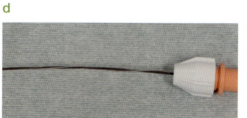

図3 マルチプルガイドワイヤーテクニックによる異物回収方法

a：冠動脈内に浮遊している異物（ワイヤーの断端）（模型）
b：数本のワイヤーを異物に沿わせて末梢まで挿入
c：すべてのワイヤーをトルカーでひとまとめにする
d：一方向にクルクルと回転
e：ワイヤー同士が絡まりあい捕捉。絡まった状態でゆっくりとすべてのワイヤーを引く

スネアやバスケットを用いる方法

- 捕捉する場所や異物の形状に応じて使い分けましょう。

①グースネックスネア（図4）

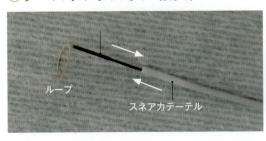
a

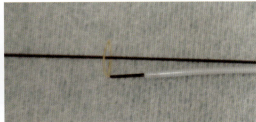
b

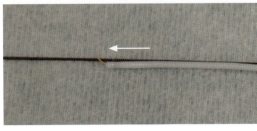
c

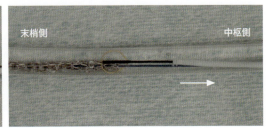
d

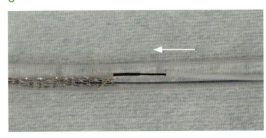
e

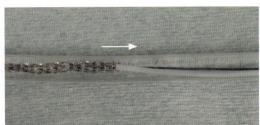
f

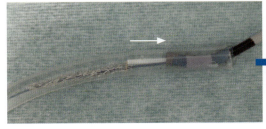
g

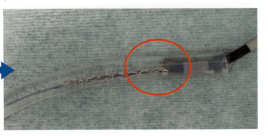
h

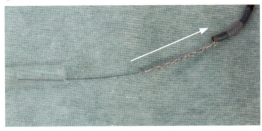

図4 グースネックスネアによる回収方法

a：ループは管腔に対して90°に開く。スネアカテーテルを進めながら，スネアワイヤーを引くとループがカテーテルに引き込まれ収納される。
b：手元でグースネックのループをワイヤーに通す。
c：スネアカテーテルにループを収納し，閉じた状態でガイドワイヤーに沿わせてカテーテル内に進める。
d：目的物まで到達したら，スネアカテーテルを引きループを開き，ループを前後させて目的物を捕捉。
e：ループが目的物を囲みこんだら，スネアカテーテルを進めてループを閉じる。
f：ループが閉じて目的物ががっちりと掴まれる。スネアワイヤーとスネアカテーテルをしっかり保持し緩まないように同時に引きもどして回収する。
g：全体を引きもどしてくるが，ガイディングカテーテルの入り口でステントが引っ掛かることが多い。
h：全体（ガイディングカテーテル，ワイヤー，スネア，異物）をひとまとめにして抜く。

②En Snare®（メリットメディカル社製）（図5）
③Soutenir®CV（朝日インテック社製）（図6）

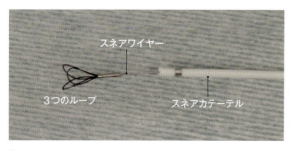
a

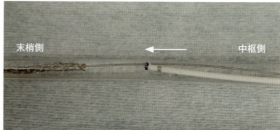
b

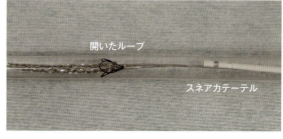
c

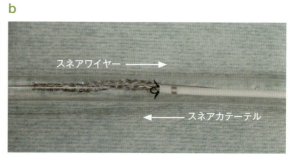
d

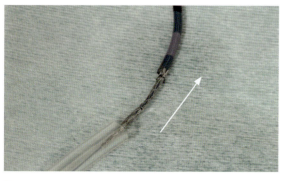
e

図5 En Snare® による回収方法

a：3ループの構造で異物の捕捉が容易になった。ループの閉じ方はグースネックスネアと同様。
b：グースネックスネアと同様にスネア内にワイヤーを通してループを閉じた状態で目的物まで持ち込む。
c：目的物まで到達したらスネアカテーテルを引きながら，スネアワイヤーを少し押しループを開く。
d：目的物を捕捉したら，スネアワイヤーを引きながら，スネアカテーテルを進めて捕捉したループをしっかり閉じる。比較的先端部位から捕捉することが可能。
e：グースネックスネアと同様にガイディングカテーテルに引っ掛かるようであれば，全体（ガイディングカテーテル，ワイヤー，スネア，異物）をひとまとめにして抜く。

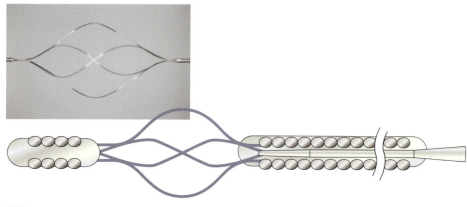

図6 Soutenir® CV
0.014inchガイドワイヤーの先がバスケット様になっている。マイクロカテーテルと併用し，異物を絡めて回収する。

- 異物回収用のスネアがない場合，300cmの0.014inchガイドワイヤーを折って4Frカテーテル内に挿入しスネアを自作しましょう(図7)。

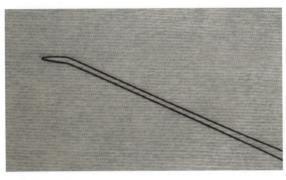
a

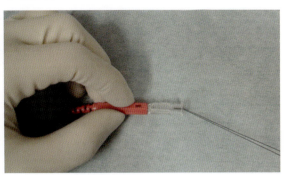
b

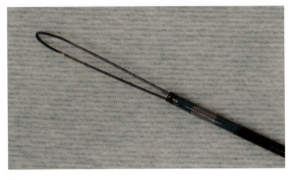
c

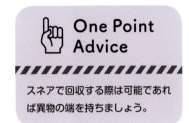

> **One Point Advice**
> スネアで回収する際は可能であれば異物の端を持ちましょう。

図7 0.014inchガイドワイヤーによるスネアの自作方法
a：300cmのガイドワイヤーを半分に折る。その際先端部を少し曲げる。
b：折り曲げた状態で4Fr子カテに入れる。
c：4Frカテーテルの先端から折り曲げたワイヤーによるスネア部分を出したところ。

異物の回収

- ステントストラットがガイディングカテーテルに引っ掛かることが多いので，無理にカテーテル内に収容するのはやめましょう。
- ガイディングカテーテルごとすべてを一緒にゆっくり抜去します。
- 捕捉した物を落とさないよう(特に上行大動脈内で)しっかりと全体を保持しましょう(図8)。

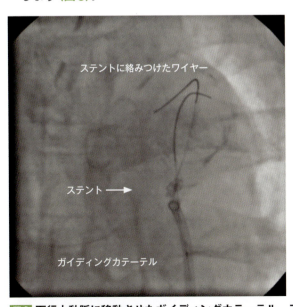

図8 下行大動脈に移動させたガイディングカテーテル，ステント一式
すでにステントは変形していてガイディングカテーテル内に収納できないため，すべてをまとめて下行大動脈まで移動させている。

体外への抜去

- シースまで移動できたら，シースやガイディングカテーテルに断端を収容し用手圧迫しながらシースごとゆっくりと抜去します（図9,10）。
- 抜去の際の抵抗が強く疼痛を訴える場合は，血管損傷のリスクが高いためカットダウンで外科的に抜去します。
- 末梢に脱落した場合は問題にならない例が多いです（図11）。

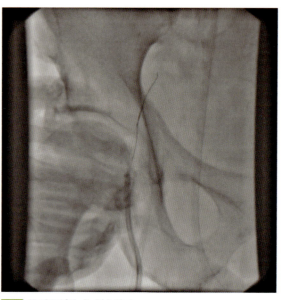

図9 用手圧迫しながら抜去
シース内にも収納不可能であったため，できるだけひとまとめにして用手圧迫しながらシースごとすべて抜去している。

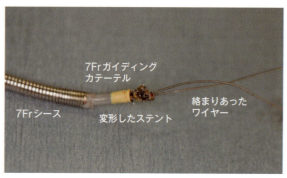

図10 穿刺部からシースも含めて抜去したステント
シース，ガイディングカテーテル，ステントができるだけ一体化するようにして抜去したが，ステントは著しく変形している。

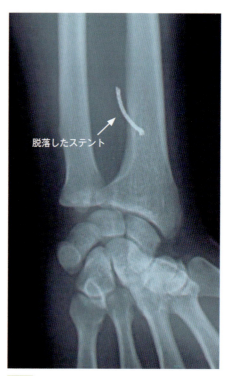

図11 体外に回収できずに橈骨動脈に脱落したステント
10年経過しているが，合併症はなく脈拍は触知良好。

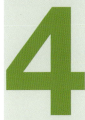

IVUSスタック

大塚雅人　荻窪病院心臓血管センター循環器内科

IVUSカテーテルが冠動脈内でスタック（抜去困難・不能）状態となったときに落ち着いて対処できるように，解除の方法・手順を身につけておきましょう。

Point
まずはこれだけ押さえよう

1. IVUSカテーテルの基本構造を把握しておきましょう。
2. IVUSがスタックする主な機序を理解しておきましょう。
3. IVUSがスタックしたときに，慌ててカテーテルを無理に引き抜こうとすると，さらに事態は悪化する（抜去困難となる）ことがあります。
4. 対処法をカテーテルチームで共有しておき，いざ発生時には落ち着いて状況を把握し，順次対策を講じて合併症を最小限にとどめることに努めましょう。
5. IVUSをスタックさせないための基本的なカテーテル操作手技を身につけておきましょう。

IVUSカテーテルの先端構造

- 汎用される機械走査式IVUSカテーテルは，バルーンやステントシステムのカテーテルと比べて，先端のガイドワイヤーモノレール部分が15〜20mmと短いことが特徴です。このことが後述するIVUSカテーテルのスタック（抜去困難・不能）の原因と大きく関係しています（図1a）。
- 一方，電子走査式（フェーズドアレイ式）IVUSカテーテルは，先端モノレール部分は24mmと長いですが，トランスデューサがより先端近くに位置し，この部分がより大径で硬い（屈曲しない）ことが特徴です（図1b）。
- 現在頻用されているテルモ社製，ボストン・サイエンティフィック社製IVUSは機械走査式，フィリップス社製IVUSは機械・電子走査式の両型があります。

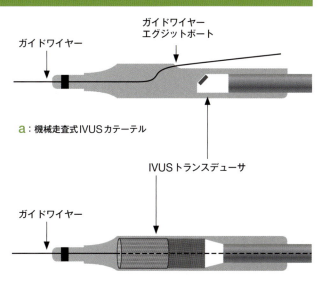

a：機械走査式IVUSカテーテル

b：電子走査式IVUSカテーテル

図1 IVUSカテーテルの先端構造

IVUSスタックの機序

- IVUSカテーテルが手技中にスタック（抜去困難・不能）状態となる原因には，次のような機序が考えられます。

  > ①IVUSカテーテルとガイドワイヤーのたわみ・絡み（図2a）
  > ②IVUSカテーテル（ガイドワイヤーエグジットポート）の引っ掛かり（図2b）
  > ③IVUSトランスデューサ自体のウェッジ（図2c）

- IVUSカテーテルの構造上の特徴から，①②の機序は機械走査式IVUS，③の機序は電子走査式IVUSのスタックの原因となりやすいと考えられます。

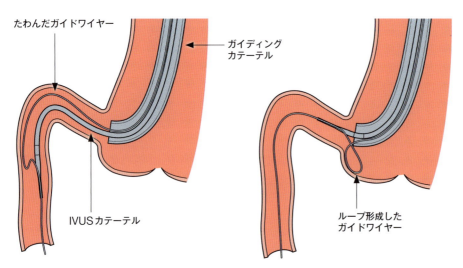

a：IVUSカテーテルとガイドワイヤーのたわみ・絡み

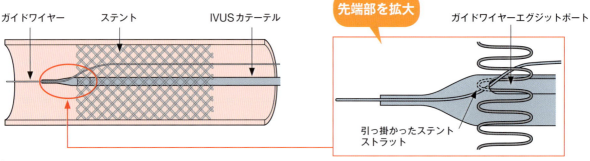

b：ガイドワイヤーエグジットポートのステントストラットへの引っ掛かり

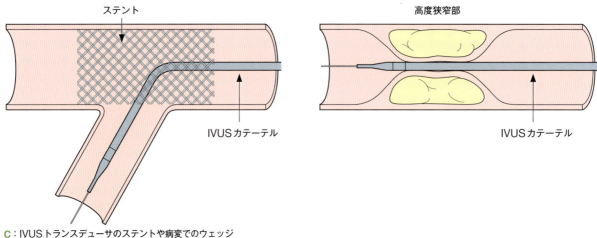

c：IVUSトランスデューサのステントや病変でのウェッジ

図2 IVUSスタックの機序

IVUSとガイドワイヤーのたわみ・絡みによるスタックと対処法

- IVUSカテーテルを引き抜く際に，モノレール部分より近位側のガイドワイヤーがたわむことに起因します。
- 屈曲した血管などで，IVUSカテーテルの引き抜く方向とガイドワイヤーの走行が一致していない（カテーテルシャフトとガイドワイヤーが離れている）場合に生じやすい現象です。
- この状態のまま，IVUSカテーテルだけをさらに引き抜くと，ガイドワイヤーがループを形成し，IVUSが抜去不能となるだけでなく，血管やガイディングカテーテルを損傷することがあります（図3）。

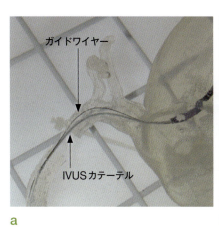
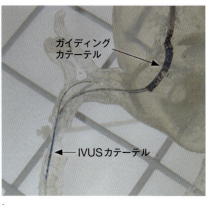
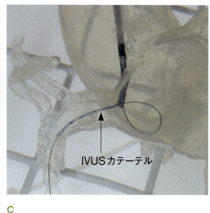

a　　　　　　　　　　　　　　　　b　　　　　　　　　　　　　　　　c

図3　IVUSカテーテルとガイドワイヤーのたわみ，絡みによるスタック
a：右冠動脈（模型）近位部の屈曲部でIVUSカテーテルとガイドワイヤーが離れている。
b：この状態でIVUSを不用意に抜くとさらにたわみが強くなる。ガイディングカテーテルは冠動脈に十分にエンゲージされていない。
c：ガイドワイヤーのたわみが大動脈内でループとなり，IVUSがガイディングカテーテル内に回収できなくなった。

対処法
- イメージングコアを先端までもどします。
- 透視を見ながら，IVUSカテーテルに進めるテンションを加え，ガイドワイヤーをゆっくりと引き，たわみを取り除きます（図4）。
- IVUSとガイドワイヤーの位置関係が立て直せたならば，ゆっくりとIVUSカテーテルを引き抜きます。
- IVUSカテーテルを引き抜くとガイドワイヤーにたわみを生じる場合は，両者を同時に少し引き抜いた後に，ガイドワイヤーを進めてみます。
- ガイドワイヤーがすでに屈折してしまっている場合は，IVUSのガイドワイヤーポートが通過できないので，無理に引き抜かずに，IVUSカテーテルとガイドワイヤーを一体で抜去します。この際に可能であれば，別のガイドワイヤーでリクロスをしておくことが望まれます。
- ガイディングカテーテル内に収容することもできない場合は，システム全体を抜去します。

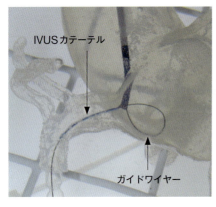 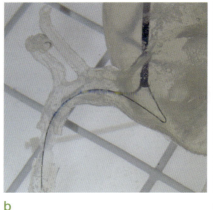 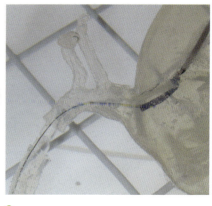

図4 ガイドワイヤーのたわみ，絡みによるIVUSスタックの対処法
a：この状態でIVUSカテーテルだけを引っ張らないよう注意する。
b：IVUSに進めるテンションを加えながら，ガイドワイヤーをゆっくりと引き，たわみを取る。
c：IVUSとガイドワイヤーの位置関係が立て直せたら，ゆっくりとIVUSを引き抜く。

ガイドワイヤーエグジットポートの引っ掛かりによるスタックと対処法

- IVUSカテーテルを抜去する際，ガイドワイヤーエグジットポートにステントストラットやエッジがはまり込み捕捉されることにより生じます。
- この状態でIVUSカテーテルを無理に引き抜こうとすると，さらに捕捉が強固となり抜去が困難となるばかりでなく，IVUS先端の断裂，ステント変形や血管損傷の原因ともなりえます（図5）。
- 血管の屈曲，ガイドワイヤーのたわみ，ステント拡張不良部や小径ステント留置後などが原因となりやすい（引っ掛かりやすい）状況です。

> ⚠️ **ここに注意**
> IVUSカテーテルがスタックした状態で無理に引き抜こうと力を加えると，さらに事態を悪化させる可能性があります。

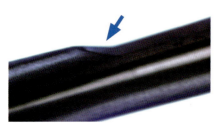 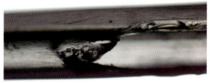 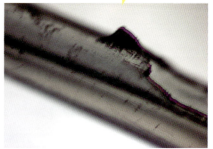

a：比較のための未使用IVUSカテーテル　　b：ガイドワイヤーエグジットポートの亀裂　　c：ささくれ変形を生じている
図5 スタックから回収に成功したIVUSカテーテルのガイドワイヤーエグジットポート

初期対応

- イメージングコアを先端までもどし，回転（スキャン）させた状態で抜去を試みます。
- IVUSカテーテル自体をゆっくり回転を加えながら押し込んで，ステントとエグジットポートの接触している位置関係を変えてみます。
- それでもスタックが解除されない場合は，無理に引っ張らずに以降の対処を試みます。

IVUSが乗っているガイドワイヤーにバルーンカテーテルを進める方法（図6）

- IVUSと同一のガイドワイヤーにバルーンカテーテル（またはマイクロカテーテル）を進め，バルーンの先端チップでIVUSのガイドワイヤーエグジットポートを塞いだ状態とし，一体として遠位に押し込んだ後に抜去を試みます。
- ただし，IVUS，バルーンカテーテル，ガイドワイヤーを同時に腔内に挿入するため，相応の内腔を有するガイディングカテーテルを使用時に適用できる方法です。

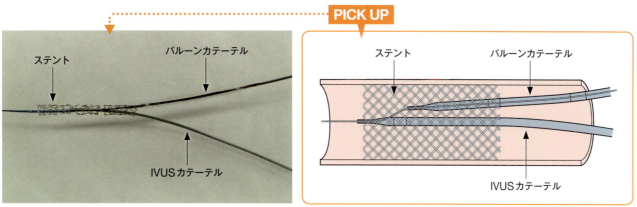

図6　同一のガイドワイヤーにバルーンカテーテルを進める方法

ガイディングカテーテルをディープエンゲージする方法（図7）

- ガイディングカテーテルまたはインナーカテーテル・エクステンションカテーテル（子カテ）を冠動脈内にディープエンゲージすることにより，IVUSカテーテルを押し込む力が増し，スタックを解除できることがあります。
- 冠動脈の近位部に留置されたステント部で引っ掛かっている場合で，ガイディングカテーテル（または子カテ）をスタックしている部位まで進めることが可能であれば，カテーテルの先端で直接スタックをはずし，回収できることがあります。

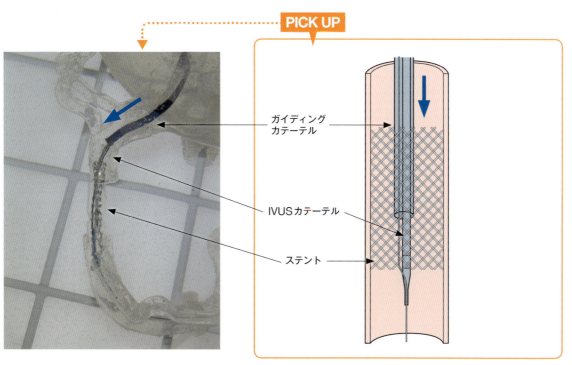

図7　ガイディングカテーテルをディープエンゲージする方法

IVUSのイメージングコアを抜き，ガイドワイヤーを挿入する方法

- IVUSカテーテルのイメージングコアを抜き取り，この腔に新たなガイドワイヤーを挿入します。
- イメージングコアより硬いガイドワイヤーを挿入することにより，IVUSカテーテルのサポート力，トルク性が増し，スタックが解除されることを期待します。
- AltaView®（テルモ社製）では，ユニットコネクター（ネジ式に固定）を用手的に外し，イメージングコアを抜き取ることができます。0.021inch以下のガイドワイヤーを挿入可能です（図8）。
- ViewIt®（テルモ社製）では，手元インナーシャフトの部分を切断して，イメージングコアを露出し，抜き取ります。サポートコイル内に0.021inch以下のガイドワイヤーを挿入します。
- OptiCross™ およびOptiCross HD（ボストン・サイエンティフィック社製）でも，近位シャフトの外筒部を切断，イメージングコアを露出し，抜き取ります。0.025inch以下のガイドワイヤーを挿入可能です。
- Refinity®（フィリップス社製）では，テレスコープシャフトをいっぱいに伸ばして用手的に引き抜き，イメージングコアを抜き取ります。0.025inch以下のガイドワイヤーを挿入可能です。

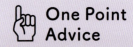

One Point Advice

各社のIVUSカテーテルとも，イメージングコアを抜き，ガイドワイヤーを挿入する手技は難しくありませんが，いざというときに慌てないように，通常に使用を終えたIVUSカテーテルとガイドワイヤーを用いてあらかじめ試しておくとよいでしょう。

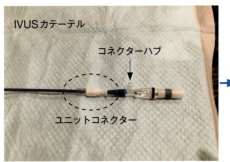

a：AltaView®（テルモ社製）の手元部

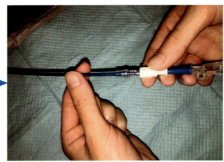

b：ユニットコネクターの白い部分を反時計回りに回転させて分離する

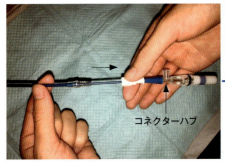

c：コネクターハブを手前側に引く

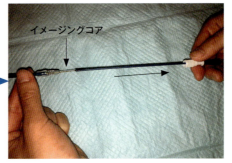

d：イメージングコア（ドライブシャフト）が露出

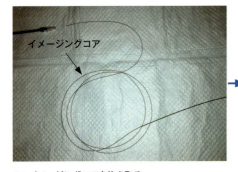

e：イメージングコアを抜き取る

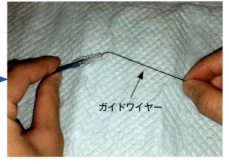

f：ユニットコネクターの透明部からガイドワイヤーを挿入

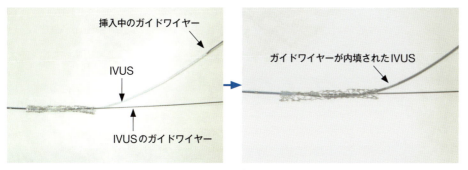

g：ステント内でスタックしたIVUSのサポートコイル内にガイドワイヤーを挿入

h：ガイドワイヤーが内填された状態で操作しスタックを解除

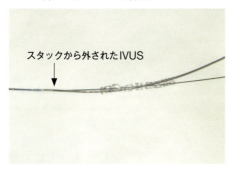

i：遠位側にIVUSカテーテルを押し込んだ後，回収に成功

図8 イメージングコアを抜き，ガイドワイヤーを挿入する方法

IVUSトランスデューサ自体のウェッジによるスタックと対処法

- 主に電子走査式IVUSのトランスデューサ部分が，ステントストラットや狭窄病変にウェッジして抜去困難となることがあります（図2c, 図9）。
- 拡張をしていないステントの側枝や，高度狭窄，硬い閉塞部などにIVUSカテーテルを挿入した際に生じやすいと考えられます。
- スタック時の対処法としては，
  ① ガイディングカテーテルまたは，インナーカテーテル（子カテ）などを用いて，トランスデューサ部分に力が伝達しやすい状態にして抜去する
  ② パラレルにもう1本ガイドワイヤー，バルーンカテーテルを通過させ，トランスデューサ横で拡張する
  などの方法が考えられますが，いずれも難易度が高く，予防が最大の対処です。

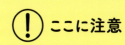 **ここに注意**

電子走査式IVUSカテーテルは，抵抗のある病変や拡張していないステント側枝には無理に通過させないようにしましょう。必要な際は，前拡張後にIVUSを通過させるようにしましょう。

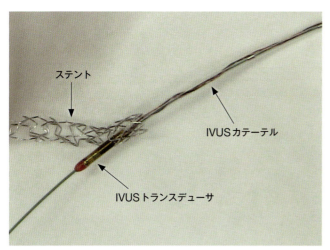

図9 電子走査式IVUSのステントストラットへのウェッジ（体外実験）

5 ロータブレータスタック

坂倉建一　自治医科大学附属さいたま医療センター循環器内科

ロータブレータスタックの経験頻度はあまり多くありませんが，対処法を誤ると重篤な転帰をたどりかねません。万が一に備え，対処法を習得しましょう。

まずはこれだけ押さえよう

Point

1. ロータブレータスタックはまれな合併症ですが，対処法を誤ると危険です。
2. ロータブレータスタックが起こったらどうするかを普段から考えておくことが大切です。
3. 緊急手術の可能性を考慮して，発生した場合にはすぐに外科医に連絡をしましょう。
4. 非外科的な対処法の1つとして，スタックしたバーの手前でバルーンを拡張する方法がありますが，普通のシステムでこれを行うためには工夫が必要です。
5. 非外科的な対処法は大切ですが，うまくいかない場合には固執せずに外科的手術を選択すべきです。

ロータブレータスタックとは

- ロータブレータのバーの部分(図1)[1]が病変にトラップされて，抜去不能になる現象(図2)のことです。ロータブレータに限らず，デバイス(バルーン，IVUSなど)が病変にトラップされて抜去不能になることはまれですが，生じると非常に対処が難しい合併症です。
- IVUSなどに比べてロータブレータの場合は，slow flowや血圧低下などのほかの合併症も同時に生じやすいこと，対処を誤ると血管破裂などの重篤な転帰をたどりやすいことなどが注意点です。
- ロータブレータスタックに関する実際の頻度の報告は少なく，正確な頻度は不明ですが，筆者らが最近4年弱で施行したロータブレータの連続250例の合併症の頻度を表1に示します[2]。
- Slow flowなどの一般的な合併症に比べて頻度はかなり少ないと考えられます。一般的なバルーン拡張に比べてロータブレータ自体の施行頻度が低いため，ロータブレータのスタックを頻回に経験する術者はおそらくいないと思われます。したがって，もし起こったらどう対処するかということを普段から考えておくことが大切です。

---

1) Sakakura K, Taniguchi Y, Yamamoto K, Wada H, Momomura SI, Fujita H : When a Burr Can Not Penetrate the Calcified Lesion, Increasing Burr Size as Well as Decreasing Burr Size Can Be a Solution in Rotational Atherectomy. International heart journal 58: 279-282, 2017
2) Sakakura K, Ako J, Wada H et al : Comparison of Frequency of Complications With On-Label Versus Off-Label Use of Rotational Atherectomy. Am J Cardiol 110: 498-501, 2012

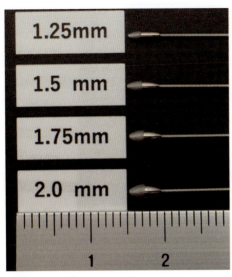

図1 ロータブレータのバー
前面にはダイアモンドコーティングがあるが，後面にはダイアモンドコーティングはない。(Sakakura K,et al.Int Heart J 58: 279-282, 2017 より許可を得て転載)

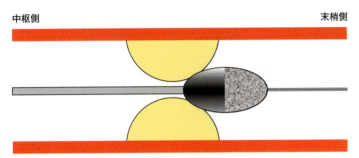

図2 バースタックの模式図
バーの後面にはダイアモンドコーティングがないため，いったんスタックしたら，バーで後面のプラークを削ることは不可能。

変数	全体	On Label	Off Label	p値
slow flow（n=212）	55（26%）	14（18%）	41（30%）	0.06
バースタック	1（0.4%）	0	1（0.6%）	0.44
ガイドワイヤーの離断	2（0.8%）	0	2（1.3%）	0.27
バーによる血管穿孔	0	0	0	―
周術期の心筋梗塞（n=242）	15（6.2%）	2（2.1%）	13（8.8%）	0.04
院内死亡	2（0.8%）	0	2（1.3%）	0.27

表1 ロータブレータ連続250例の合併症の頻度
（文献2より引用）
slow flowに比べて，バースタック（burr entrapment）の頻度ははるかに少ない。

実際にスタックが生じたときにするべきこと

- まず，大切なのは心臓外科医に連絡を取ることです。最終的に外科的に抜去せざるをえない可能性は常にあり，また対処の過程で血管穿孔（破裂）などのさらに重篤な合併症が生じる可能性もあります。

非外科的な対処法

バルーン拡張法

- スタックしたバーを抜去する非外科的な対処法として，スタックしたバーの手前でバルーンを拡張する方法があります（図3,4）。この方法は非外科的対処法のなかでは比較的侵襲が小さく，バイタルサインなどの状況が許せば試みる価値がある方法と考えます。
- しかし，この方法の難点は，ロータブレータのドライブシャフトシースが4.3Frあるため，バルーンカテーテルを同時にガイディングカテーテルに入れるためには8Frのシステム（つまり8Frガイディングカテーテル）が必要になるということがあります。
- つまり，7Fr以下で行うためには，新たに別の部位を穿刺してガイディングカテーテルを2本使用するか，システムを8Frに交換するしかありません（図5）。一方で，別の部位の穿刺やシステムの交換は必ずしも容易ではありません。
- 筆者らはドライブシャフトシースを抜き取ることで，7Frもしくは6Frのシステムでも，近位部でバルーン拡張が可能であることを報告しています（図6～9）[3]。この方法は万能ではありませんが，一部のスタックには有効であり，短時間で容易にスタックからの離脱が可能なことがあります。

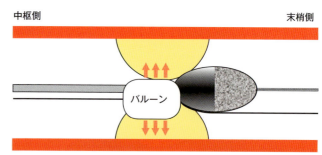

図3 スタックしたバーのすぐ後ろにバルーンを持ち込む

図4 バルーンを拡張することで，バーが中枢側に移動するスペースが生じる

3) Sakakura K, Ako J, Momomura S : Successful removal of an entrapped rotablation burr by extracting drive shaft sheath followed by balloon dilatation. Catheter Cardiovasc Interv 78 : 567-570, 2011.

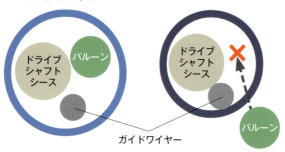

a : 8Fr
8Frなら，ドライブシャフトシース（4.3Fr），ガイドワイヤー，バルーンの共存が可能

b : 7Frまたは6Fr
7Fr以下なら，ドライブシャフトシース（4.3Fr），ガイドワイヤー，バルーンの共存は不可能

図5 ガイディングカテーテルとドライブシャフトシースの断面図

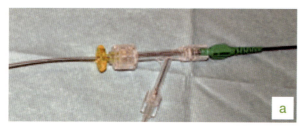

a : ロータブレータバー（1.25 mm）が6Frガイディングカテーテル（FL 4, Mach 1™, ボストン・サイエンティフィック社製）にYコネクターを通して挿入されている

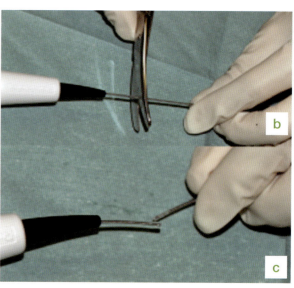

b,c : ドライブシャフト，ドライブシャフトシースとRotaWire™（ボストン・サイエンティフィック社製）をアドバンサの近くで一緒に切断する

図6 ドライブシャフトシースを抜去してバルーンを挿入する方法①
（文献3より引用）

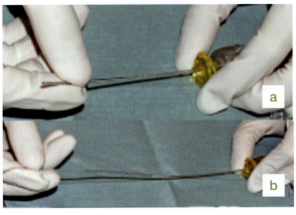
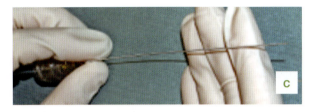

a,b：ドライブシャフトシースを引っ張り，抜き去る

c：ドライブシャフトシースが抜けるとドライブシャフトがそのままの位置に残る

図7 ドライブシャフトシースを抜去してバルーンを挿入する方法②
（文献3より引用）

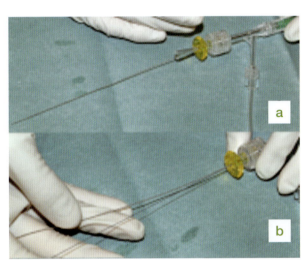
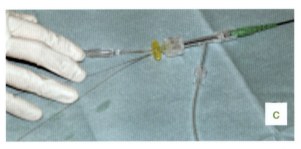

a,b：インサーターとYコネクターを通して0.014inchのガイドワイヤーをガイディングカテーテル内に挿入

c：2.5mmの通常バルーン（Marverick2™ 2.5mm×15mm，ボストン・サイエンティフィック社製）が容易にガイディングカテーテル内に挿入可能となる

図8 ドライブシャフトシースを抜去してバルーンを挿入する方法③
（文献3より引用）

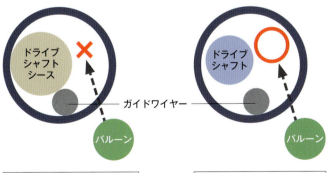

7Fr以下なら，ドライブシャフトシース（4.3Fr），ガイドワイヤー，バルーンの共存は不可能

7Fr以下でも，ドライブシャフト（1.95Fr），ガイドワイヤー，バルーンの共存は可能

a：7Frまたは6Fr　　b：7Frまたは6Fr

図9 ガイディングカテーテルとドライブシャフトシースの断面図

そのほかの対処法

- 近位部をバルーン拡張する方法のほかには5Frなどの子カテをドライブシャフトに被せてMother and Child法の要領でスタックされたバーを抜去する方法などが報告されており，筆者らも柔らかいエクステンションカテーテルで抜去したことを報告しています（図10）[4]。今後も新しいベイルアウトの方法が報告される可能性がありますが，先に示した図5と図9が理解できていると，緊急時にパニックになりにくく有用であると考えます。
- 前述したほかに，スタックしたバーをactivateさせて引き抜くという方法が成功することもあります。しかし，完全にスタックしたバーをactivateさせて引き抜こうとすると，血管に対して過剰な力がかかるため，血管穿孔（破裂）のリスクが高くなります。
- ロータブレータのバーによる血管穿孔はガイドワイヤーの穿孔とは異なり，血管が裂けるように穿孔するため，急激に心タンポナーデをきたしますし，それ以上の悪いことが起こる可能性もあると考えます。
- 大切なことは，非外科的に切り抜けることではなく，血管破裂を避けることです。スタックの際には非外科的対処法に固執せずに，状況に応じて開胸手術を外科医に依頼することもロータブレータ術者の重要な責務と考えます。

> **⚠ ここに注意**
>
> バースタックの際に大切なことは，非外科的に切り抜けることではなく，血管破裂を避けることです。したがって，筆者らはバーをactivateさせて引き抜くことは避けるべきであると考えています。

4) Sakakura K, Taniguchi Y, Tsukui T, Yamamoto K, Momomura SI, Fujita H : Successful Removal of an Entrapped Rotational Atherectomy Burr Using a Soft Guide Extension Catheter. JACC Cardiovascular interventions 10: e227-e229, 2017.

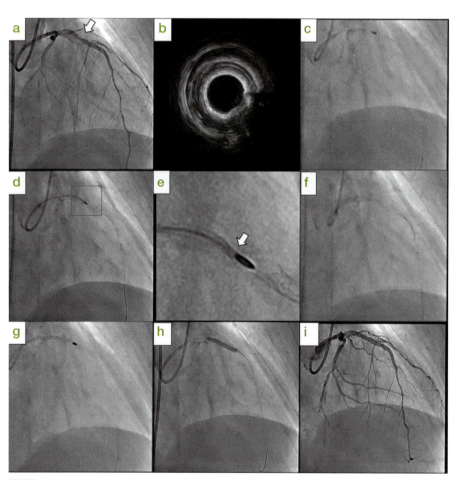

図10 エクステンションカテーテルを用いてバースタックを解除した例
(Sakakura K, et al: JACC Cardiovasc interv 10: e227-e229, 2017より許可を得て引用)
a：高度石灰化を伴う狭窄
b：IVUSでは全周性石灰化
c：1.25mmバーがスタック
d,e：GUIDE PLUS™を1.25mmバーの尾側端にまで挿入
f：GUIDE PLUS™，バー，RotaWire™を同時に引き抜く
g-i：2.0mmバーでロータブレータ後に薬剤溶出ステント留置

XIII

新しいデバイス

XIII-1 DCA（方向性冠動脈粥腫切除術）

嘉納寛人　心臓血管研究所付属病院循環器内科

DCAとはdirectional coronary atherectomy（方向性冠動脈粥腫切除術）の略称で，病変部のプラークを切除して除去する治療法です。バルーンやステントとは全く異なる機序で内腔を確保し，その特性上，主に分岐部病変の治療で威力を発揮します。

まずはこれだけ押さえよう Point

1. DCAカテーテルの構造とセットアップについて理解しましょう。
2. DCAに必要なその他のデバイスと基本的な操作方法を覚えましょう。
3. 適応病変について理解しましょう。
4. DCAで生じやすく，注意が必要な合併症を把握しておきましょう。

DCAの必要機材と構造

- DCAを行うためのデバイスは，図1のようなDCAカテーテルとカッターを回転させるためのモータードライブユニット（MDU）からなっています。
- カッタードライブシャフトの突起（レバー）を上に向け，MDUの溝に向きを合わせてカテーテルの近位端をMDUの図11b中にある○の部分に----の段差部分まで差し込んで使用します。
- カテーテル近位部にはアウターシャフトとカッタードライブシャフト間の腔につながっているフラッシュポートがあり，ここからアウターシャフト内部をヘパリン生食でフラッシュすることができます。
- バルーンインフレーションポートにはインデフレータを接続します。
- カテーテル遠位部にはハウジングという金属性の円筒（1.95mm径）があり，そこに9mm長で125°開口したウインドウがあります。ハウジング内のウインドウより遠位部にガイドワイヤーを通す支持体があり，これによりワイヤーを抑えることでカッターの飛び出しを防ぎ，操作性も安定させています。
- ウインドウの対側にバルーンがあり，バルーンを拡張するとウインドウがプラークに押し付けられます。その状態でウインドウから円筒内に入ってきたプラークを円筒内のカッターで切除し，そのままプラークをノーズコーンと呼ばれる袋状の部分に押し込んで回収します。
- 対応可能な血管径はバルーンのサイズにより決められていて，S，M，Lの3サイズで対応血管径，バルーンのワーキング径は表の通りです。
- MDUにはプッシュボタンが1つあり，押す度にカッターの回転がOn/Offされます。

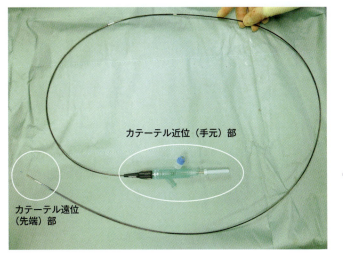

a：全体像

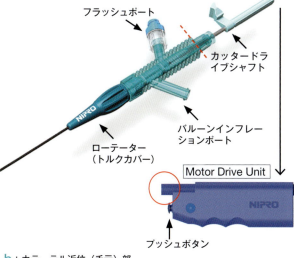

b：カテーテル近位（手元）部

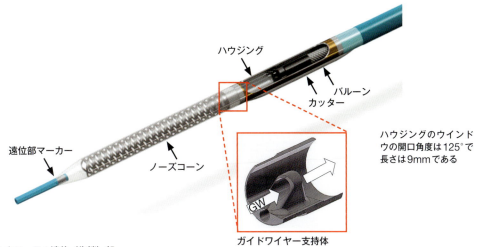

c：カテーテル遠位（先端）部

図1 DCAカテーテルの構造

ローテーター	サイズ	適応血管径（mm）	atm	1	2	3	4
	S	3.0-3.4	（mm）	3.09	3.31	3.45	3.56
	M	3.5-3.9	（mm）	3.45	3.71	3.86	3.98
	L	4.0-4.4	（mm）	3.95	4.21	4.39	4.52

表1 カテーテルのサイズバリエーションとバルーンコンプライアンスチャート

セットアップ方法

- 外の梱包を介助者に開けてもらい，カテーテルを清潔なパッケージごと受け取ります。また同時に付属品であるMDU，ガイドワイヤーインサーター，ニードル，フラッシュ用キットも出します（図2a）。
- MDUはプッシュボタンのロックプレートを外してボタンを押せるようにします（図2b）。DCAカテーテルと一度接続してボタンを押し，作動することを確認してから外しておきます。
- ロックプレートはMDUの廃棄時にボタンが押されてしまわないように装着しなおしますので機械台の端の方で保管しておきます。
- 次にカテーテルの各ルーメンのフラッシュを3カ所から行います。まずフラッシュポートにヘパリン入り生理食塩水を吸った2.5mLのシリンジをつけてフラッシュをします（図3a）。
- フラッシュしながらドライブシャフトを動かしてドライブシャフト周囲を十分にヘパリン生食で満たします。ドライブシャフトの近位端（エンドホール）にはシリンジ先端が入りますのでそこから2.5mL程度のシリンジを用いてフラッシュするとワイヤールーメンがフラッシュされます（図3b）。最後に先端からフラッシュ用キットを用いてフラッシュをします（図3c）。
- 続いてバルーンルーメンのエア抜きを行います。バルーンインフレーションポートにインデフレータに付属している三方活栓をつけ，25mL程度のやや大きめのシリンジで陰圧をかけ，三方活栓を閉じるという操作を2回ほど繰り返してバルーンルーメンを陰圧にしておきます（図4a）。
- 次に造影剤とヘパリン生食を1：1程度（あるいは3：2程度）で混ぜたものを吸ったインデフレータを三方活栓に取り付けます。少し造影剤を押し出して接続部のエアを除去してから三方活栓を開き，バルーンをインフレートします。2気圧程度でバルーンを拡張させてから先端を下方に向けてエアをバルーンの上方（近位側）に集め，ゆっくりとデフレートして造影剤よりも先にエアが抜けるように押し出します（図4b）。この作業も複数回繰り返してエア抜きをします。

 One Point Advice

エア抜き後もバルーン内の気泡を完全になくすことは難しいので，わずかな気泡が残ることは許容します。ただし，残存エアが多すぎると特に低圧拡張での開始時にバルーン拡張の程度や向きなどが見えにくくなってしまう点に留意します。

MDU

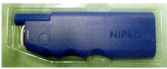

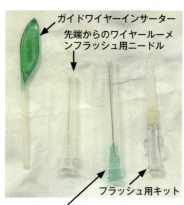

ガイドワイヤーインサーター
先端からのワイヤールーメンフラッシュ用ニードル
フラッシュ用キット
切除したプラークをカテーテルから除去するためのニードル

a：付属品

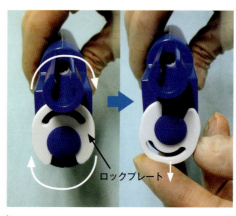

b：MDUのロックプレートの外し方
ロックプレートを矢印のように回転させてから引っ張ると外れる。

図2 付属品

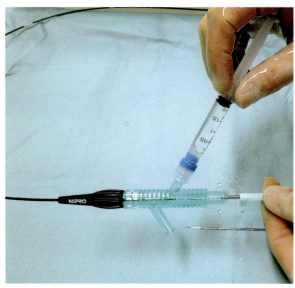

a：フラッシュポートからフラッシュ

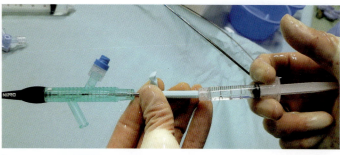

b：カテーテル近位端からのフラッシュ

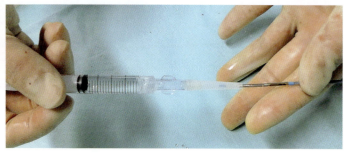

c：カテーテル先端からのフラッシュ
フラッシュ用キットを用いずにシリンジから行うことも可能。

図3 カテーテルのフラッシュ

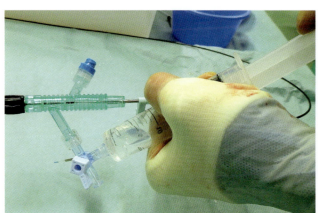

a：一度陰圧をかけたら三方活栓を閉じてシリンジ内のエアを抜いてからもう一度三方活栓を開いて陰圧をかける

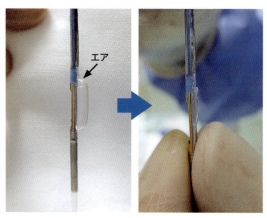

b：図のように先端を下方に向けエアをバルーンの近位端の方に集めてゆっくりデフレートしながらエアを先にバルーンから押し出す

図4 バルーンの準備

基本的使用方法

- DCAを行う際には準備したDCAカテーテル，MDU，そのほか通常のPCIに必要な各種デバイスを用意します。
- DCAカテーテルの細径化によりガイディングカテーテルは7Frでも通過可能ですが，非常にバルキーなデバイスなのでデリバリー性や確認のための造影の行いやすさなどさまざまな面から8Frのガイディングが推奨されます。
- 形状はCカーブ形状のものを用います。ワイヤーは通常のフロッピーワイヤーではデバイスの持ち込みが難しく，またDCAカテーテルはOTWシステムですので，サポートタイプで300cm程度ある長いワイヤーを使用します（ABYSS DCA Support：ニプロ社製，Grand Slam：朝日インテック社製など）。
- インデフレータはpsi表示のできるものや15気圧までの低圧用のものを用いることもありますが，通常のインデフレータでもかまいません。

DCAの手技:通常の流れ

- まずガイディングカテーテルを挿入し,マイクロカテーテルを併用して通常のフロッピーワイヤーで病変をクロスします.その後マイクロカテーテルを進めてワイヤーをサポートタイプの長いものに交換します.デバイス持ち込みの際にワイヤーが抜けてくることも多いので,この時点でワイヤーはしっかりと本幹遠位まで挿入しておきます.
- 次にIVUSを用いて病変の局在を把握し,透視で見た際にどの方向を長軸上のどの範囲で切除するか決定します.透視でどの方向を切除するかを決定するためには,透視で見ている方向がIVUSで何時に当たるかを理解する必要があります.そのために透視とIVUSでの側枝の位置関係から確認する方法やIVUSプローブとワイヤーの重なり,およびどちら側にずれているかで判断する方法(ワイヤーバイアス),血管内腔のどちら側の壁面にIVUSが接しているかから判断する方法(ルーメンバイアス)などがあります(図5).IVUSガイドの詳細は本項では割愛します.

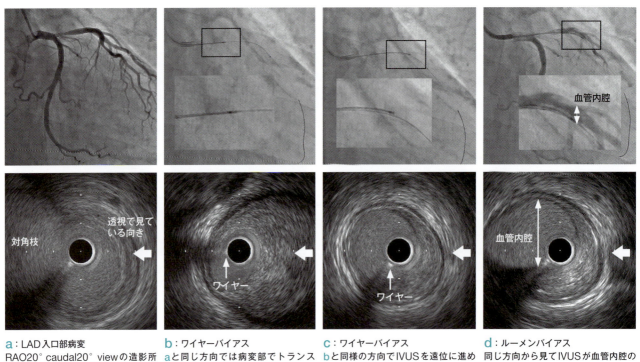

a:LAD入口部病変
RAO20°caudal20°viewの造影所見でLAD本幹と大きな対角枝の分岐の部分は重なって(造影が濃い)見えるので,この方向ではIVUSの3時方向から見ていると推測される.

b:ワイヤーバイアス
aと同じ方向では病変部でトランスデューサとワイヤーが重なっているので,IVUSの3時または9時から見ていることになる(ここでは3時).切除範囲は透視の真上から手前側180°.

c:ワイヤーバイアス
bと同様の方向でIVUSを遠位に進めると透視でワイヤーがトランスデューサの下に見えるようになるので,IVUSの9時ではなく3時方向から見ていると判断できる.

d:ルーメンバイアス
同じ方向から見てIVUSが血管内腔の上縁または下縁に接している部位で造影剤を流し,方向を確認する(図では内腔の下縁にIVUSがある).

図5 IVUSを用いた切除方向決定方法の例

ここがポイント

- フロッピーワイヤーとサポートワイヤーでは血管内腔での通過位置やIVUSプローブとの位置関係などが異なるため,IVUSの観察はサポートワイヤーに交換してから行うようにしましょう.

- 切除部位が決まったらDCAカテーテルを挿入していきます。カテーテル先端のワイヤールーメンからワイヤーを挿入します。ドライブシャフトを押してカッターを最遠位部に配置し，ワイヤーおよびカテーテルのハウジング部分までを同一線上でまっすぐにした状態でワイヤーを進めると抵抗なくワイヤー近位端部分がカッターの中まで通過することが多くあります（図6a）。
- このようにワイヤーを通すことができない場合はガイドワイヤーインサーターを使用します。うまく通過しない理由は主にワイヤー支持体の周囲をワイヤーが通過しようとするためなので，このインサーターは支持体周囲の空間をうめることでワイヤーの通過を容易にします。インサーターを挿入する際は図の向きでウインドウの遠位の上側の縁に沿わせるようにノーズコーン内まで挿入します（図6b）。
- 上記のどちらの方法でもワイヤーが適切な位置を通過している場合は抵抗を感じませんので，もしワイヤーをカテーテル内に挿入していく際に抵抗を感じる場合は一度抜いてからやり直してください。
- ガイドワイヤーがDCAカテーテルの近位端から出てきたらワイヤーを保持して（助手に保持してもらい）ガイディング内にDCAカテーテルを進めていきます。ワイヤーが動きやすいので透視で確認しながらカテーテルは進めます。
- DCAカテーテル先端がガイディングのカーブの部分に到達すると，先端部分の硬さのためにカテーテルが進めにくくなります（図7a）。その場合は少しガイディングを引き上げてカーブを伸ばすようにすると通過しやすくなります（図7b）。

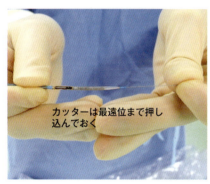

a：ワイヤーの挿入
ドライブシャフトの可動域には少し余裕があるがカッターが最も遠位に位置するようにできるだけ押し込んでからワイヤー挿入を試みる。

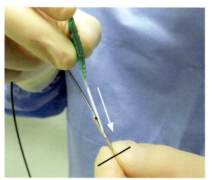

b：ガイドワイヤーインサーターの使用
カッターを引いてウインドウの遠位の縁から天井に沿って行くように滑り込ませるとインサーター先端が線の位置くらいまで挿入される。

図6 ワイヤーのDCAカテーテルへの挿入

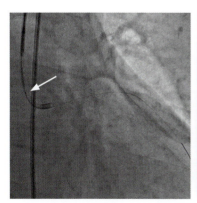

a：DCAの先端が矢印のあたりに来ると進み難くなる

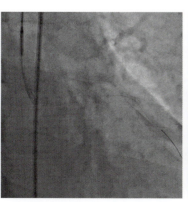

b：あらかじめガイディングカテーテルを引いてカーブを伸ばして通りやすくし，またカーブが無理に引き延ばされた時にワイヤーなどが抜けてしまわないようにしておく

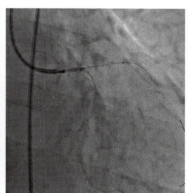

c：ノーズコーンが出ると急にDCAが進みやすくなるので先端部分を冠動脈内に進め，ハウジングもガイドから出たらガイディングカテーテルを押して図のように元にもどす

図7 DCA挿入時のカテーテル位置

- ノーズコーンがガイディングの先端から出るあたりで急にDCAの進みが良くなりますので，ここでガイディングカテーテルを押して冠動脈にエンゲージされる位置にもどします。MDUとインデフレータを取り付けてバルーンもデフレートしておきます。
- デバイスを狭窄部に持ち込むと内腔が占拠されてST上昇をきたすこともありますので，速やかに切除が始められるようにこの時点で準備を整えておきます。ワイヤーを引くようにしてワイヤーのサポートを利用し，DCAを進めると冠動脈内の病変部まで挿入されていきます（図7c）。
- 病変まで通過しにくいときはガイディングカテーテルを押してバックアップをしっかり取ってから，ローテーターを回してDCAを回転させながら進めると挿入できます。このときワイヤーは助手に保持してもらいます。
- 病変部にハウジング部分が到達したらカッターを引いてシャフトのレバーをロックし，適宜造影を行いながら左手でカテーテルを押し引きして長軸方向の位置を合わせます。同時に右手の拇指と示指でローテーターを回転させて切除したい方向に向けます（図8a）。
- カッターを引いた状態でないとウインドウの方向が視認しにくく，またカッターを引く際にカテーテルが回転してしまうこともあるため，カッターを引いてから方向決めを行います。
- ウインドウの向きは少しわかりづらいので，不透過で視認できる支持体の向きも利用します。透視で見ると支持体はワイヤーを挟んでウインドウ開口部の反対側に位置しています。透視で確認できるのは上下左右のみですので，見ている方向からウインドウを完全に90°ずれた方向（垂線方向，透視上の上下左右）に回転し，そこから時計方向あるいは半時計方向へと決めて回すことで手前側と奥側のどちらに向かせるかを決めます。

> **One Point Advice**
>
> カテーテルのトルクは1：1ですが，切除し始めは狭窄部とカテーテルの抵抗が大きく手元でカテーテルを回してもすぐに先端は回りません。回りにくいときは先端が動き始めるまで手元は実際に回したい角度よりもやや大きめにじっくりと回していき，先端が動き始めたら大きめに回した分を逆にもどすようにして調整します。切除が進み内腔が大きくなると今度はカテーテルが簡単に回ってしまうようになりますので，ウィップ（whip motion）などに注意を要します。

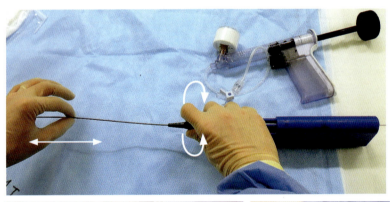

a：DCAの位置決め時の持ち方
左手で前後に動かし，右手でローテーターを回転させる。

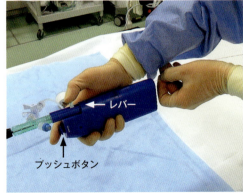

b：切除時の持ち方
右手拇指でレバーを操作。
示指でMDUのボタンを押す。

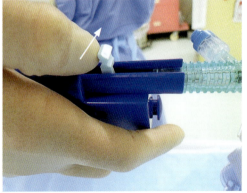

c：切除時の持ち方
カッターを進める際は背側でゆっくり押す。レバーをロックするときは自分側にレバーを倒す。（⇒）

図8 DCA挿入時のカテーテル位置

- 切除したい方向にウインドウが向いたらバルーンを拡張します．拡張すると収まりのよい方向へカテーテルが回転することがありますので，2方向で目標とする方向の対側にバルーンが拡張していることも確認してから切除を行います（図9）．
- まず1（〜2）気圧程度の低圧から開始しますが，低圧では特にバルーンはゆっくり拡張するのでしっかり拡張するのを待ってから向きを確認して切除します．
- 切除時は左手でワイヤーを持って，切除を行う間にワイヤーが動かないように固定します．右手はMDUを持ち，示指でボタンを押し，拇指でシャフトのレバーを操作します（図8b）．ロックを外してシャフトのレバーを押し進めますが，速くカッターを押し出すとカッターに過負荷がかかってしまうことやうまく切除できない原因になりますので，軽い力でゆっくり押していくようにします．拇指の爪の先あたりで軽く押していくようにすると力が加わりすぎることを防止できます（図8c）．
- 切除したらバルーンをデフレートしてもらい，再度カッターを引いてから向きを30〜45°程度ずつ変えて，同様の切除を複数回行います．
- 始めは1〜2回切除した時点で一度カテーテルを抜去し，IVUSを観察して切除されている部分が自分の考えていた部分とあっているかを確認した方がよいでしょう（テストカット）．確認ができたらその後は5〜10回切除を繰り返す操作を1セットとして行います．
- 一連の切除が終わった後にカテーテルを抜去しますが，抜去時はカッターを最遠位部に進めた状態でレバーをロックしておき，回収したプラークが脱落しないようにします．助手にYコネクターをオープンにしてもらいながら，右手でワイヤーが抜けてこないようにやや押し込み，左手でカテーテルを抜去してきます．
- 抜去後は，回収したプラークをカテーテルから除去します．フラッシュ用キットで先端からフラッシュするとウインドウからプラークが排出されます．勢いよくフラッシュしてプラークを紛失しないように気を付けます．
- ワイヤー支持体にプラークが引っかかりやすいのでカッターを引いてウインドウからノーズコーン方向をのぞき込んでプラークが残っていないか確認し，あれば付属のニードルなどを用いて除去します．また，ドライブシャフトのエンドホールからもフラッシュをして，剥がれたワイヤーコーティングのかすなどを除去しておきます．

> **⚠ ここに注意**
>
> 繰り返し切除をしてワイヤーのコーティングがはがれてきたときや切除量が多くてノーズコーンに多量のプラークが回収されているときなどは，抜去時にワイヤーとDCAカテーテル間の抵抗が大きく，ワイヤーが抜けてきやすいので注意を要します．また，カテーテルとワイヤーが一体化してどうしてもカテーテルだけを抜くことができないときは，カテーテルの破損を防ぐため無理をせずワイヤーごと抜去することを考慮してください．

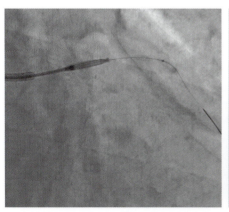 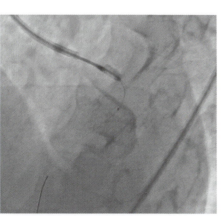

a：RAO caudal viewではバルーンが拡張している方向を確認できない．この状態では手前を切除しているのか奥を切除しているのかわからない

b：同時に撮影したLAO cranial viewではウインドウ（バルーンの反対方向）が回旋枝の反対方向を向いていて，RAO caudal viewでは手前方向を切除していることが確認できる

図9 拡張したバルーンでの切除方向の確認

- エンドポイントについては，元来のDCA aloneの治療ではIVUS上の残存プラークが50%未満となるように切除しますが，DESと併用する場合は十分なデータはありません。ただ，留置するステントと同等の内腔を確保すれば分岐部病変での側枝への影響は抑制できるものと考えられますので，合併症などを考慮すれば以前ほどの積極的な切除は必要ないかもしれません。

適応となる病変

- バルキーなデバイスであることやその手技の特性，拡張機序を考えると適応となる病変は以下を満たすものです。

  - ・近位部病変で血管径が3mm以上程度ある病変
  - ・高度石灰化がなく，切除可能な病変
  - ・高度屈曲のない病変

- プラークをすべて切除してDCAのみで治療を行う場合は限局性病変であることも条件となりますが，長い病変でも病変の一部（分岐部など）のプラークを切除して，ほかの部位は薬剤溶出ステント（DES）でカバーするなど，DESと組み合わせて治療を行う場合もあります。
- また，患者要因として適応を考慮するのは以下のような症例です。

  - ・手術前や他疾患（主に出血性疾患）のために抗血小板剤の継続ができない症例
  - ・若年者で特に挙児希望がある女性など
  - ・既知の金属アレルギーによりステント留置がためらわれる症例

- 以上が主な適応の要件ですがDESが発達した現在，最も有用と考えられる病変は左主幹部遠位から前下行枝，回旋枝近位部にかけての分岐部病変です。特に分岐角度が小さいためにカリーナシフトなどが危惧される病変や高位側壁枝も絡む3分岐の病変などでは必要性が高いでしょう。
- 左主幹部遠位の分岐部病変では側枝も重要となるため，側枝へのプラークシフトやカリーナシフトによる影響を避けるためにプラークを除去するDCAが有効です。DCAを行うことで側枝への影響を抑制し，complex stenting（分岐部ステント植え込み）を回避することができ，長期のステント血栓症に対する懸念も軽減します。DCAがよい適応となる病変の造影所見を図10に例示します。

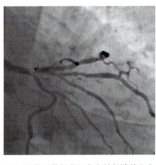
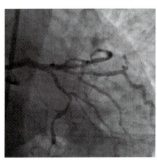
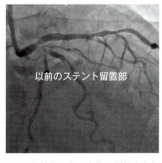
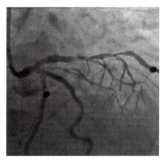

a：40代の若年者の左主幹部遠位から前下行枝近位部の病変。大きな高位側壁枝も絡む3分枝で複雑なステント留置は避けたい

b：aの治療後。ステント留置を避けてDCAのみで治療を行い，慢性期も良好な経過。抗血小板剤は1剤にできている

c：回旋枝入口部で多数の側枝を含む分岐部病変。ステント留置のデザインが難しく，またいずれかの枝に影響が出ることが予想される

d：cの治療後。DCAと以前のステント再狭窄部はDCBを用いて治療。全ての枝に問題をきたすことなく，慢性期の経過も良好であった

図10 DCAが良い適応となる病変

DCAで特に注意を要する合併症

- 通常のPCI（POBA，ステント留置など）と同様の合併症を生じえますが，DCAで特に注意したい合併症は以下のものです。

冠動脈穿孔

- DCAでの冠動脈穿孔の発生率は概ね0.5〜1.5％です。切除方向のずれに関してはIVUSで十分に間違いがないように確認します。また，長軸方向にずれると健常部を削ってしまい冠動脈穿孔の危険が高くなります。
- カテーテルを回転させるのに伴って長軸方向にカテーテルがずれやすいので適宜造影剤を注入して長軸方向の位置を確認しながら切除していきます。また，deep cutになりやすい病変部の特徴としてウインドウ内に血管壁が押しつけられやすい屈曲部に注意が必要です。特に分岐角度が大きい回旋枝入口部の前下行枝対側を切除する際は病変部がカテーテルに強く押し付けられやすいのでリスクが高くなります。
- 0気圧などの低圧から切除していくという方法もありますが，角度が大きすぎるものはあえてDCAを行わないほうがよいでしょう。
- 冠動脈穿孔を起こした場合，心タンポナーデに関しては通常通り対処します。局所の止血については，病変が側枝を含んでいる場合が多いのでできるだけパーフュージョンバルーンで止血をしたいところですが，完全に血管外壁を切除してしまっている場合はカバードステントが必要になることもあります。
- また，救命のために外科的な処置も必要ならば躊躇しないほうがよいでしょう。仮性瘤のようになって止血が得られ，かつカバードステントが留置できない場合はCCUなどで血圧を低く管理して慎重に経過観察を行います。

末梢塞栓，slow flow/no reflow

- 切除時にバルーンを拡張しますので，大きなバルーンで拡張した時と同様に末梢塞栓を起こします。多量のattenuated plaqueを認めた際や多量の血栓性病変ではDCAは行わないほうがよいでしょう。また手技のところで示した通り，ノーズコーンに回収したプラークをこぼさないためには，抜去時に注意することと，一連のカットであまり多く削りすぎないことに留意します。

冠動脈解離

- DCAの切除時に冠動脈解離を起こすことがあります。バルーンの影響でも起こりえます。また，デバイスがバルキーで血管に負担があり，冠攣縮もしばしばみられますが，そのような時に冠動脈解離も発生しやすくなります。適宜冠拡張薬を併用しましょう。またガイディングカテーテルは大口径のものを使用していますので，特にDCA抜去時に引き込まれて冠動脈入口部を傷付けないように注意しましょう。

ワイヤー穿孔

- デバイスのデリバリーがしにくいので，出し入れの際にワイヤーが前後してしまうことがあります。穿孔を避けるためには，ワイヤーが深く入りすぎないように，特に先端が小さい分枝に入ってしまわないようにコントロールします。ワイヤー穿孔に対しては通常通り対処できるようコイルなども準備しておきます。

ここに注意

DCAの穿孔は非常に出血が多く，すぐに止血が必要になる場合があります。DCAカテーテルを抜く際は必ずガイディングカテーテル内の冠動脈近くにDCA先端を残したまま造影剤を注入し，穿孔がないかを確認します。穿孔していた場合はまずはすぐにDCAを病変に押し込んで止血をしてからパーフュージョンバルーンなどそのほかの準備を行います。

用語解説

deep cut
DCAでは通常内腔のプラークを切除しますが，カッターが深く入りすぎて中膜・外膜などのより深い組織が切除されてしまうことをいいます。

用語解説

attenuated plaque
表面に明らかな石灰化がないが，エコーの減衰により後方が観察できないプラーク。

抜去不能

- DCAが抜去できなくなる原因でしばしばみられるのはワイヤーとのスタックです。使用方法のところに記載してありますので参考にしてください。またin-stentの病変をDCAで治療する際はステントを削らないように注意する必要があります。特にステント近位端の病変を削ろうとするとステントエッジを噛んでスタックしやすいので注意が必要です。
- また，ステントをDCAで傷つけるとステントの毛羽立ちでその後のバルーンが破裂して拡張ができず，さらなるステントが必要になることも経験されます。

2 エキシマレーザー

足利貴志　武蔵野赤十字病院循環器科

エキシマレーザー冠動脈形成術（excimer laser coronary angioplasty：ELCA）は血管形態の不良な血管病変に対して、レーザー照射によって血管の組織を蒸散させる特殊治療法です。非熱的な物理的エネルギーにより分子結合に直接作用して分解することにより、動脈硬化組織を蒸散、除去します。通常の0.014inchのガイドワイヤーを用いて治療できるのが特徴です。

まずはこれだけ押さえよう

Point

1. 構造とセットアップについて理解しましょう。
2. 適応病変について理解しましょう。
3. DES時代のエキシマレーザーの役割について理解しましょう。
4. 合併症と、その対処法について知っておきましょう。

ELCAの必要機材と構造

- エキシマレーザー血管形成装置、光ファイバー製カテーテルからなり、付属するフットペダルを押すことでレーザーを照射します。

エキシマレーザー血管形成装置

- エキシマレーザー血管形成装置は、塩素とキセノンの混合ガスを活性媒体として装置内に封入し、308nmのエキシマレーザー光を発生させる装置です（図1）。高電圧による励起状態にすると308nmの光子が放出され、分子結合が直接切断されて大きな分子が小さな分子へと変換されます。照射温度は40℃程度のため、局所的な熱発生が少なく、血管周辺組織への損傷がないことが特徴です。病変は最終的には水、ガス、10ミクロン以下の微小片に分解され、末梢血管より吸収されます（図2）。

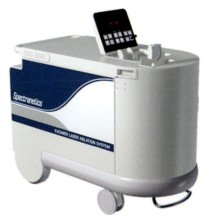
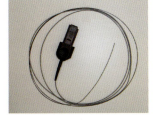

図1 エキシマレーザー本体

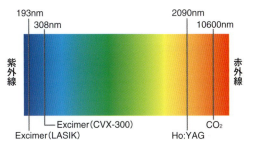

図2 エキシマレーザーの波長

光ファイバーカテーテルとシース

- エキシマレーザーは光ファイバー製のカテーテルを通して血管内に照射されます。0.9mm, 1.4mm, 1.7mm, 2.0mmのコンセントリックタイプ, 1.7mm, 2.0mmのエキセントリックタイプのカテーテルがあります(表1)。
- ほとんどのカテーテルはモノレール(Rx)タイプですが, 0.9mmのみはRxタイプとOTWタイプの2種類があります。5Frのガイディングカテーテルでは0.9mmm, 6Frでは1.4mm, 7Frでは1.7mm, 8Frでは2.0mmまでのカテーテルの挿入が可能です。
- ガイドワイヤーがレーザーカテーテルの中心に位置するコンセントリックタイプでは全周に渡ってレーザーが均等に放出されますが, ガイドワイヤーが中心から外れているエキセントリックタイプでは偏在性にレーザーが放出されるのが特徴です(図3)。

	Rxタイプ						OTWタイプ
	0.9mm X-80	1.4mm	1.7mm	1.7mm Eccentric	2.0mm	2.0mm Eccentric	0.9mm X-80
適合ガイドワイヤー (inch)	0.014	0.014	0.014	0.014	0.014	0.014/0.018	0.014
適合ガイディングカテーテル (Fr)	5	6	7	7	8	8	5
最小血管経 (mm)	2.0	2.5	2.5	2.5	3.0	3.0	2.0
最大先端外径 (inch)	0.038	0.057	0.069	0.066	0.080	0.079	0.038
最大シャフト外径 (inch)	0.049	0.062	0.072	0.072	0.084	0.084	0.049
作業長 (cm)	130	130	130	130	130	130	130
出力 (mJ/mm^2)	30-80	30-60	30-60	30-60	30-60	30-60	30-80
周波数 (Hz)	25-80	25-40	25-40	25-40	25-40	25-40	25-80
レーザー on/off time (sec)	10-5	5-10	5-10	5-10	5-10	5-10	10-5

表1 エキシマレーザーに必要なカテーテルの種類

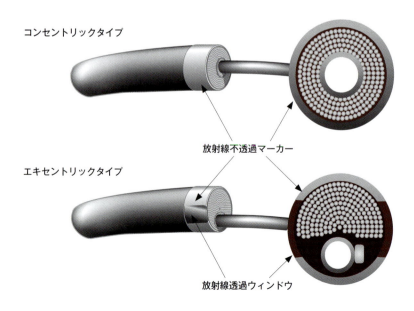

図3 レーザーカテーテル内の構造

セットアップ方法

エキシマレーザーシステムの準備
- まず200Vの電源にエキシマレーザー血管形成装置のコンセントを挿入します。電源を立ち上げてから使用できるまで5分間を要します。

エキシマレーザーのキャリブレーション
- カテーテルをコネクター部に挿入します。体外ではレーザーの散乱により角膜に障害をきたさないようにレーザー用の特殊な防護メガネを装着してから，体外でキャリブレーションを行う必要があります。

>  **One Point Advice**
>
> レーザーは人工的に作られた特殊な光で，自然光とは性質が全く異なります。レーザーはほとんど広がることなくまっすぐに進む指向性のため，エネルギーが集中し，高密度になります。
> 眼に対する悪影響，特にエキシマレーザーでは角膜障害の副作用が知られています。眼の保護に関しては適正な光学濃度をもった防護メガネが義務づけられています。レーザーは直視しなければこの防護によって眼に対する悪影響を防ぐことができますが，体外での照射がないように注意が必要です。

基本的使用方法

- まずは血管や病変形態からエキシマレーザーのサイズを選択します。屈曲病変を認める場合には実際より小さめのレーザーカテーテルを選択すると安全です。また，ガイドカテーテルのサイズによってレーザーカテーテルのサイズも規定されますので，ガイドカテーテルの選択には注意が必要です。

standbyの状態→readyに変更
- キャリブレーションが済んだ後，カテーテルが体外にある状態では，必ずstandbyの状態にしておくことを確認します。
- 病変部に通常のガイドワイヤーを通過させ，そのガイドワイヤーに沿わせてレーザーカテーテルを挿入します。冠動脈の治療部位の近傍までレーザーカテーテルを運びます。
- ガイドカテーテル内に造影剤が残っている状態で造影剤を完全にフラッシュする過程でレーザーカテーテルのプラットフォームを決定します。レーザー照射は病変部のみに限定し，無駄なレーザー照射を減らすことが重要です。システム内から造影剤が完全に排除されているのを確認してから治療に入ります。

> **One Point Advice**
>
> エキシマレーザーの開発当時は冠動脈穿孔が生じやすいことが問題となっていました。造影中にレーザー照射を行うと，造影剤がレーザーのエネルギーを吸収することによりマイクロバブルが発生して大きな衝撃波をもたらし，この衝撃波によって血管穿孔や血管解離が生じることが解明されました。特殊なケースを除いてはレーザー照射領域から生理食塩水により造影剤を完全に置換後にレーザー照射を行うことで，合併症が大幅に減少しました。

ここがポイント

- ほかのデバルキングデバイスと異なり，通常の0.014inchのガイドワイヤーでの治療が可能です。また，2つのガイドワイヤー下に治療することが可能で，分岐部病変治療には有用です。さらに，ガイドエクステンションシステム内を通して治療することも可能で，遠位部病変治療に有用です。

readyの状態→実際のレーザー治療

- Readyのボタンを押すことで,実際の治療が行えます。約1mm/sec以下のゆっくりした速度で標的病変部を通過させる間にレーザーを照射します。
- 1.4mm, 1.7mm, 2.0mmの3サイズでは,エネルギー密度は30-60mJ/mm^2,照射回数は25-40pulse/sec,0.9mmのカテーテルでは30-80mJ/mm^2,25-80pulse/secで設定でき,病変形態によってエネルギー密度と照射回数は調整可能です。初期設定には,ある程度の経験が必要になります。50mJ/30Hz,60mJ/40Hzのようにエネルギー密度と照射回数を一緒に上げていくことが多いです。

> **One Point Advice**
>
> 0.9mmのカテーテルでのレーザー照射では最長10秒間で自然停止し,5秒間はレーザーが出ません。ほかのサイズのカテーテルでは最長5秒間で自然停止し,10秒間はレーザーが出ません。音でon,offを知らせてくれます。

ここがポイント 💡 Push法とPull法

- 通常はpush法を用いて,近位部から遠位部に向かって照射します。血栓を伴うACS病変では遠位塞栓を併発しないように,まずpush法から始めます。
- 一方,重度の屈曲病変や側枝（side branch）の起始部病変においては,カテーテルの進む方向が外側に向きやすいpush法よりは内側を通りやすいpull法（遠位部にマニュアルで進め近位部に向かっての照射）のほうが安全である症例もあり,各々の症例でpush法とpull法を使い分けたり,併用することが重要です（図4）。

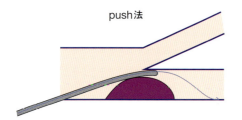
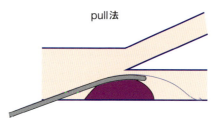

図4 レーザー治療のpush法とpull法

レーザー治療終了後

- レーザーカテーテルでの照射後には速やかにstandbyのボタンをおして,間違えてフットペダルを押してもレーザーが出ないようにしておきます。

適応となる病変

- 大伏在静脈（バイパスグラフト）狭窄病変,血栓に富む急性冠症候群（ACS）,びまん性病変,分岐部病変,ステント内再狭窄病変,中等度石灰化病変,バルーン通過困難な病変などいわゆる一般的な風船療法に対して治療抵抗性かつ再狭窄率の高い複雑病変が手術適応となります。

> ・血栓に富む急性冠症候群
> ・びまん性病変
> ・分岐部病変
> ・ステント内再狭窄病変
> ・中等度石灰化病変
> ・治療抵抗性かつ再狭窄率の高い複雑病変

> **One Point Advice**
>
> ACSに対するレーザーの使用により血栓やプラークの蒸散が可能ですが,エキシマレーザーには抗血小板作用も有しており,slow flowの発症予防に有効である可能性も指摘されています。

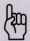 **One Point Advice**

近年ステントの通過性が向上し，高度石灰化病変で，十分な前処理がされないにもかかわらずステントが通過してしまい，留置してしまう症例も認められます。この場合にはpost balloonでいくら拡張してもステントが拡張しない，いわゆるstent underexpansionが出現します。このstent underexpansionに対してはカッティングバルーン，ロータブレータに加えてエキシマレーザーも治療適応になります。エキシマレーザーを用いる場合，通常の生理食塩水フラッシュ（saline flush法）では効果が限定的であり，造影剤でフラッシュしながらのエキシマレーザー治療になります。

エキシマレーザー治療はオフラベルユースであり，経験の積んだ施設での治療が望ましいと考えられます。

薬剤溶出ステント（DES）時代のエキシマレーザー

- ほかのデバルキングデバイスと同様のプラークを除去する効果に加えて，病変性状を修飾させる効果があります。このことにより，エキシマレーザー後のDESの拡張が容易になります。エキシマレーザー後のバルーンが低圧で容易に拡張できるので，バルーンに伴う解離を抑制し，DCB治療の前処置としても有用である可能性があります（図5,6）。

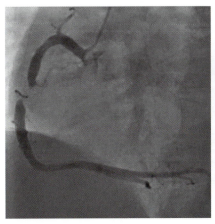
a：CAG前

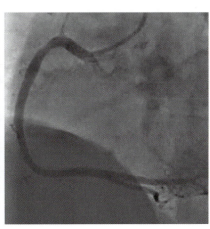
b：1.4mmエキシマレーザー60mJ/40Hz後のCAG

c：最終造影（DES）

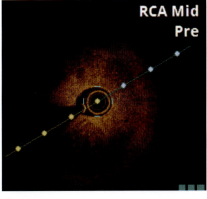
d：OCT前

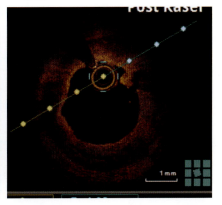
e：1.4mmエキシマレーザー60mJ/40Hz後のOCT

図5　エキシマレーザーによるデバルキング効果
RCA病変に対するエキシマレーザーのデバルキング効果。

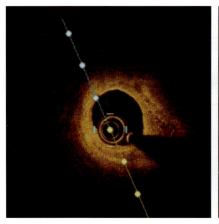 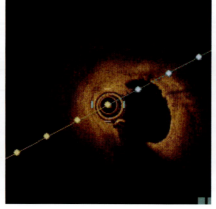 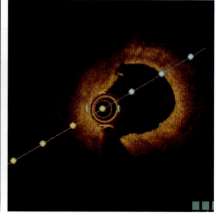

a：OCT前　　b：0.9mmエキシマレーザー80mJ/80Hz後のOCT　　c：POBA, DCB後のOCT

図6 エキシマレーザーによる修飾（modification）効果
LADの線維性プラーク（fibrous plaque）に対するエキシマレーザーのmodification効果。

合併症とその対処法

解離
- 解離を認めたら，それ以上のエキシマレーザーは行わず，通常のPCIの手技と同様にステント留置を行います。

スパスム，血流遅延
- 血管拡張薬（ミリスロール，ニトロプルシド，シグマート）などの注入が有効です。

冠動脈穿孔
- まず，造影剤フラッシュを行わないことが重要です。ガイドワイヤーが内膜下（subintima）に挿入されている場合や，屈曲部において高エネルギーで照射する場合には，解離も含めてリスクがあります。発見したら速やかに通常のPCIの手技と同様の方法でベイルアウトします。

塞栓，血栓症
- レーザーカテーテルを長時間冠動脈内に留置しておくことで，新たな血栓を生じる可能性がありますので，手技が終了したら速やかにレーザーカテーテルを抜去します。

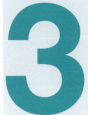

坂元　敦　イムス富士見総合病院循環器内科

3 DCB（薬剤コーテッドバルーン）

DCBは適応拡大に伴い，さまざまなPCIに使用されるようになっています。ここではDCBの適応や実際に使用する際の注意点，工夫について解説します。

Point
まずはこれだけ押さえよう

1. DCBの適応病変について理解しましょう。
2. DCBの利点と欠点を理解しましょう。
3. DCB使用時の注意点，工夫を知っておきましょう。

知っておくべき歴史と開発の方向性

- 薬剤溶出ステント（drug-eluting stent：DES）が使用されるようになり，それまで主に使用されていた金属ステント（bare metal stent：BMS）と比較して再狭窄率を劇的に低下させました。しかし，頻度は少ないものの再狭窄をきたす症例もあり，DES留置後の治療戦略も問題となります。また薬剤やポリマーによる炎症，内皮化遅延，neoatherosclerosis，遅発性ステント血栓症などDES特有の新たな問題点も認めました。
- そのため抗血小板薬2剤併用療法（dual antiplatelet therapy：DAPT）の長期継続が行われましたが，それに伴い出血性合併症の頻度増加が問題となっています。
- これらの問題点を解決するため体内に異物を残さないデバイスである薬剤コーテッドバルーン（drug-coated balloon：DCB）や生体吸収性スキャフォールド（bioabsorbable vascular scaffold：BVS）の開発が進みました。特にDCBに関しては本邦ではSeQuent® Please（ビー・ブラウン社／ニプロ社）（図1）が2014年1月から使用可能となりました。導入当初，ステント内再狭窄に対してのみの適応でしたが，現在は小血管病変にも適応となり，今後さらにさまざまな病変に対して適応が拡大される可能性があります。

基本構造

- DESの組織への薬剤分布はステントストラットの接触部分に限られて不均一であるのに対し，DCBの場合バルーン全体に薬剤が塗布されているため，組織への薬剤分布の均一性が期待できます（図2）。しかし，薬剤放出はバルーンと血管壁の接触時間に限られるため，脂溶性で吸収率が高く，迅速に血管壁に取り込まれ，高い停留率と適切に効果が持続する薬剤が必要でした。それらの条件を満たしたのがパクリタキセルで，再狭窄モデルを用いた動物実験において，

DCB後の新生内膜抑制効果を示しました。

- パクリタキセル単独（直接塗布法）で塗布を行っても短時間では薬剤が迅速に組織へ浸透せず，慢性期のlate lossは増大したため，パクリタキセルと造影剤を配合してそれをバルーンに塗布（PACCOCATH®テクノロジー：図3）することで高濃度の薬剤塗布が可能となり，良好な組織移行性が得られました。

> **用語解説**
>
> **late loss**
> 損失血管径のこと。治療直後の血管径から慢性期の血管径の減算値。

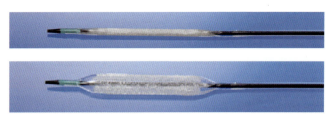

a：SeQuent® Please

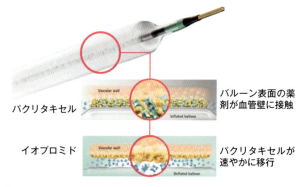

パクリタキセル　バルーン表面の薬剤が血管壁に接触
イオプロミド　パクリタキセルが速やかに移行

b：SeQuent® Pleaseの仕組み

図1 SeQuent® Pleaseの構造

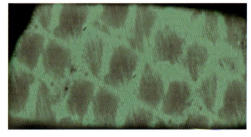

DESの薬剤放出分布

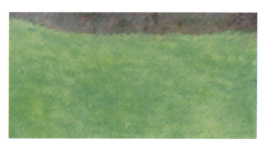

PACCOCATH®テクノロジーの薬剤放出分布

図2 薬剤放出分布の違い

ステントストラットからの薬剤徐放とは異なり，バルーンをプラットフォームとしているPACCOCATH®テクノロジーは均一に薬剤が放出される。

Pure Paclitaxcel

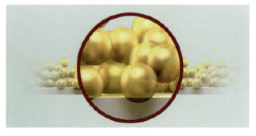

パクリタキセル単独で皮膜状に塗布しても，短時間の接触では薬剤が組織に浸透しない

PACCOCATH®テクノロジー

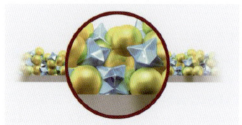

PACCOCATH®テクノロジーでは親水性のイオプロミドが"スペーサ"として働き，脂溶性のパクリタキセルの血管壁への移行をサポートする

図3 PACCOCATH®テクノロジー

DCBにおける薬剤放出動態

- ブタ冠動脈への薬剤移行を調べた実験では，60秒間拡張直後はバルーンに塗布された薬剤の約90％が血管壁に放出されますが，40〜60分後でも全容量の約10〜15％の薬剤が血管壁に残存していることを示しました。

バルーン拡張時間の検討
- 十分な薬剤を血管壁に移行するためにはバルーン拡張時間が適正でなければなりません。至適拡張時間を検討するために動物実験が行われ，拡張時間10秒，60秒，60秒×2回（DCB1本使用），60秒×2回（DCB2本使用）で比較しましたが，新生内膜増殖抑制における有意差は認めませんでした。現状では30秒間1回拡張が推奨されています。

適応となる病変

①ステント内再狭窄（in-stent restenosis：ISR）
- ISRに対するDCBによる治療の有効性はこれまでに多くのstudyで報告されていて，現状ISRに対してはDCBがファーストチョイスとなっています。

②小血管（small vessel）
- 小血管病変（2.5mm以下）に対するDCBの有効性を示したstudyも多数あり，本邦でも血管径が3.0mm以下の小血管病変に対しては保険適応があります。小血管病変に対してはバルーンで前拡張を行い，大きな解離を形成しなければDCBを用いるのが望ましいと考えます。大きな解離が生じた場合はベイルアウトとしてDES留置を行うこととなります。

③その他分岐部病変
- その他分岐部病変でsingle stentで側枝にはDCBを用いることでdouble stentを回避したい場合やステント留置を回避したい状況でのデバルキング（ロータブレータ，DCA）＋DCBも有用かと考えます。現状，新規病変（de novo lesion）に関しては，小血管のみが適応なため，LMT-LAD，LCXの分岐部病変に対して，LMT-LADに対してsingle stentで治療行い，LCX入口部に対してはDCBといった治療やLMT-LADに対してDCA＋DCBを行う場合は血管径によってはオフラベルでの使用となります。

DESと比較したDCBの利点と欠点

利点

①ステント留置不適切病変（ステント再狭窄，小血管，分岐部病変における側枝病変，stent fractureのリスクが高い病変など）に有用です。
②バルーンに均一に薬剤が塗布されているため病変部位に均一に塗布可能です。
③ポリマーによる慢性炎症がなく，遅発性血栓症もほとんどないため，長期にわたるDAPTも必要ありません。
④ステント内再狭窄の場合に再度stent in stent治療を行ってしまうと内腔のさらなる狭小化，再々狭窄をきたした際の治療戦略が困難となりますが，DCBであれば何度でも治療可能で，ほかの治療戦略も残した状態で行えます。

欠点

①ステントではないため急性リコイル（acute recoil）やバルーン拡張による解離からの急性閉塞（acute occlusion）を防げない点が問題です。
②高濃度の薬剤が塗布されているため，血管内皮機能の低下や造影剤ステント周囲滲み出し像（peri-stent contrast staining：PSS）の増悪を認めるとの報告もあります。

使用時の注意点

①病変部位にデリバリーする際できるだけ薬剤が脱落しないようにすることが重要です。
②バルーンを取り出す際はバルーン表面に直接触れないようにしましょう。
③カテーテル内に挿入するまでは水に接触させないようにしましょう。
④バルーンを挿入する際はYコネクターの止血弁によりコーティングが損なわれる可能性があるのでYコネクターをしっかり開いて挿入しましょう。
⑤カテーテル内に挿入したらなるべく速やかに病変まで到達させ拡張させましょう。血液に触れた状態で長時間放置するとコーティングが損なわれます。
⑥薬剤が病変部をフルカバーできるよう正しいバルーンサイズ（長さ）を選択しましょう。薬剤はバルーンマーカーの内々までしか塗布されていないので，前後2mmくらいmarginをとって選択することが望ましいです（図4）。
⑦拡張は30秒間以上行いましょう。
⑧DCBシステムの通過性はよくないので，デリバリー困難が予想される場合には，あらかじめガイドエクステンションを用いましょう（図5）。
⑨DCB同士でKBTを行う場合は7Fr以上のシステムが必要です。
⑩DCBはあくまで薬剤を塗布するデバイスなので，まずは病変の前拡張をしっかり行って十分な急性期獲得径（acute gain）を得てからDCBを用いましょう。

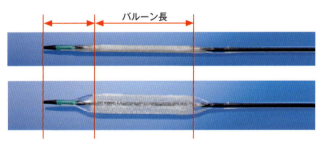

バルーン長	マーカーの内側から内側
マーカー幅	1mm
薬剤塗布範囲	バルーン長部分
先端チップ～遠位マーカー（遠位端）	7mm

a：SeQuent® Pleaseのバルーン詳細

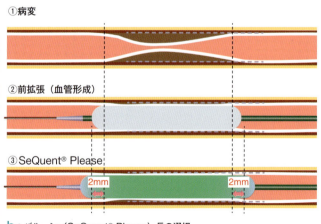

b：バルーン（SeQuent® Please）長の選択
病変長より両端2mm分長い範囲をカバーできる長さを選択する。

図4 SeQuent® Pleaseのバルーン

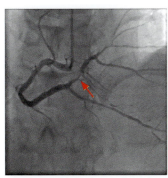 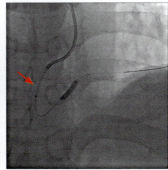 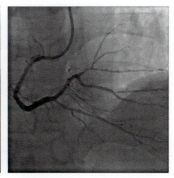

a：CAG前 #4AV ISR　　b：末梢病変であり，GuideLinerを用いてSeQuent® Pleaseを病変部へ　　c：最終造影

図5 ガイドエクステンションの併用

ISRにDCBを実際に使用するにあたって

- ISRのPCIをDCBで治療する場合に再々狭窄を予防するためには，まず再狭窄の原因（ステントの拡張が十分かどうか）とISRパターン（OCT）を十分に評価したうえでPCIを行うことが重要です。
- 既存のステントが不完全拡張の場合は，ハイプレッシャーバルーンでステントを十分に拡張した後にDCBを用います。既存のステントが十分に拡張できているISRの場合はOCTを用いて再狭窄部位の組織性状を評価した方がよいと考えます。
- 一般的にステント留置後1年以内に生じた再狭窄病変は，主に線維性成分を含んだ新生内膜組織が主体であり，ステント留置後慢性期に再狭窄をきたす場合は，ステント内腔側に新規動脈硬化病変したもので新生動脈硬化（neoatherosclerosis）と考えられます。
- OCTでのISR typeとしてhomogeneous（図6a），heterogeneous（図6b），layered（図6c）の3種類があり，homogeneous typeに対するDCBの反応がよいとされています。Homogeneous typeの新生内膜組織は血管平滑筋細胞主体で，heterogeneous typeの新生内膜組織は薬剤やポリマーによる炎症，フィブリンやプリテオグリカンなどの沈着，器質化血栓，neoatherosclerosisが含まれているとされています。
- Homogeneous typeの場合は新生内膜の組織性状からもDCBの効果があり，最もよい適応と考えられています（図7）。
- Heterogeneous typeの場合はDCB，DESの効果は少なく，通常のバルーン拡張との治療成績に有意差がないとされています。

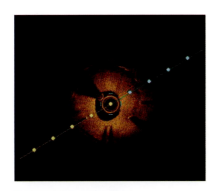 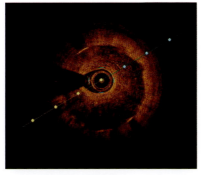 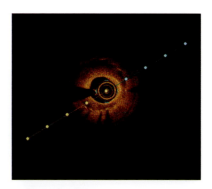

a：homogeneous pattern
高輝度で浅い部分から深部まで均質な光の輝度をもつもので後方散乱信号のないもの。

b：heterogeneous pattern
低輝度な新生内膜内に輝度の高い組織が不均一に点在し，後方散乱信号が多数観察されるもの。

c：layered pattern
深部に向かって徐々に輝度減衰がおこる層状のもので内腔側では高輝度で深部に向かうにつれて低輝度となる内膜。

図6 ISR type（OCT）

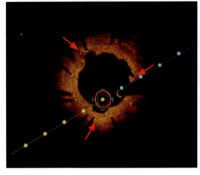 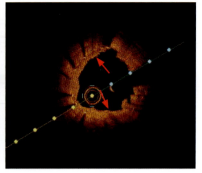

a：カッティングバルーン後　　　　　　b：DCB後

図7 DCBの効果（homogeneous pattern）
a：前拡張後のOCTで3方向（→）にカッティングバルーン効果が観察される。
b：薬剤が塗布された部位（→）は典型例では後方シグナルの減弱を伴う点状の高輝度域を認める。

DCB後の抗血小板療法
- DCB後の血栓症は非常にまれとされており，最低3カ月間のDAPTが推奨されています。

最後に

- DCBを用いる際の注意点として，ISRの場合は十分な前拡張を行ってからDCBを使用することが重要で，de novo lesion（small vessel）の場合は悪性解離とならないような前拡張を行うことが重要です。
- DCBの最大の特徴は体内に異物を残さないデバイスであることです。現在DESの全盛期ではありますが，DCBは必要不可欠なデバイスです。現状適応はステント内再狭窄，小血管に留まりますが，DCA＋DCB，ロータブレータ＋DCB，Stentless PCI（DCB alone）で今後良好なデータが出てくれば，DCBの適応もさらに拡大してくるかと思います。
- 現在さまざまなデバイスがあり，DES，DCB，アテレクトミーデバイスをうまく組み合わせることで複雑なステント留置も回避でき，その中でもDCBは特に重要な役割を担っていると考えます。

小林範弘　済生会横浜市東部病院循環器内科

4 ダイアモンドバック

石灰化病変ではバルーン拡張が不十分になることが多く，良好なステント拡張が得られにくいです．そのためアテレクトミーデバイスにて石灰化自体の処置を行うことが重要です．これまではロータブレータがアテレクトミーデバイスとして主に使われるデバイスでしたが，新たなオプションとしてダイアモンドバックが本邦でも使用できるようになりました．ダイアモンドバックの構造とロータブレータとの違い，注意点について，実際の症例を交えて解説します．

まずはこれだけ押さえよう

Point

1. ダイアモンドバックの基本的な構造を理解しましょう．
2. これまで主流であったデバルキングシステムであるロータブレータとの大きな違いを理解しましょう．
3. ダイアモンドバックの効果がどのようなものか，実際の症例における血管内イメージング画像を参考に理解しましょう．
4. ダイアモンドバックの注意点について理解しましょう．

構造と使用方法

- 図1に示すようにダイアモンドバックは，本体，専用のガイドワイヤー，潤滑剤，ポンプから成ります．

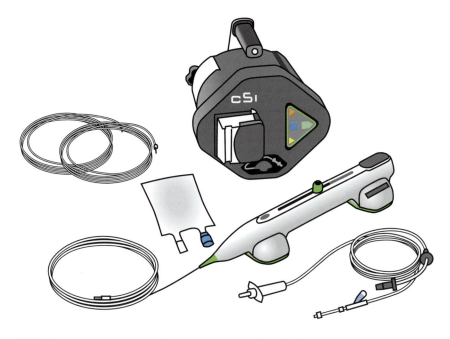

図1　ダイアモンドバック（Diamondback360）付属品

- 使用するにあたり，専用のガイドワイヤー（ViperWire Advance® もしくは ViperWire Advance® with Flex Tip®）に変更することが必要です。二つのガイドワイヤーの違いを表1に示しますが，Flex tipタイプのワイヤーはシャフトが柔軟になっていてデバイスの追従性が向上しています。

	ViperWire Advance® with Flex Tip®	ViperWire Advance®
主な材質	ナイチノール	ステンレススチール
先端/芯の直径	.014/.012	.014/.012
Tip Load/Type	1.0g/フロッピー	1.4g/フロッピー
先端の特徴	Soft, Floppy, one piece core-to-tip Nitinol, with stainless steel support coil, shapeable	Intermediate, one piece, core to tip, shapeable
長さ	325cm	325cm

表1 2種類のガイドワイヤーの比較

- 当初はMicro Crownタイプ（先端にダイアモンドコートチップが付随）が導入されていましたが，現在は先端にはダイアモンドコートチップが付随していないClassic Crownタイプが導入されています（図2）。

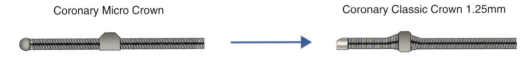

図2 先端クラウンの新旧タイプ比較

- 先端から6.5mmのところにダイアモンドコートされたcrownが搭載されており，このcrownがガイドワイヤーを軸として軌道を描くように円周上に回転し，石灰化病変をアブレーションします（図3）。

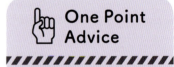

One Point Advice

以前のタイプのダイアモンドバックは先端のチップで血管を損傷することがあり，特に病変の先の血管が曲がっている場合に注意が必要でした。この点は新しいダイアモンドバックになって改善されています。

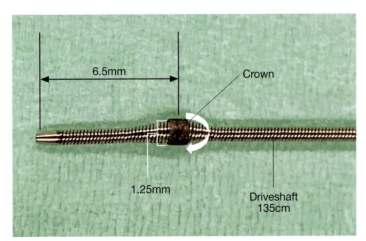

図3 ダイアモンドバック先端crown部の拡大像

- ダイアモンドバック本体の全体像を図4に示します。

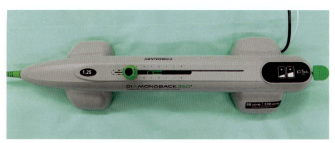

図4 ダイアモンドバック本体の全体像

- 本体の中央には動作を開始するスイッチボタンが付いています。このボタンを時計方向，反時計方向に回転させることで動かないようにロックしたり解除したりすることができます。ロックを解除した状態でスイッチを押して稼働させ，前後に動かしてアブレーションを行います（図5）。

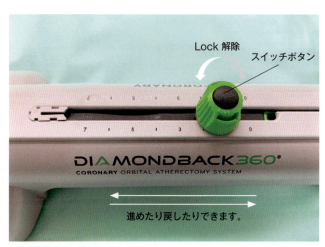

図5 本体中央部の拡大像

- 本体後方には，回転数を選択する2つのボタンと，施行中にガイドワイヤーが回転することを防ぐガイドワイヤーブレーキレバーが付いています（図6）。
- 回転数はlow speed（8万回転）とhigh speed（12万回転）の2つの設定のみで，手元のボタンで変更します。
- 左側のlow speedボタンを長押しすることによりグライドアシストモード（5千回転）に変更でき，デリバリーの際に使用します。

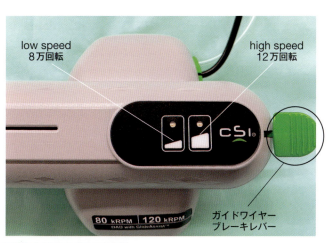

図6 本体後方部の拡大像

ロータブレータとの違い

サイズ

- ダイアモンドバックはcrown部分のサイズが1.25mmと小径でワンサイズのみの規格となり，6Fr以上のシステムで使用が可能です。
- 一方，ロータブレータは1.25mm，1.5mm，1.75mm，2.0mm，2.15mm，2.25mmと複数の規格があります。6Frのシステムでは1.75mmまで，7Frのシステムでは2.0mmまでが使用でき，2.15mmと2.25mmを使用するには8Frのシステムが必要となります。
- サイズが小さいことのメリットは，低侵襲で行えること，デリバリーが容易であること，冠動脈内で使用中に虚血を起こすリスクが少ないこと，の3つが挙げられます。

回転数とアブレーション効率

- ロータブレータは回転数を自由に設定することができましたが，先にも述べた通りダイアモンドバックはlow speed（8万回転）とhigh speed（12万回転）の2つの設定のみとなります。
- ダイアモンドバックは，回転数が大きいほど，また施行回数が増えるほど，得られる内腔が大きくなります（図7）。これはダイアモンドバックの大きな特徴であり，1.25mmの小さいサイズにも関わらず，回転数・施行回数に依存して効果が大きくなります。

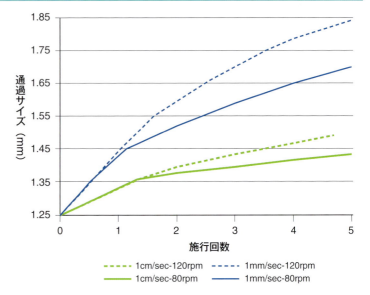

図7 回転数，施行回数とアブレーション効果（通過サイズ）

- 一方，ロータブレータはダイアモンドバックと異なり円周性に軌道を描いて回転することはないため，得られる内腔はバーサイズそのものに依存します。ダイアモンドバックとロータブレータの回転イメージを図8に示します。

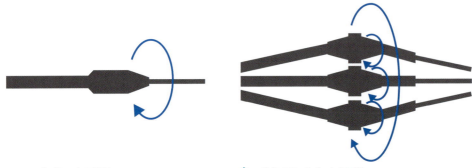

a：ロータブレータの回転　　b：ダイアモンドバックの回転

図8 ダイアモンドバックとロータブレータの回転イメージ

- ロータブレータとダイアモンドバック使用後の光干渉断層撮影（optical frequency domain imaging：OFDI）画像を提示します（図9）。上段の図はバーサイズ1.75mmのロータブレータ施行後のOFDI所見ですが，バーサイズと同じ1.75mmの径で石灰化がアブレーションされていることがわかります。一方，下段のダイアモンドバック施行後のOFDI所見では，crownが円周状に回転するため1.25mmの小さいサイズながらそれ以上に内腔がとれていることがわかります。

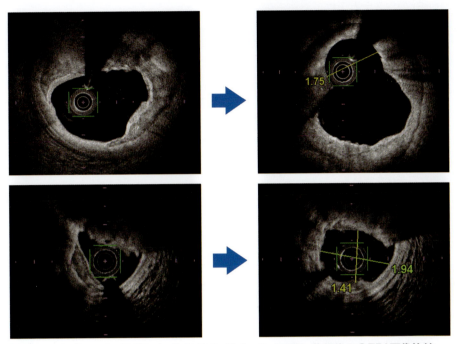

図9 ロータブレータ（上段）とダイアモンドバック（下段）施行後のOFDI画像比較

- ダイアモンドバックは進む場合と同様，もどる際にもアブレーション効果が得られます。ロータブレータはバーの後面にはダイアモンドコーティングがされていないため，十分なアブレーションが済んでいない状況で曲がりの強い石灰化部分を安易に超えてしまうともどることができなくなり，デバイススタックのリスクにつながります（図10）。

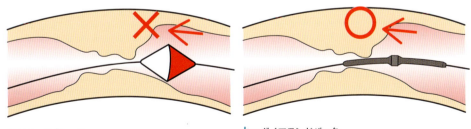

a：ロータブレータ　　　　　　　　　b：ダイアモンドバック

図10 ロータブレータとダイアモンドバックの進み方
ロータブレータのバーの後面にはダイアモンドコーティングがされていないため，曲がりの強い石灰化病変をアブレーションが不完全な状態で進んでしまうと，もどる際にアブレーションはできないためスタックのリスクにつながる（a）。一方，ダイアモンドバックはプロファイルも小さくcrownが対称的な構造となっているため，もどる際にもアブレーションでき，スタックのリスクは低いと考えられる。

実際どのようなシチュエーションで使用するか

- 症例は右冠動脈の高度石灰化病変です。図11にLAO view, 図12にRAO viewを示します。透視上でも著明な石灰化を認めています。

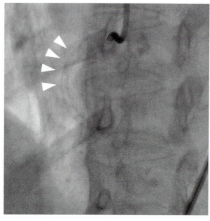
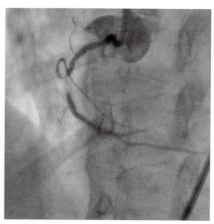

図11 LAO view, ▷部分に透視上で著明な石灰化を認める

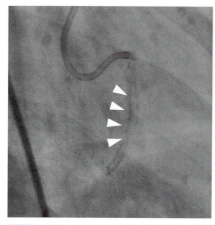
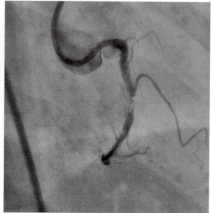

図12 RAO view, ▷部分に透視上で著明な石灰化を認める

- 病変部は血管造影上閉塞しているようにも思われましたが，一部マイクロチャネルの存在も疑われてマイクロカテーテルバックアップ下にテーパードワイヤー（XTR）を使用することで比較的容易に通過に成功しました。
- ガイドワイヤー通過後に石灰化の状況を評価するために血管内イメージングを行いました。石灰化病変の治療では石灰化の厚みの評価が重要であるとされています。光干渉断層撮影（optical coherence tomography：OCT）もしくはOFDIが有用ですが，カテーテルのデリバリーに難渋することも多いため，本症例ではまず血管内超音波（intravascular ultrasound：IVUS）にて評価を行う方針としました。しかしながら，石灰化が強くIVUSは病変部を通過しませんでした（図13）。

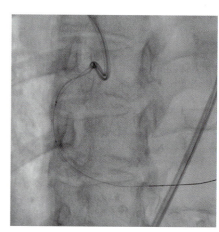

図13 石灰化部分をIVUSが通過しない

- 一時ペーシングを挿入した後に，1.5mmのバーサイズにてロータブレータを使用しました(図14)。

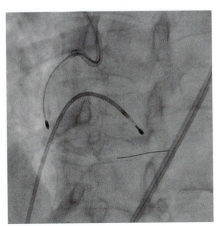

図14 ロータブレータ（バーサイズ1.5mm）施行

- ロータブレータ施行後の血管造影所見では，石灰化部分にロータブレータが通過した通り道ができていることがわかります(図15)。一度ロータブレータが通過した場合は，通常OCTやOFDIのカテーテルは通過するので，この時点でOFDIを施行しています。
- 超音波は石灰化を通過しないためIVUSでは石灰化の厚みを評価することはできませんが，OFDIでは石灰化の厚みを詳細に評価することが可能です。ロータブレータ施行後のOFDI画像では厚い石灰化が残存していることがわかります。

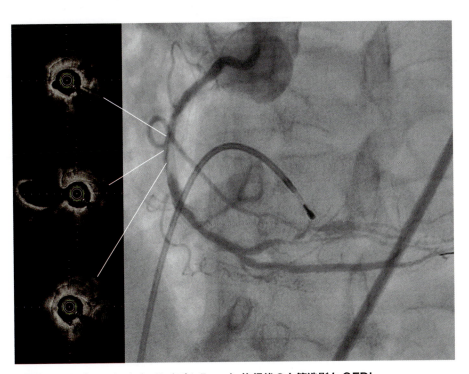

図15 ロータブレータ（バーサイズ1.5mm）施行後の血管造影とOFDI

ここがポイント

- OFDIを見ると石灰化はほぼ全周性でガイドワイヤーのバイアスも内腔の真ん中に位置していて，健常血管を損傷するリスクもなく，ダイアモンドバックのよい適応です。

- 本症例ではこの後ダイアモンドバックを使用しました（図16）。
- まずlow speedにて3往復ほどアブレーションを行いました。1秒間に1mmくらい進めるイメージでゆっくりと往復させることがポイントです。施行回数に応じて内腔が大きくなりますが，逆に言うと施行すればするだけアブレーションされてしまう可能性があるので，適宜血管内イメージングでアブレーション効果を評価することが必須です。

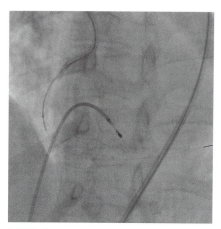

図16 ダイアモンドバック施行

- ダイアモンドバック施行後の血管造影ではさらに内腔が大きくなっていることがわかります（図17）。

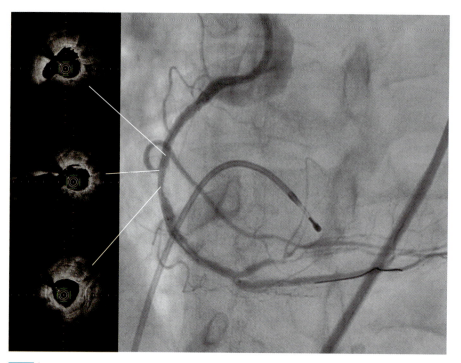

図17 low speedにてダイアモンドバックを施行後の血管造影とOFDI

> ⚠️ **ここに注意**
>
> ダイアモンドバック施行後の血管造影と血管内イメージングは非常に重要です。予想外にアブレーションされてしまうこともあり，常に穿孔，血腫，残存石灰化の状態，ガイドワイヤーバイアスに気を配りましょう。

- Low speedにてダイアモンドバックを施行した後のOFDIではまだ石灰化が残存しているため，本症例ではhigh speedにて再度施行しました。
- High speedでのダイアモンドバック施行後の血管造影とOFDI画像では，より大きくアブレーションができていることがわかります (図18)。

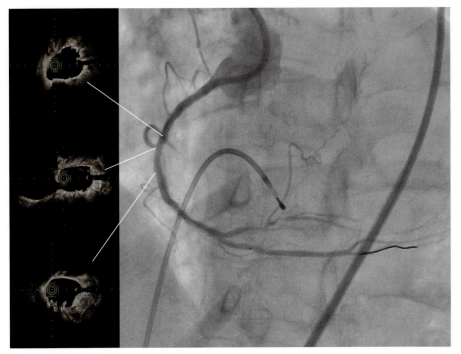

図18 high speedにてダイアモンドバックを施行後の血管造影とOFDI

- この時点で十分なステントの拡張が得られると判断し，バルーン拡張後に薬剤溶出ステントを留置し良好な結果を得られました (図19)。

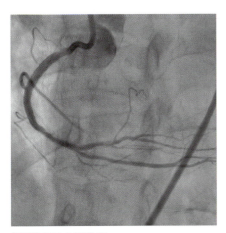

図19 最終血管造影

使用上の注意点

- ダイアモンドバックを使用する上では血管内イメージングでガイドワイヤーのバイアスを評価することが重要です．ダイアモンドバックは石灰化以外のプラークや健常組織などもアブレーションしてしまうことが多いため，使用前のイメージングにておおよその通過する場所を予測してから行う必要があります．もちろんその予測通りにダイアモンドバックが通過するとは限らないので慎重さが重要です．
- ダイアモンドバックでは全周性の石灰化病変は非常によい適応となります．偏心性の石灰化病変では，前述したガイドワイヤーバイアスの評価と石灰化以外の健常組織にどう当たるかを予想することが重要になります（図20）．

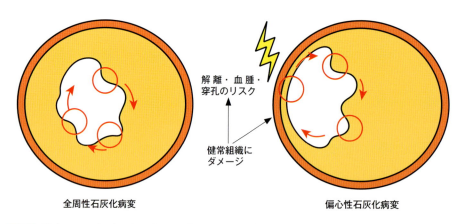

図20 ダイアモンドバックによるアブレーションイメージ

- 症例で示したように，基本的にイメージングが通過しない状況でのダイアモンドバックの使用は避けるべきであり，その場合はロータブレータにする必要があります．ダイアモンドバックを使用する場合はロータブレータ施行後に血管内イメージングを施行し，ワイヤーバイアスと石灰化の分布を評価して適応を判断します．
- ダイアモンドバックではエンドポイントの判定が困難です．ロータブレータでは回転数の低下がなくなりバーが病変部を通過することがエンドポイントとして挙げられます．しかしダイアモンドバックでは回転数の低下などは表示されず，施行すればするほどアブレーションされるため適宜イメージングでの評価が必要となります．
- ロータブレータと同様に，冠動脈解離・血腫の出現，冠動脈穿孔，デバイススタック，slow flow現象などの合併症を引き起こす可能性があり，術者は合併症の対策も心得ておく必要があります．

索引

※マーカー頁:「用語解説」掲載

あ

- アコーディオン現象 …………… 57, 174, 177
- アスピリン ………………………………… 74
- 圧迫綿 ……………………………………… 7
- 圧引き抜き曲線 ……… 104, 105, 106, 107, 108, 109, 110, 112
- アテレクトミーデバイス …………… 266, 267
- アドバンサ ………………………………11, 240
- アブレーション ………………… 11, 93, 130, 131, 132, 133, 134, 135, 136, 137, 140, 268, 269, 271, 274, 275, 276
- ──(の)効果 ……… 135, 270, 271, 274
- アメリカ心臓協会(AHA) ……………… 27
- アンカーテクニック …178, 179, 180, 186, 189, 204
- アンカーバルーン ……… 17, 120, 180, 181, 182, 183, 184, 185, 187, 189
- ──テクニック(法)
  …………………… 160, 165, 166, 181
- アンコイル …………………………………… 192
- 安定狭心症 ………………………………… 209
- 一時ペーシングカテーテル ……………… 14
- 一時ペースメーカ ………………………… 205
- 異物の回収 ………………………………… 229
- インサーター ……………… 59, 147, 241, 249
- 陰性リモデリング ………………………… 83
- インテグラルワイヤー …………………… 65
- インデフレータ ……5, 150, 151, 152, 154, 198, 244, 246, 247, 250
- ウィップ …………………………………… 250
- ウェッジ ……………… 49, 120, 162, 232, 237
- ウロキナーゼ …………… 215, 221, 232, 237
- エア抜き …………………………… 155, 246
- エキセントリックタイプ ………………… 256
- エキシマレーザー ……………… 256, 257, 258, 259, 260
- エクステンションワイヤー … 150, 155, 159, 163
- エクストラサポートワイヤー ……133, 139
- エベロリムス ……………………………73, 74
- 遠位橈骨動脈アプローチ(DRA) …3, 7, 34
- 円錐枝 ……………………………………… 17
- エンドポイント ……… 77, 80, 87, 89, 102, 130, 138, 252, 276
- 横位心 ……………………………… 38, 40, 45
- オクルージョンバルーン ………………… 146
- 親カテ …………… 160, 161, 163, 165, 167

か

- 回収デバイス ……………………………… 224
- 回収用カテーテル ……………… 147, 148, 218
- 回転血管造影 ……………………………… 132
- 回転バー …………………………………… 17
- ガイドワイヤーエグジットポートの引っ掛かり …………………………………………… 234
- ガイドワイヤーによる冠動脈穿孔
  …………………… 120, 202, 203, 204
- ガイドワイヤーの操作性
  …………………………… 116, 117, 125
- ガイドワイヤールーメン
  …………………… 64, 195, 206, 216
- 解離…6, 57, 68, 97, 109, 120, 131, 138, 177, 192, 193, 195, 196, 197, 211, 259, 260, 263, 264, 266, 276
- 角膜障害 …………………………………… 257
- 仮性動脈瘤 ……………………………23, 25
- 活性凝固時間 ……………………………… 205
- カッティングバルーン …… 101, 138, 259, 266
- カバードステント …………… 202, 205, 206, 207, 208, 253
- カリーナシフト …………………………… 252
- 冠血流予備量比 ……………………… 81, 102
- 完全房室ブロック ………………………… 14
- 冠動脈CT検査 …………………………… 104
- 冠動脈解離 …… 4, 5, 160, 161, 162, 165, 174, 177, 180, 183, 253, 276
- 冠動脈伸展 ……………………………… 174
- 冠動脈穿孔 …… 59, 83, 120, 202, 203, 204, 205, 206, 207, 208, 253, 257, 260, 276
- ──に対する止血 ……………………… 120
- 冠攣縮 ………………………… 2, 3, 177, 253
- 機械走査式IVUSカテーテル ………… 231
- キッシングバルーンテクニック
  …………………………… 67, 123, 190
- 機能的完全閉塞 …………… 133, 135, 136
- 急性冠症候群 ……… 7, 8, 14, 27, 81, 94, 209, 212, 218, 258
- 急性期獲得径 …………………………… 264
- 急性心筋梗塞 ………… 2, 3, 7, 13, 14, 26, 27, 35, 74, 165, 166, 209, 212, 215, 219, 221, 222, 223
- 急性閉塞 ………………………………… 264
- 急性リコイル …………………………… 264
- 狭心症 …………………… 2, 103, 166, 167
- 緊急カテーテルセット …………………… 10
- キンク ……………………………………… 145
- 金属ステント(bare metal stent:BMS)
  ……………… 6, 72, 73, 74, 77, 84, 261
- グースネックスネア ……………… 227, 228
- グライドアシストモード ………………… 269
- クラウン数 …………………………… 76, 77
- クロピドグレル …………………………… 74
- 経カテーテル大動脈弁留置術(TAVI)
  …………………………………………… 139
- 経静脈的一時ペーシング ………………… 14
- 経大腿動脈インターベンション ………… 26
- 経橈骨動脈インターベンション ………… 26
- 経皮的古典的バルーン血管形成術(POBA)
  …………………………………………… 57
- 経皮的心肺補助 ……………………… 12, 16
- 血管収縮 ………………………………… 207
- 血管穿孔 …………82, 132, 134, 137, 207, 209, 229, 232, 257
- ──の予後 …………………………… 208
- ──の予測 …………………………… 207
- 血管造影 …………… 25, 90, 91, 99, 100, 139, 273, 274, 275
- 血管損傷 ……………… 34, 146, 189, 230
- ──の原因 …………… 224, 234, 239
- 血管内視鏡 ……………………… 2, 16, 90
- 血管内超音波(intravascular ultrasound:IVUS) ………… 4, 11, 180
- 血管リモデリング ……………………… 83
- 血栓·7, 25, 73, 82, 87, 93, 99, 144, 145, 146, 148, 150, 203, 206, 212, 215, 221, 222, 223, 252, 258, 260
- 血栓吸引カテーテル …7, 35, 148, 209, 210, 215, 216, 219, 221, 222
- 血栓吸引デバイス ………… 94, 144, 145, 146
- 血流遅延 ………………………………… 260
- コイルシース …………………………21, 22
- コイルワイヤー ………………………58, 59
- 高位前方起始 …………………………… 45
- 抗血小板薬 ……………… 6, 7, 98, 99, 261
- 抗血小板作用 …………………………… 258
- 後腹膜血腫 ………………………………… 25
- 後腹膜出血 …………………………… 24, 25
- 子カテ …………… 160, 161, 163, 165, 193, 206, 225, 226, 229, 235, 237, 242
- コンセントリックタイプ ………………… 256
- コンソール ………………………………… 11
- コンプライアントバルーン ……………66, 68

さ

- 再灌流障害(reperfusion injury)
  …………………………… 210, 211, 213
- 最小血管内腔面積 ……………………… 81
- 最小ステント面積 ……………………… 88
- サポートワイヤー ………… 56, 57, 118, 248
- シースレスガイディングカテーテル ……… 34
- シェイピングデバイス …………………… 59
- シェイピング法 …………………………… 59
- シェイピングリボン …………………… 57, 60
- シグマート® …………………………215, 260
- 止血 ……………… 3, 7, 23, 24, 120, 202, 203, 205, 206, 208, 253
- ──弁 ……………… 151, 152, 163, 264
- 脂質性プラーク ……………… 81, 82, 92, 100
- 脂質プールを有するプラーク …………… 82
- シネアンギオ装置 ……………………… 9

索引

シャフトの破壊 ……………………… 171
出血性合併症 ……………… 16, 20, 23, 26, 35, 261
上腕動脈 ………………………… 3, 27, 28, 48
ショートチップ ……………… 38, 41, 49, 50, 52
除細動器 ……………………………………… 14
除細動パッド ………………………………… 14
シリコンコーティング ………………… 57, 58
シロリムス ………………………………… 73, 76
　──溶出ステント …………………… 72
心筋ブラッシュグレード（MBG）
　………………………………………… 209, 210
深在性石灰化プラーク ……………………… 81
親水性コーティング … 56, 57, 58, 59, 120, 150, 152, 174, 217
心臓CT ……………………………………… 90
心臓MRI …………………………………… 212
心タンポナーデ ……………… 82, 202, 205, 206, 242, 253
心嚢穿刺 …………………………………… 206
推奨拡張圧 …………………………… 66, 156
スコアリングバルーン
　………………………… 65, 69, 70, 160, 192
スティッフワイヤー
　……………………………… 28, 133, 202, 203
ステントエッジ ………… 84, 86, 88, 97, 103, 108, 109, 254
ステントシンメトリインデックス ………… 88
ステントストラット ………… 72, 88, 90, 96, 97, 98, 100, 123, 124, 179, 182, 187, 188, 192, 194, 195, 196, 197, 198, 199, 200, 229, 232, 234, 237, 261, 262
ステント脱落 ……………………………… 224
スネア ………………… 135, 224, 227, 228, 229
　──カテーテル …………………… 227, 228
滑り性 ………………………………… 56, 57, 125
スリップ効果 …………………………… 174, 176
生体吸収性 ………………………………… 73
　──スキャフォールド ……………… 261
生理食塩水 ………………… 246, 257, 259
　──フラッシュ（saline flush法） … 259
赤色血栓 ……………………………… 93, 95
責任病変 ……………………………… 212, 215
石灰化プラーク ………………… 81, 93, 134
セミコンプライアントバルーン ……… 66, 67
線維性被膜 ………………………… 92, 94, 98
線維性プラーク …………… 65, 81, 82, 92, 260
浅在性石灰化プラーク ……………………… 81
穿刺 …… 16, 23, 24, 29, 34, 35, 205, 240
　──（の）角度 ………………………… 24
　　──針 …………………………… 23, 59
　　──部（位） ……… 3, 7, 23, 25, 34, 230
全周性 ……… 80, 130, 131, 242, 273, 276

──プラーク ……………………………… 82
前方起始 ………………………… 17, 38, 41, 45
造影剤ステント周囲滲み出し像 ………… 264
送血・脱血カニューレ ……………………… 12
側枝保護 …………………………… 127, 140, 225
側副血行路 ……………… 33, 116, 117, 119, 172
ゾタロリムス ……………………………… 73, 76

た

耐圧性 ………………………………… 66, 68
体外への抜去 ……………………… 224, 230
対側造影 …………………………………… 119
大腿動脈 ……………… 3, 7, 16, 23, 24, 25, 35, 39, 43, 48, 49
　──止血 ……………………………… 7
　──穿刺 ……………………………… 23, 35
　──穿刺部 …………………………… 23
大腿動脈アプローチ（TFI） ……… 16, 17, 18, 20, 23, 33, 49, 52, 205
　──の欠点 …………………………… 20
大動脈内バルーンパンピング（IABP）
　………………………………………… 8, 12, 16
ダイナグライドモード ………………… 139
ダブルベンドカーブ ……………………… 60
タンデム病変 ……………… 102, 106, 107, 108, 109, 112
遅延造影MRI ……………………………… 213
遅発性（ステント）血栓症
　……………………………… 72, 98, 99, 261, 263
中間型タイプ ……………………………… 58
中等度狭窄 ………… 81, 104, 105, 111, 139
　──病変 ………………………………… 81
超音波減衰を伴うプラーク ……………… 82
腸骨動脈 ……………………… 16, 20, 21, 22
腸骨動脈領域の狭窄 …………………… 22
腸骨動脈・大動脈の蛇行 ……………… 20
定格破裂圧 ……………………………… 66
低輝度プラーク ………………………… 212
テーパーソフトチップ ………………… 120
テーパー型ガイドワイヤー ……………… 58
テーパードワイヤー ……………… 118, 272
テープ固定 ………………………………… 7
デバルキング ………… 130, 131, 132, 133, 134, 136, 137, 138, 140, 161, 200, 207, 263, 267
　──デバイス ……… 141, 160, 257, 259
　──効果 ………… 140, 200, 259
デリバリー用カテーテル ……………… 218
天吊りモニター …………………………… 9
橈骨動脈 ……………… 3, 26, 27, 28, 29, 33, 34, 35, 48, 230
橈骨動脈アプローチ（TRI） … 3, 26, 33, 38, 39, 49, 51, 163, 165, 166
橈骨動脈止血 ……………………………… 7

ドライブシャフトシース ……………… 240, 241
トラッピングテクニック ……… 150, 153, 156,
トランスデューサ ……… 84, 85, 86, 231, 232, 237, 240
ドリフト ………………………………… 104
トルカー ………… 121, 126, 168, 170, 226
トルク性能 ……………………………… 58
トロンビン ……………………………… 203

な

ナイチノール ……………… 65, 218, 268
　──ワイヤー …………………………… 65
南都法（南都抜き） ………… 150, 152, 153
ニコランジル ………… 119, 215, 219, 220
ニトプロ® ………………………………… 215
ニトロプルシド ……… 119, 135, 215, 219, 220, 221, 260
日本心血管インターベンション治療学会
　（CVIT） …………………………………… 27

は

バー ……… 11, 131, 132, 133, 134, 135, 136, 137, 138, 139, 140, 220, 228, 229, 230, 232, 271, 276
　──スタック ……………… 137, 239, 242
　──サイズ …… 207, 220, 270, 271, 273
パーフュージョンバルーン
　………………………………… 202, 205, 206, 253
バイアスの変更 ………………………… 176
バイオリムスA9 ……………………… 73, 75, 77
パクリタキセル …………… 261, 262, 72, 73
　──溶出ステント …………………… 72
バスケット …………… 217, 218, 227, 228
バックアップ強化 ……………………… 178
バックアップタイプ ……………… 17, 48, 49, 50, 51, 52, 53
バルーン拡張法 ………………………… 240
バルーン拡張による（圧迫）止血 … 205, 206
バルーン大動脈弁拡張術（BAV） ……… 139
バルーンルーメン ………………… 64, 246
バルサルバ洞 …………… 38, 40, 44, 45, 46
半収納型カテーテル …………… 216, 217
光干渉断層法 ………………… 7, 11, 90
光ファイバーカテーテル …………… 256
微小循環障害 ……………………… 146, 209
左TRI ……………………………… 26, 29, 30
左冠動脈起始異常 ………………… 51, 52
左主幹部病変 ……………………… 8, 12
左前下行枝の入口部病変 ……………… 50
菲薄化線維性被膜 ……………………… 213
被覆されていないストラット ………… 98, 99
被覆されているストラット ……………… 98
びまん性病変 ……………………… 102, 258
標的病変不全 …………………………… 76

病変通過性 64, 66	ミスマッチ病変 113, 114	ACTコントロール 206
不安定狭心症 111	ミリスロール® 260	acute gain 264
フィルターワイヤー 147, 148, 216, 217, 218	モノレールタイプ 145, 216	acute occlusion 264
負荷心電図 104	モノレールバルーン 64, 65	acute recoil 264
伏在静脈グラフト 146, 187, 222	モノレールルーメン 123, 126, 144, 155, 195	AddWire 159
複雑病変 48, 50, 61, 69, 116, 117, 118, 119, 178, 192, 204, 216, 258		AHA 27
		AltaView® 85, 236
ブジー効果 117, 121	**や**	Amplatz Left (AL) 19, 38, 48, 49, 163, 165
フットペダル 11, 255, 256	薬剤カート 9, 10	ASAHI Corsair 116, 120, 121, 122, 155, 172, 192, 200
フュージョンパターン 76	薬剤コーテッドステント (DCS) 77	ASAHI SION blue 56, 57, 58
プラーク破綻 92	薬剤コーテッドバルーン (DCB) 261, 262, 263, 264, 265, 266	attenuation像 212, 222
プラークリッチ 212	薬剤注入カテーテル 221	attenuated plaque 253
プライミング 12, 13, 130	薬剤の選択的投与 119	AVIO criteria 88
プラスチックワイヤー 58	薬剤溶出ステント (DES) 6, 72, 76, 84, 98, 99, 173, 195, 199, 242, 252, 255, 259, 261, 262, 263, 265, 266, 275	
フラッシュ 133, 135, 145, 206, 244, 246		**B**
プレッシャーワイヤー 81, 104, 114	用手圧迫 24, 25, 230	Back Up Left (BL) 50
プロタミンによるヘパリンの中和 206	陽性リモデリング 82, 83, 212	balloon aortic valvuloplasty (BAV) 139
フロッピータイプ 56, 58	ヨーロッパ心臓病学会 (ESC) 27	BENESTENT 72
フロッピーワイヤー 133, 134, 247, 248		BIO-RESORT 78
プロラプス 83, 124, 127	**ら**	bioabsorbable vascular scaffold (BVS) 261
ベアメタルステント (→金属ステント) 99	リバースミスマッチ病変 113	biodegradable 73
ベイルアウト 242, 260, 263	リバースワイヤーテクニック 123, 124, 125, 126, 127	BIOFLOW V 78
ペースメーカ 14	ルーメンバイアス 248	BioFreedom™ 73, 76, 77
壁在血栓 33	ルミネ® 221	BioMime™ 78
ヘパリン 7, 205, 206, 246	レトログレードアプローチ 156, 162, 172, 173	BIONYX 76
——生食 244, 246	労作性狭心症 105, 107, 138, 204	blow out 202, 205, 204
ベラパミル 215	ローコンプライアントバルーン 66, 67, 68, 69	——rupture 205, 206
偏心性 80, 134, 202, 207, 208, 276	ロータブレータスタック 238	BMX-J® 73, 75
——病変 204, 207	ロータワイヤー 118, 131, 132, 133, 135, 136, 137	brachial loop 27, 28
——プラーク 82, 84	ロングシース 16, 21, 22	buddy wire 57, 174, 176, 177, 184, 185
方向性冠動脈粥腫切除術 (DCA) 191, 200, 244		——テクニック (法) 160, 174, 175, 176
循環補助用ポンプカテーテル (IMPELLA) 13	**わ**	burr entrapment 239
ポリマージャケットコーティング 57, 58	ワイヤー断裂 (離断) 133, 134, 137, 186, 224	
	ワイヤーバイアス 248, 274, 276	**C**
ま	ワイヤーリクロス 96, 191, 192, 194, 195, 199	CABG 28, 74, 114
マーキングテクニック 84, 85	——ポイント 195	Caravel MC 116
マイクロカテーテル抜去 150, 156	ワイヤリング 4, 186, 203	calcified nodule 93
マイクロカテーテル非通過 132, 137	ワンソラン® 215	CENTURY Ⅱ 76
マイクロチャネル 58, 272		channel dilator 120
末梢塞栓 80, 83, 119, 144, 213, 215, 220, 253	**A**	chronic total occlusion (CTO) 17, 49, 50, 116, 117, 141, 156, 172, 202, 203
末梢保護デバイス 7, 82, 92, 94, 100, 144, 146, 209, 216, 218, 222	abluminal (coating) 73, 76	——病変 47, 48, 49, 52, 53, 58, 67, 119, 120, 123, 124, 127, 139, 153, 162, 172, 179, 187, 202, 203
マルチプルガイドワイヤーテクニック 226	ABYSS® 247	
慢性完全閉塞病変 17, 86, 162, 178	ACS 125, 209, 222, 258	CLS 50
右TRI 26, 28, 29, 30, 35	activated coagulation time (ACT) 205, 207	Cokatte 160, 161
右冠動脈の派生 38, 45		Compare Ⅱ 75
右鎖骨下動脈遠位起始 29		
右鎖骨下動脈から腕頭動脈の蛇行 28		

279

索引

Complex PCI ················· 141, 156
Conquest Pro ························ 133
conus branch ························· 17
covered struts ······················· 98
Crusade® ············ 57, 116, 122, 123, 133, 155, 195
crush stenting ················ 195, 199
CTCA ······························· 104
culotte stenting ·············· 195, 196
CVIT ································· 27
Cypher™ ·························· 72, 75

D

DCA ············ 244, 247, 248, 249, 250, 252, 253, 254
——カテーテル ······· 244, 245, 246, 247, 249, 251, 253
DCA alone ·························· 252
DCA Support ······················· 247
DCB ······· 261, 262, 263, 264, 265, 266
DCB alone ·························· 266
de novo lesion ················ 263, 266
deep cut ······················ 134, 253
deep engage ······················· 179
deep seating ··· 179, 183, 184, 187, 188
defer ························ 103, 105, 114
deliverability ···················· 205, 206
Diamondback360 ·················· 267
diastolic hyperemia-free ratio (DFR) ································· 114
diastolic pressure ratio (DPR) ····· 114
Dio ····························· 160, 161
distal protection ···················· 192
dog bone現象 ························ 68
double stent technique ······· 191, 195
distal radial approach (DRA) ········ 34
dual lumen catheter (DLC) ······ 116, 118, 119, 121, 122, 123, 124, 125, 126, 127, 133
Dualpro™ ··························· 85
durable polymer ············ 73, 74, 76

E

Eagle Eye® ························ 85, 86
EBU ······················ 30, 31, 33, 50
ESC ································· 27
elasticity ··························· 204
entire coating ······················· 73
everolimus-eluting stent (EES) ····· 74
EVOLVE Ⅱ ·························· 74
EXAMINATION ···················· 74
Expert Consensus Document ········ 26
externalization ····················· 173
Extra Back Up (EBU) ···· 30, 31, 33, 50

F

fibrous cap ························· 92
Fielder ····················· 57, 58, 125
filter no reflow ··········· 216, 222, 223
FINECROSS ······················ 116
Flextome ··························· 70
flow complication ············ 135, 136
fractional flow reserve (FFR) ···· 2, 74, 81, 102, 103, 104, 105, 106, 107, 108, 109, 111, 112, 113, 114, 204
Frontlineガイドワイヤー ··· 56, 58, 59, 60
functional total occlusion ··········· 133

G

GC ·············· 156, 157, 158, 161, 162
Glidesheath ················· 27, 33, 35
Grand slam ············ 57, 58, 174, 247
GUIDE PLUS™ ··············· 160, 161
GuideLiner ················ 160, 161, 162
Guidezilla Ⅱ ········· 160, 161, 226, 265

H

Heartrail ··························· 161
heat injury ··················· 132, 134
heterogeneous ···················· 265
HI-TORQUE BALANCE MIDDLE-WEIGHT ······················ 56, 58
homogeneous ················ 265, 266

I

i-Works ···························· 161
Ikari Curve Left (IL) ·········· 30, 32, 38, 39, 42, 43, 44, 48, 49, 51, 52
Ikari Curve Right (IR) ············ 38, 39
Ikari Femoral Left (IFL) ·········· 39, 43
IMPELLA ···························· 13
indentation ················ 137, 138, 204
instantaneous wave-free ratio (iFR) ······· 102, 103, 104, 105, 106, 108, 109, 110, 111, 112, 114, 138
intra-aortic balloon pumping (IABP) ······· 8, 12, 13, 16, 22, 35, 220, 221
ISR ···················· 69, 263, 265, 266
IVUSガイド ············· 17, 80, 86, 248
IVUSカテーテル ·· 81, 84, 85, 86, 87, 200, 231, 232, 233, 234, 235, 236, 237
IVUS所見 ········ 87, 132, 208, 209, 212
IVUSスタック ·········· 231, 232, 233, 234
IVUS像 (画像, イメージ) ·············· 11, 68, 69, 82, 85, 93, 94, 96, 139, 173, 208, 212, 222
IVUS読影 (の読影) ········· 80, 84, 87, 223
IVUSトランスデューサ ······ 231, 232, 237

J

jail ································· 191
JL/ILの反転 ························· 32
JRのエンゲージ法 ················ 40, 42
Judkins Left (JL) ···· 17, 19, 20, 30, 32, 38, 39, 42, 43, 44, 46, 48, 49, 50, 51, 52, 53
——ショートチップ ············ 49, 50, 52
Judkins Right (JR) ·· 17, 38, 39, 40, 41, 42, 43, 45, 47, 166

K

kissing balloon technique (KBT) ········· 67, 123, 127, 190, 191, 192, 194, 195, 196, 197, 199, 200, 264,
kissing stenting ················ 195, 196
Kiwami ·············· 160, 161, 163, 167,

L

large vessel ····················· 75, 76
late loss ··························· 262
layered ···························· 265
LEADERS FREE ····················· 77
Lesion modification ················ 133

M

MASTER DAPT ······················ 76
MATRIX ···························· 26
Medina分類 ··················· 190, 191
medium vessel ····················· 76
microvascular obstruction (MO) ································· 210, 212, 213
mini crush stenting ················ 197
minimal lumen area (MLA) ········· 81
minimal stent area (MSA) ······· 88, 89
——のカットオフ値 ·············· 88, 89
Miracle ························· 58, 133
MiStent® ··························· 78
Model U-SES ······················· 76
modified T stenting ················ 197
Mogul ························· 116, 155
Mother and Child法 ······· 163, 179, 242
MRI ··················· 90, 209, 212, 213
multiple wire ······················ 193
MultiPurpose (MP) ················· 38
MUSIC criteria ····················· 88
myocardial blush grade ······· 209, 210
myocardial bridge ·················· 80

N

NaviFocus ······················ 85, 86
neoatherosclerosis ················· 73, 100, 261, 265
Neo's Extension ··················· 159

NEXT ··· 75
no reflow ··············· 119, 136, 144, 209,
　　　　210, 211, 212, 213, 216, 218, 219,
　　　　220, 221, 222, 223, 253
Nobori® ·· 75, 76
nominal pressure ······························ 66

O
one piece type ······························ 56, 57
Onyx ONE Study ······························· 76
optical coherence tomography
　　　　(OCT) ······· 2, 7, 11, 16, 81, 87, 90,
　　　　91, 93, 94, 95, 96, 97, 98, 99, 131,
　　　　162, 174, 200, 212, 213, 259, 260,
　　　　265, 266, 272, 273
OptiCross™ ·································· 85, 236
OPTIVUS試験 ···································· 74
Orsiro ······································· 73, 76, 78
over the wire (OTW) バルーン
　　　　··· 64, 123, 160, 161, 163, 166, 167

P
paclitaxel eluting stent (PES) ·········· 72
percutaneous cardiopulmonary sup-
　　　　port (PCPS) ············ 12, 16, 35, 136
percutaneous old balloon angioplasty
　　　　(POBA) ·········· 57, 130, 131, 139,
　　　　140, 253, 260
peri-stent contrast staining (PSS)
　　　　·· 264
plaque rupture ····························· 2, 212
post stent FFR ································ 109
post-conditioning ···················· 213, 214
pre-conditioning ···················· 211, 213
prolapse ·· 124
Prominent ································ 116, 155
provisional T stenting ··· 191, 193, 194
Proximal Optimization Technique
　　　　(POT) ··············· 190, 194, 195
pull法 ·· 258
pushability ··· 67
push法 ·· 258

R
radial artery occlusion (RAO) ·········· 3
radial loop ···································· 27, 28
Radial Paradox ·································· 35
rapid exchange型 ··············· 114, 160,
　　　　161, 162, 163, 164, 166
rated burst pressure (RBP) ······ 66, 70
Resolute ······························ 73, 76, 78, 204
RESOLUTE all-comers ····················· 76

resting full-cycle ratio (RFR) ······· 114
reverse CART ······························ 162, 173
ROTAPRO ·· 11
rotation angiogram ······················· 132
RotaWire™ ································ 240, 242
Runthrough ···························· 56, 57, 58
Ryusei ·· 206

S
saphenous vein graft (SVG) ········ 187
SASUKE ··············· 116, 118, 119, 123,
　　　　133, 155, 195
ScoreFlex® ································ 65, 69, 70
SENIOR ·· 74
SeQuent® Please ············ 261, 262, 264
Shepherd's crook型 ························· 43
side branch ···································· 258
single stent technique ········ 190, 191,
　　　　192, 193, 200
single wire ······························· 175, 176
single-operator exchange型 ··········· 64
sirolimus-eluting stent (SES) ········ 72
slender PCI ································ 26, 34
slow flow ··············· 119, 133, 135, 144,
　　　　209, 211, 215, 218, 219,
　　　　220, 238, 239, 253, 258, 276
small vessel ················ 75, 76, 263, 266
SORT OUT V ····································· 75
Special Support (SS) ······················· 50
Stentless PCI ··································· 266
stent underexpansion ··················· 259
STOPDAPT-2 ···································· 74
STRESS ··· 72
ST上昇の消退 (ST resolution : STR)
　　　　·· 209, 210
Super Power Backup (SPB)
　　　　·· 30, 50
SYNERGY™ ···················· 73, 74, 75, 78

T
T stenting ·· 191
TAXUS ··· 72
Teleport ·· 116
TEMPURA ··· 26
thin-cap fibroatheroma (TCFA)
　　　　··· 92, 213
TIMI2 ··············· 209, 211, 219, 221
TIMI3 ········ 210, 211, 219, 221, 222, 223
TIMI分類 ·· 209
Tornus ···········116, 133, 134, 168, 170,
　　　　171, 173, 192, 200
Tornus 88Flex ······· 168, 169, 181, 182

Tornus Pro ··············· 136, 137, 168,
　　　　169, 170, 172
Torpedoテクニック ················ 187, 188
trackability ·· 67
trans-femoral intervention (TFI)
　　　　···················· 26, 27, 29, 30, 34
trans-radial intervention (TRI)
　　　　·········· 26, 27, 28, 29, 30, 33, 34, 35
transcatheter aortic valveimplanta-
　　　　tion (TAVI) ································ 139
Trapper™ ································· 157, 158
TWENTE ··· 76
two piece type ······························ 56, 57

U
Ultimaster ······························ 73, 76, 77
ultra-thin strut DES ·························· 78
uncovered struts ····························· 98

V
V stenting ······································· 198
VAMPIREⅢ ······························ 146, 148
very late stent thrombosis (VLST)
　　　　·· 72
vessel shrinkage ····························· 207
ViperWire Advance ······················· 268
Voda Left (VL) ·································· 50
vulnerableプラーク ······················· 212

W
wave-free period ···················· 104, 114
wedge ··· 120
whip motion ··································· 250
Wolverine ·· 70

X
XIENCE ························ 73, 74, 75, 76, 78

Y
Y stenting ·· 196
Yコネクター ··········· 104, 147, 151, 154,
　　　　155, 163, 240, 251, 264

数字・記号
2.5ccシリンジ ································ 152
3D-OFDI ·· 96
6Fr TRI ·· 27, 28
6Frガイディングカテーテル ········ 155, 240
7Frガイディングカテーテル
　　　　······································ 33, 34, 155, 230

281

改訂第2版　これから始めるPCI
2013年10月 1日　第1版第1刷発行
2017年 6月 1日　　　　　第5刷発行
2019年 9月20日　第2版第1刷発行
2025年 5月20日　　　　　第4刷発行

- 編　集　及川裕二　おいかわ　ゆうじ
- 発行者　吉田富生
- 発行所　株式会社メジカルビュー社
  〒162-0845 東京都新宿区市谷本村町2-30
  電話　03(5228)2050(代表)
  ホームページ https://www.medicalview.co.jp/

  営業部　FAX 03(5228)2059
  　　　　E-mail eigyo@medicalview.co.jp

  編集部　FAX 03(5228)2062
  　　　　E-mail ed@medicalview.co.jp

- 印刷所　シナノ印刷株式会社

ISBN978-4-7583-1959-1 C3047

©MEDICAL VIEW, 2019. Printed in Japan

- 本書に掲載された著作物の複写・複製・転載・翻訳・データベースへの取り込みおよび送信（送信可能化権を含む）・上映・譲渡に関する許諾権は，(株)メジカルビュー社が保有しています．
- JCOPY〈出版者著作権管理機構 委託出版物〉
  本書の無断複製は著作権法上での例外を除き禁じられています．複製される場合は，そのつど事前に，出版者著作権管理機構（電話 03-5244-5088, FAX 03-5244-5089, e-mail：info@jcopy.or.jp）の許諾を得てください．

- 本書をコピー，スキャン，デジタルデータ化するなどの複製を無許諾で行う行為は，著作権法上での限られた例外（「私的使用のための複製」など）を除き禁じられています．大学，病院，企業などにおいて，研究活動，診察を含み業務上使用する目的で上記の行為を行うことは私的使用には該当せず違法です．また私的使用のためであっても，代行業者等の第三者に依頼して上記の行為を行うことは違法となります．